高 等 学 校 教 材

餐饮企业
HACCP理论与实践

王红波　主编

化学工业出版社
·北京·

内容简介

《餐饮企业HACCP理论与实践》共分为六篇十章，旨在为餐饮企业HACCP管理体系的建立和实施提供理论参考和实践指导。其内容包括餐饮食品标准与法规分类归纳解析、餐饮企业食品安全风险来源分析、餐饮企业HACCP管理体系的建立与实施、餐饮企业食品安全检测、餐饮食品安全事故应急处理与舆情管控、大型餐饮食品安全标准化评分细则，较系统地覆盖了餐饮行业食品安全管理的各个方面。为了便于餐饮行业从业者理解和应用，本教材根据影响产品质量的"人、机、料、法、环、测"六个主要因素来分类阐述，逻辑清晰。

本书可作为食品质量与安全专业本科生教材，也可作为餐饮企业食品安全管理人员的食品安全管理指导用书及餐饮行业食品安全管理师的培训教材，还可作为政府部门的餐饮食品安全监管者以及餐饮企业第三方评价机构的参考书。

图书在版编目（CIP）数据

餐饮企业HACCP理论与实践/王红波主编． -- 北京：化学工业出版社，2024.8． --（高等学校教材）．
ISBN 978-7-122-46562-7

Ⅰ．R155.6

中国国家版本馆CIP数据核字第2024EP6782号

责任编辑：李 琰　宋林青　　　文字编辑：李文菡　朱 允
责任校对：边 涛　　　　　　　装帧设计：韩 飞

出版发行：化学工业出版社
　　　　（北京市东城区青年湖南街13号　邮政编码100011）
印　　装：涿州市般润文化传播有限公司
787mm×1092mm　1/16　印张20　字数459千字
2025年3月北京第1版第1次印刷

购书咨询：010-64518888　　　售后服务：010-64518899
网　　址：http://www.cip.com.cn
凡购买本书，如有缺损质量问题，本社销售中心负责调换。

定　　价：88.00元　　　　　　　版权所有　违者必究

《餐饮企业 HACCP 理论与实践》
编写人员名单

主　　编　王红波

副 主 编　刘　琴　杨　军　曾长立　许梦粤

参编人员

　　　　　杨　军　武汉商学院食品科技学院
　　　　　王旭东　百胜餐饮（武汉）有限公司
　　　　　周金星　湖北省食品安全协会
　　　　　李清华　湖北华鼎团膳管理股份有限公司
　　　　　许梦粤　食安康（湖北）科技有限公司
　　　　　董　军　武汉华工后勤管理有限公司
　　　　　黄冬云　武汉市华甜生物科技有限公司
　　　　　胡利祥　武汉鑫祥安安全技术有限公司
　　　　　梅全心　江汉大学后勤服务保障中心
　　　　　孙文豪　江汉大学后勤服务保障中心
　　　　　胡思泉　湖北省健康代糖产品企校联合创新中心
　　　　　王红波　江汉大学食品科学系
　　　　　刘　琴　江汉大学食品科学系
　　　　　李　慧　江汉大学食品科学系
　　　　　徐　媛　江汉大学食品科学系
　　　　　冷　艳　江汉大学食品科学系
　　　　　王　璐　江汉大学食品科学系
　　　　　曹新华　江汉大学食品科学系
　　　　　许丹云　江汉大学食品科学系
　　　　　曾长立　江汉大学植物科学系
　　　　　李佳楠　江汉大学生物技术系
　　　　　姚　琼　江汉大学医学部

前言

餐饮行业食品安全管理水平的提升对国家食品安全战略的实施具有重要价值。HACCP是目前世界上公认的最有效的食品安全预防控制体系。餐饮行业HACCP管理体系的建立和实施具有较大难度是业界共识。本教材根据全面质量管理理论中的"人、机、料、法、环、测"六个影响产品质量的主要因素进行了系统的归纳总结，降低了餐饮行业HACCP体系建立和实施的难度，便于从业者理解和应用，对餐饮行业食品安全管理提供了系统的理论和实践指导。

本教材共分为六篇。第一篇（餐饮食品标准与法规分类归纳解析）包括两章，即第1章（餐饮行业的相关法律法规条款解析）和第2章（餐饮行业的相关标准规范解析），本篇主要介绍涉及餐饮食品安全管理主要的标准与法规内容。第二篇（餐饮企业食品安全风险来源分析）包括两章，即第3章（食品安全危害）和第4章（餐饮食品安全风险来源），本篇主要介绍"人、机、料、法、环、测"六个方面的餐饮企业食品安全风险点。第三篇（餐饮企业HACCP管理体系的建立与实施）包括两章，即第5章（餐饮企业HACCP管理体系的建立）和第6章（餐饮企业HACCP管理体系的建立实例），本篇主要介绍从"人、机、料、法、环、测"六个方面建立和实施HACCP管理体系。第四篇（餐饮企业食品安全检测）包括一章，即第7章（餐饮食品安全检测内容），本篇主要介绍餐饮企业食品安全需要检测的主要项目和方法。第五篇（餐饮食品安全事故应急处理与舆情管控）包括两章，即第8章（餐饮食品安全事故应急处理）、第9章（餐饮食品安全舆情管控），本篇主要介绍餐饮企业发生食品安全事故时进行应急处理与舆情管控的方法。第六篇（大型餐饮食品安全标准化评分细则）包括一章，即第10章（大型餐饮食品安全评分标准），本篇主要介绍餐饮企业安全管控的评分标准。

本教材的编写得到了教育部产学合作协同育人项目（项目编

号 231007156305207）、教育部供需对接就业育人项目（项目编号 20230108979）、湖北省人力资源和社会保障厅 2024 年"院士专家企业行"，以及江汉大学 2023 年度教材建设项目的支持。江汉大学食品科学系的教师集体参与了本教材编写过程，江汉大学食品质量与安全专业的本科生丁芷倩、杨凡、黄尧、邱亦男、李秀丽、林欢、程若雪和李子涵也为本教材的编写做了大量企业调研和资料收集工作。本教材的编写得到了兄弟院校武汉商学院的支持，也得到了武汉市市场监督管理局和武汉经济技术开发区（汉南区）市场监督管理局的指导，还得到了合作单位湖北省食品安全协会、武汉市华甜生物科技有限公司、百胜餐饮（武汉）有限公司、食安康（湖北）科技有限公司、武汉鑫祥安安全技术有限公司、湖北华鼎团膳管理股份有限公司、武汉华工后勤管理有限公司和江汉大学后勤服务保障中心等单位的大力支持。本教材的编写凝聚了高校、政府监管部门、省级食品安全协会和食品相关企业的智慧和经验。

王红波
2024 年 7 月

目录

第一篇 餐饮食品标准与法规分类归纳解析 001

第1章 餐饮行业的相关法律法规条款解析 002

1.1 与人员相关的《食品安全法》与《食品安全法实施条例》内容 002
1.2 与设备设施相关的《食品安全法》与《食品安全法实施条例》内容 005
1.3 与原料相关的《食品安全法》与《食品安全法实施条例》内容 009
1.4 与加工和管理方法相关的《食品安全法》与《食品安全法实施条例》内容 017
1.5 与环境相关的《食品安全法》与《食品安全法实施条例》内容 024
1.6 与检测相关的《食品安全法》与《食品安全法实施条例》内容 025

第2章 餐饮行业的相关标准规范解析 030

2.1 与人员相关的标准内容 030
2.2 与设施设备相关的标准内容 033
2.3 与原料相关的标准内容 037
2.4 与方法相关的标准内容 040
2.5 与环境相关的标准内容 050
2.6 与检测相关的标准内容 053

第二篇　餐饮企业食品安全风险来源分析　　055

第 3 章　食品安全危害　　056

3.1　食品安全危害概述　　056
3.2　食品安全危害的种类　　057

第 4 章　餐饮食品安全风险来源　　090

4.1　餐饮人员因素食品安全风险来源　　090
4.2　餐饮设施设备因素食品安全风险来源　　092
4.3　餐饮原料因素食品安全风险来源　　097
4.4　餐饮加工方法因素食品安全风险来源　　101
4.5　餐饮环境因素食品安全风险来源　　105
4.6　餐饮检测因素食品安全风险来源　　109
4.7　餐饮食品安全代表性案例　　110

第三篇　餐饮企业 HACCP 管理体系的建立与实施　　113

第 5 章　餐饮企业 HACCP 管理体系的建立　　114

5.1　餐饮企业建立 HACCP 体系的前提条件　　114
5.2　餐饮企业 HACCP 管理体系的建立步骤　　115
5.3　餐饮人员 HACCP 管理体系的建立　　121
5.4　餐饮设备 HACCP 管理体系的建立　　125
5.5　餐饮原料 HACCP 管理体系的建立　　129
5.6　餐饮加工方法 HACCP 管理体系的建立　　151
5.7　餐饮环境 HACCP 管理体系的建立　　153

5.8 餐饮检验检测 HACCP 管理体系的建立	156

第 6 章　餐饮企业 HACCP 管理体系的建立实例　　159

6.1 净菜 HACCP 管理体系的建立与实施	159
6.2 禽蛋 HACCP 管理体系的建立与实施	163

第四篇　餐饮企业食品安全检测　　171

第 7 章　餐饮食品安全检测内容　　172

7.1 从业人员日常健康与卫生检查	172
7.2 食品加工设备和常用工具的保洁与检测	174
7.3 餐饮食品原料安全检测	181
7.4 餐饮加工与就餐环境的检测	230

第五篇　餐饮食品安全事故应急处理与舆情管控　　235

第 8 章　餐饮食品安全事故应急处理　　236

8.1 食品安全事故概述	236
8.2 餐饮食品安全事故应急管理	237
8.3 餐饮食品安全事故应急处置预案编制	241
8.4 餐饮食品安全事故应急预案内容	244
8.5 餐饮食品安全风险监测与预警	247
8.6 餐饮食品安全事故信息报告	249
8.7 餐饮食品安全事故信息发布	251

8.8	餐饮食品安全事故现场处置	252
8.9	餐饮食品安全事故的确定	261

第9章　餐饮食品安全舆情管控　　265

9.1	餐饮食品安全舆情特点与传播途径	266
9.2	餐饮食品安全舆情事件处理流程	268
9.3	餐饮食品安全舆情管控 HACCP 体系建立	269

第六篇　大型餐饮食品安全标准化评分细则　　281

第10章　大型餐饮食品安全评分标准　　282

10.1	安全管理制度	282
10.2	人员健康卫生与培训管理	286
10.3	设施设备管理	287
10.4	原料管理	297
10.5	加工方法管理	299
10.6	环境卫生管理	307
10.7	检测管理	309
10.8	应急管理	309

第一篇

餐饮食品标准与法规分类归纳解析

食品标准与法规是餐饮食品安全生产的重要保障，也是餐饮食品安全监管的基本依据。与餐饮行业相关的法律和标准形成有机整体能更好地保障餐饮行业的健康发展。《中华人民共和国食品安全法》为餐饮业提供了最重要的法律依据，督促餐饮企业加强食品安全管理，提高食品安全管理水平，降低食品安全风险，促进行业的良性发展。《中华人民共和国食品安全法实施条例》是根据《中华人民共和国食品安全法》制定的条例。《中华人民共和国食品安全法实施条例》是《中华人民共和国食品安全法》的配套行政法规，使食品安全法相关制度进一步细化、实化、深化，提升了食品安全法的制度价值。《中华人民共和国食品安全法实施条例》能促进食品安全生产，提升食品安全管理水平，为餐饮行业提供坚实的制度保障。《食品安全国家标准 食品生产通用卫生规范》（GB 14881—2013）规范食品生产行为，防止食品生产过程的各种污染，保障生产安全且适宜食用的食品。GB 14881—2013 既是规范餐饮企业食品生产过程管理的技术措施和要求，也是食品安全监管部门开展生产过程监管与执法的重要依据，还是鼓励社会监督食品安全的重要参考。《餐饮服务食品安全操作规范》是根据《中华人民共和国食品安全法》《中华人民共和国食品安全法实施条例》《餐饮服务许可管理办法》和《餐饮服务食品安全监督管理办法》等法律法规和规章的规定，由国家市场监督管理总局修订，并于 2018 年 10 月 1 日起施行的。该规范的目的是指导餐饮服务提供者的经营行为、督促餐饮企业履行食品安全主体责任、提升餐饮企业食品安全管理能力、保证餐饮食品安全。《食品安全国家标准 餐饮服务通用卫生规范》（GB 31654—2021）由中华人民共和国国家卫生健康委员会（简称国家卫生健康委）与国家市场监督管理总局联合发布，于 2022 年 2 月 22 日正式实施。该标准是我国首部餐饮服务行业规范类食品安全国家标准，对提升我国餐饮业安全水平、保障消费者饮食安全、满足人民群众日益增长的餐饮消费需求具有重要意义。

第 1 章
餐饮行业的相关法律法规条款解析

《中华人民共和国食品安全法》（以下称《食品安全法》）和《中华人民共和国食品安全法实施条例》（以下称《食品安全法实施条例》）是餐饮行业重要的法律法规。与餐饮行业食品安全相关的法律法规条款多，不利于餐饮行业从业者理解和应用。本章根据《食品安全法》和《食品安全法实施条例》的条款内容，将与餐饮行业食品安全相关的条款进行归纳总结，结合餐饮行业的食品安全管理实际，运用全面质量管理的理念将法律法规条款按照人、机、料、法、环、测 6 个方面进行分析归纳，更有利于餐饮从业者理解和应用，通过实证案例分析，帮助餐饮行业从业人员有效提升餐饮食品安全法律法规的应用能力。

1.1 与人员相关的《食品安全法》与《食品安全法实施条例》内容

餐饮食品生产经营者是食品安全的第一责任人，餐饮食品生产经营企业的主要负责人应全面负责食品安全工作。《食品安全法》对食品生产经营者和从业者的责任进行了明确规定。本节内容将《食品安全法》与《食品安全法实施条例》中对食品生产经营者和食品从业者的要求，以及违反该要求所应承担的法律责任分别进行了归纳总结，并对部分条款进行了简单解析。

1.1.1 与人员相关的《食品安全法》与《食品安全法实施条例》内容及解析表

《食品安全法》条款内容	对应的《食品安全法实施条例》条款	违法行为应承担的法律责任	条款解析
第四条（食品生产经营者的责任）：食品生产经营者对	第二条：食品生产经营者应当依照法律、法规和食品安全标准	《食品安全法实施条例》第七十四条：食品生产经营者生产经营的食品符合食品安全标准但	食品生产经营者是食品安全第一责任人，应当对其生产经营食品的安全负主要责任，承担食品安全主

续表

《食品安全法》条款内容	对应的《食品安全法实施条例》条款	违法行为应承担的法律责任	条款解析
其生产经营食品的安全负责。食品生产经营者应当依照法律、法规和食品安全标准从事生产经营活动，保证食品安全，诚信自律，对社会和公众负责，接受社会监督，承担社会责任	从事生产经营活动，建立健全食品安全管理制度，采取有效措施预防和控制食品安全风险，保证食品安全	不符合食品所标注的企业标准规定的食品安全指标的，由县级以上人民政府食品安全监督管理部门给予警告，并责令食品经营者停止经营该食品，责令食品生产企业改正；拒不停止经营或者改正的，没收不符合企业标准规定的食品安全指标的食品，货值金额不足 1 万元的，并处 1 万元以上 5 万元以下罚款，货值金额 1 万元以上的，并处货值金额 5 倍以上 10 倍以下罚款	体责任。正所谓"谁生产，谁负责；谁经营，谁负责" 处罚机关：食品安全监督管理部门
第三十三条（三）（食品生产经营一般规定）：有专职或者兼职的食品安全专业技术人员、食品安全管理人员和保证食品安全的规章制度	第二十条：食品生产经营企业应当加强对食品安全管理人员的培训和考核。食品安全管理人员应当掌握与其岗位相适应的食品安全法律、法规、标准和专业知识，具备食品安全管理能力。食品安全监督管理部门应当对企业食品安全管理人员进行随机监督抽查考核。考核指南由国务院食品安全监督管理部门制定、公布	《食品安全法》第一百二十六条第 1 款第 2 项：（二）食品生产经营企业未按规定建立食品安全管理制度，或者未按规定配备或者培训、考核食品安全管理人员 违反本法规定，按《食品安全法》第一百二十六条第 1 款处罚，即由县级以上人民政府食品安全监督管理部门责令改正，给予警告；拒不改正的，处五千元以上五万元以下罚款；情节严重的，责令停产停业，直至吊销许可证	食品安全专业技术人员是指：能够完成食品安全特定技术任务，已经掌握食品安全特定技术的专业基础理论和基本技能，可以从事食品安全技术领域的基本工作的人员 处罚机关：食品安全监督管理部门 《食品安全法实施条例》第六十七条　有下列情形之一的，属于食品安全法第一百二十三条至第一百二十六条、第一百三十二条以及本条例第七十二条、第七十三条规定的情节严重情形：（一）违法行为涉及的产品货值金额 2 万元以上或者违法行为持续时间 3 个月以上；（二）造成食源性疾病并出现死亡病例，或者造成 30 人以上食源性疾病但未出现死亡病例；（三）故意提供虚假信息或者隐瞒真实情况；（四）拒绝、逃避监督检查；（五）因违反食品安全法律、法规受到行政处罚后 1 年内又实施同一性质的食品安全违法行为，或者因违反食品安全法律、法规受到刑事处罚后又实施食品安全违法行为；（六）其他情节严重的情形。对情节严重的违法行为处以罚款时，应当依法从重从严

续表

《食品安全法》条款内容	对应的《食品安全法实施条例》条款	违法行为应承担的法律责任	条款解析
第三十三条（八）（食品生产经营一般规定）：食品生产经营人员应当保持个人卫生，生产经营食品时，应当将手洗净，穿戴清洁的工作衣、帽等		《食品安全法》第一百二十六条第1款第13项：（十三）食品生产企业、餐饮服务提供者未按规定制定、实施生产经营过程控制要求 违反本法规定，按《食品安全法》第一百二十六条第1款处罚	餐饮服务从业人员洗手消毒方法参照 GB 31654—2021 附录 D（餐饮服务从业人员洗手消毒指南） 处罚机关：食品安全监督管理部门 情节严重情形参照《食品安全法实施条例》第六十七条规定
第四十四条（食品生产经营者的责任）：食品生产经营企业的主要负责人应当落实企业食品安全管理制度，对本企业的食品安全工作全面负责。食品生产经营企业应当配备食品安全管理人员，加强对其培训和考核。经考核不具备食品安全管理能力的，不得上岗。食品安全监督管理部门应当对企业食品安全管理人员随机进行监督抽查考核并公布考核情况。监督抽查考核不得收取费用	见《食品安全法实施条例》第二十条	《食品安全法》第一百二十六条第1款第2项。违反本法规定，按《食品安全法》第一百二十六条第1款处罚 《食品安全法实施条例》第七十五条	食品生产经营企业未建立并执行原料验收、生产经营过程安全管理、贮存管理、设备管理、不合格产品管理等食品安全管理制度或者未按照规定配备或者培训、考核食品安全管理人员的行为 处罚机关：食品安全监督管理部门 情节严重情形参照《食品安全法实施条例》第六十七条规定
第四十五条（食品从业人员健康管理）：食品生产经营者应当建立并执行从业人员健康管理制度。患有国务院卫生行政部门规定的有碍食品安全疾病的人员，不得从事接触直接入口食品的工作。 从事接触直接入口食品工作的食品生产经营人员应当每年进行健康检查，取得健康证明后方可上岗工作		《食品安全法》第一百二十六条第1款第6项：（六）食品生产经营者安排未取得健康证明或者患有国务院卫生行政部门规定的有碍食品安全疾病的人员从事接触直接入口食品的工作 违反本法规定，按《食品安全法》第一百二十六条第1款处罚	健康证明是指具有相应资质的体检机构（体检中心、疾控中心、医疗机构），在对体检者进行了相关项目的健康体检后，出具的体检者身体健康体检合格的证明文件 处罚机关：食品安全监督管理部门 情节严重情形参照《食品安全法实施条例》第六十七条规定

1.1.2 典型案例

（1）违法事实

某地市场监督管理局执法人员在日常监督检查中发现某餐厅从业人员李某、陈某和江某未取得健康证明从事接触直接入口食品的工作。执法人员依法给予警告的当场处罚，并下达了责令改正通知书，责令食品从业人员立即停止从事接触直接入口食品的工作，只有取得健康证明后方可从事接触直接入口食品工作。1个月后，执法人员再次对该餐厅进行监督检查，发现该单位从业人员余某和李某未取得健康证明从事接触直接入口食品的工作。遂于次日立案调查。

（2）处罚机关

处罚机关为食品安全监督管理部门（县级市场监督管理局）。

（3）违法行为的认定

取得的相关证据有：①2次现场检查笔录；②责令改正通知书；③当场行政处罚决定书；④餐厅结账单（第二次检查，表明其仍在经营）；⑤责令改正复核笔录；⑥询问调查笔录。

（4）违法行为应承担的法律责任

当事人安排未取得健康证明的人员从事接触直接入口食品的工作的行为，违反了《食品安全法》第四十五条第2款的规定：从事接触直接入口食品工作的食品生产经营人员应当每年进行健康检查，取得健康证明后方可上岗工作。鉴于当事人积极配合，主动消除危害后果，立即安排食品从业人员进行健康检查，并调离直接接触食品的工作，当地市场监督管理局根据本省《食品药品监督管理系统规范行政处罚裁量权办法》第14条和《食品安全法》第一百二十六条第1款第6项的规定，对其处以5000元的罚款。

1.2 与设备设施相关的《食品安全法》与《食品安全法实施条例》内容

食品设施设备是食品生产必需的生产工具。食品生产所用的设施设备卫生状况对食品安全具有重要影响。食品设施设备主要包括生产经营设备，人员卫生和环境卫生设备设施，贮存、运输和装卸工具设备，以及餐具、饮具和盛放直接入口食品的容器等。本节内容将《食品安全法》与《食品安全法实施条例》中有关食品生产设施设备的要求和食品生产经营者对违反该要求应承担的法律责任进行了归纳总结，并对部分条款进行了解析。

1.2.1 与设备设施相关的《食品安全法》与《食品安全法实施条例》内容及解析表

《食品安全法》条款内容	对应的《食品安全法实施条例》条款	违法行为应承担的法律责任	条款解析
第三十三条（二）（食品生产经营要求）：具有与生产经营的食品品种、数量相适应的生产经营设备或者设施，有相应的消毒、更衣、盥洗、采光、照明、通风、防腐、防尘、防蝇、防鼠、防虫、洗涤以及处理废水、存放垃圾和废弃物的设备或者设施		《食品安全法》第一百二十六条第1款第13项。违反本法规定，按《食品安全法》第一百二十六条第1款处罚	《食品安全法实施条例》第六十七条第1款明确指出了《食品安全法》中"情节严重"的多种具体情形 处罚机关：食品安全监督管理部门
第三十三条（五）（食品生产经营要求）：餐具、饮具和盛放直接入口食品的容器，使用前应当洗净、消毒，炊具、用具使用后应当洗净，保持清洁	第二十六条：餐饮服务提供者委托餐饮具集中消毒服务单位提供清洗消毒服务的，应当查验、留存餐饮具集中消毒服务单位的营业执照复印件和消毒合格证明。保存期限不得少于消毒餐具饮具使用期限到期后6个月。 第二十七条：餐具饮具集中消毒服务单位应当建立餐具饮具出厂检验记录制度，如实记录出厂餐具饮具的数量、消毒日期和批号、使用期限、出厂日期以及委托方名称、地址、联系方式等内容。出厂检验记录保存期限不得少于消毒餐具饮具使用期限到期后6个月。消毒后的餐具饮具应当在独立包装上标注单位名称、地址、联系方式、消毒日期和批号以及使用期限等内容	《食品安全法》第一百二十六条第1款第5项：（五）餐具、饮具和盛放直接入口食品的容器，使用前未经洗净、消毒或者清洗消毒不合格，或者餐饮服务设施、设备未按规定定期维护、清洗、校验 违反本法规定，由县级以上人民政府食品安全监督管理部门按《食品安全法》第一百二十六条第1款处罚 《食品安全法实施条例》第七十五条	餐用具清洗消毒方法参考GB 31654—2021附录B餐用具清洗消毒指南 处罚机关：食品安全监督管理部门 情节严重情形参照《食品安全法实施条例》第六十七条规定
第三十三条（六）（食品生产经营要求）：贮存、运输和装卸食品的容器、工具和设备应当安全、无害，保持清洁，防止食品污染，并符合保证食品安全所需的温度、湿度等特殊要求，不得将食品与有毒、有害物品一同贮存、运输	第二十四条：贮存、运输对温度、湿度等有特殊要求的食品，应当具备保温、冷藏或者冷冻等设备设施，并保持有效运行	《食品安全法》第一百三十二条（进行食品贮存、运输和装卸违法行为所应承担的法律责任）：违反本法规定，未按要求进行食品贮存、运输和装卸的，由县级以上人民政府食品安全监督管理等部门按照各自职责分工责令改正，给予警告；拒不改正的，责令停产停业，并处一万元以上五万元以下罚款；情节严重的，吊销许可证	行为概念：食品生产经营者未按要求进行食品贮存、运输和装卸的行为 处罚机关：食品安全监督管理部门

续表

《食品安全法》条款内容	对应的《食品安全法实施条例》条款	违法行为应承担的法律责任	条款解析
	第二十五条：食品生产经营者委托贮存、运输食品的，应当对受托方的食品安全保障能力进行审核，并监督受托方按照保证食品安全的要求贮存、运输食品。受托方应当保证食品贮存、运输条件符合食品安全的要求，加强食品贮存、运输过程管理。接受食品生产经营者委托贮存、运输食品的，应当如实记录委托方和收货方的名称、地址、联系方式等内容。记录保存期限不得少于贮存、运输结束后2年。非食品生产经营者从事对温度、湿度等有特殊要求的食品贮存业务的，应当自取得营业执照之日起30个工作日内向所在地县级人民政府食品安全监督管理部门备案	《食品安全法实施条例》第六十九条第1项和第5项：(一)接受食品生产经营者委托贮存、运输食品，未按照规定记录保存信息；(五)将特殊食品与普通食品或者药品混放销售 依照《食品安全法》第一百二十六条第1款、《食品安全法实施条例》第七十五条的规定给予处罚 《食品安全法实施条例》第七十二条：从事对温度、湿度等有特殊要求的食品贮存业务的非食品生产经营者，食品集中交易市场的开办者、食品展销会的举办者，未按照规定备案或者报告的，由县级以上人民政府食品安全监督管理部门责令改正，给予警告；拒不改正的，处1万元以上5万元以下罚款；情节严重的，责令停产停业，并处5万元以上20万元以下罚款	违法行为的认定：经现场检查、对有关人员询问调查和对贮存、运输、装卸食品采样检验证实贮存、运输和装卸食品的容器、工具和设备含有有毒有害物质，以及食品与有毒有害物品一同贮存、运输并且对食品造成污染 情节严重情形参照《食品安全法实施条例》第六十七条规定
第三十三条(七)(食品生产经营要求)：直接入口的食品应当使用无毒、清洁的包装材料、餐具、饮具和容器		《食品安全法》第一百二十六条第1款第13项。违反本法规定，由县级以上人民政府食品安全监督管理部门按《食品安全法》第一百二十六条第1款处罚 《食品安全法》第一百三十四条：食品生产经营者在一年内累计三次因违反本法规定受到责令停产停业、吊销许可证以外处罚的，由食品安全监督管理部门责令停产停业，直至吊销许可证 《食品安全法实施条例》第七十条和第七十五条	行为概念：食品生产经营者生产经营直接入口的食品未使用无毒、清洁的包装材料、餐具、饮具和容器的行为 处罚机关：食品安全监督管理部门 违法行为认定：经现场检查和对有关人员询问调查证实食品生产经营者生产经营直接入口的食品使用有毒、不清洁的包装材料、餐具、饮具和容器 情节严重情形参照《食品安全法实施条例》第六十七条规定

续表

《食品安全法》条款内容	对应的《食品安全法实施条例》条款	违法行为应承担的法律责任	条款解析
第五十六条（餐饮服务提供者的设备与餐饮具食品安全管理）：餐饮服务提供者应当定期维护食品加工、贮存、陈列等设施、设备；定期清洗、校验保温设施及冷藏、冷冻设施。餐饮服务提供者应当按照要求对餐具、饮具进行清洗消毒，不得使用未经清洗消毒的餐具、饮具；餐饮服务提供者委托清洗消毒餐具、饮具的，应当委托符合本法规定条件的餐具、饮具集中消毒服务单位	第二十六条：《中华人民共和国食品安全法实施条例》第二十六条 第六十九条（二）：餐饮服务提供者未查验、留存餐具饮具集中消毒服务单位的营业执照复印件和消毒合格证明	《食品安全法》第一百二十六条第1款第5项。违反本法规定，由县级以上人民政府食品安全监督管理部门责令改正，给予警告；拒不改正的，处五千元以上五万元以下罚款；情节严重的，责令停产停业，直至吊销许可证 《食品安全法》第一百三十四条 《食品安全法实施条例》七十五条	行为概念：餐饮服务设施、设备未按规定定期维护、清洗、校验的行为 处罚机关：食品安全监督管理部门 违法行为认定：经现场检查和对有关人员询问调查证实餐饮服务设施、设备未定期维护、清洗、校验 情节严重情形参照《食品安全法实施条例》第六十七条规定
第五十八条（餐饮具集中消毒服务单位食品安全责任）：餐具、饮具集中消毒服务单位应当具备相应的作业场所、清洗消毒设备或者设施，用水和使用的洗涤剂、消毒剂应当符合相关食品安全国家标准和其他国家标准、卫生规范。餐具、饮具集中消毒服务单位应当对消毒餐具、饮具进行逐批检验，检验合格后方可出厂，并应当随附消毒合格证明。消毒后的餐具、饮具应当在独立包装上标注单位名称、地址、联系方式、消毒日期以及使用期限等内容	第七十一条：餐具饮具集中消毒服务单位未按照规定建立并遵守出厂检验记录制度的，由县级以上人民政府卫生行政部门依照食品安全法第一百二十六条第一款、本条例第七十五条的规定给予处罚	《食品安全法》第一百二十六条第2款：餐具、饮具集中消毒服务单位违反本法规定用水，使用洗涤剂、消毒剂，或者出厂的餐具、饮具未按规定检验合格并附带消毒合格证明，或者未按规定在独立包装上标注相关内容的 违反本法规定，按《食品安全法》第一百二十六条第1款处罚。 《食品安全法实施条例》第七十五条	行为概念：餐具、饮具集中消毒服务单位违反《食品安全法》规定用水，使用洗涤剂、消毒剂，或者出厂的餐具和饮具未按规定检验合格并附带消毒合格证明，或者未按照规定在独立包装上标注相关信息的行为 处罚机关：卫生行政部门 情节严重情形参照《食品安全法实施条例》第六十七条规定

1.2.2 典型案例

（1）违法事实

某市某区的市场监督管理局对当地某学校食堂的餐具进行抽检，经具有检测资质的检测中心检测，抽检的筷子大肠菌群项目不符合相关标准要求，其检验结论为不合格。后经领导批准予以立案。

（2）处罚机关

处罚机关为县级食品安全监督管理部门。

（3）违法行为的认定

执法人员依照法定程序进行了现场检查，对当事人进行询问提取相关证据。取得的证据如下：①民办非企业单位登记证书及食品经营许可证复印件各1张、法定代表人身份证复印件1张，证明当事人的主体资格；②检验报告和检验结果告知书各2份，证实当事人使用餐具消毒不合格的事实；③责令改正通知书1份、约谈记录1份，证明当事人拒不改正违法行为的事实；④现场检查照片1张，证明执法人员对该学校食堂餐具进行抽样检查的事实；⑤授权书1份、被授权人身份证复印件1张，证明被授权人的代理权限；⑥对被授权人的询问调查笔录2份，证明当事人两次餐具抽检均不合格的事实；⑦整改报告1份，证明当事人积极改正的事实。以上证据和笔录均由当事人签字盖章认可。执法人员后将行政处罚事先告知书直接送达当事人，当事人对所造成违法事实及处罚结果无异议。

（4）违法行为应承担的法律责任

该学校使用的筷子经检验大肠菌群项目不符合相关标准要求的行为，涉嫌违反了《食品安全法》第三十三条第1款第5项的规定：餐具、饮具和盛放直接入口食品的容器，使用前应当洗净、消毒，炊具、用具用后应当洗净，保持清洁。已经构成了使用餐具消毒不合格的违法行为，应依据《食品安全法》第一百二十六条第1款第5项的规定进行处罚。鉴于当事人积极配合调查、积极改正，尚未造成危害，具有减轻处罚的情节，决定责令当事人立即停止违法行为并罚款2000元整。

1.3 与原料相关的《食品安全法》与《食品安全法实施条例》内容

食品原料主要是指食品生产的原材料和食品相关产品，主要包括食品原材料、食品添加剂、加工用水、洗涤剂、消毒剂和包装材料等。食品原料对食品安全具有显著影响。本节要点是将《食品安全法》与《食品安全法实施条例》中有关食品原材料和食品相关产品的要求进行总结，也对从业者违反该法律规定应承担的法律责任进行了总结，同时对部分难以理解的条款进行了解释。

1.3.1 与原料相关的《食品安全法》与《食品安全法实施条例》内容及解析表

《食品安全法》条款内容	对应的《食品安全法实施条例》条款	违法行为应承担的法律责任	条款解析
第三十三条（九）（食品生产经营一般规定）：用水应当符合国家规定的生活饮用水卫生标准	第七十条：除食品安全法第一百二十五条第一款、第一百二十六条规定的情形外，食品生产经营者的生产经营行为不符合食品安全法第三十三条第一款第五项、第七项至第十项的规定，或者不符合有关食品生产经营过程要求的食品安全国家标准的，依照食品安全法第一百二十六条第一款、本条例第七十五条的规定给予处罚	违反本法规定，由县级以上人民政府食品安全监督管理部门按《食品安全法》第一百二十六条第1款处罚 《食品安全法实施条例》第七十五条：食品生产经营企业等单位有食品安全法规定的违法情形，除依照食品安全法的规定给予处罚外，有下列情形之一的，对单位的法定代表人、主要负责人、直接负责的主管人员和其他直接责任人员处以其上一年度从本单位取得收入的1倍以上10倍以下罚款：（一）故意实施违法行为；（二）违法行为性质恶劣；（三）违法行为造成严重后果。属于食品安全法第一百二十五条第二款规定情形的，不适用前款规定	行为概念：食品生产经营者生产经营用水不符合国家规定的生活饮用水卫生标准的行为 处罚机关：食品安全监督管理部门 违法行为认定：经现场检查、采样检验和对有关人员询问调查证实食品生产经营者的生产经营用水不符合国家规定的生活饮用水卫生标准 情节严重情形参照《食品安全法实施条例》第六十七条规定
第三十三条（十）（食品生产经营一般规定）：使用的洗涤剂、消毒剂应当对人体安全、无害	《食品安全法实施条例》第七十条	《食品安全法》第一百二十六条，违反本法由县级以上人民政府卫生行政部门依照第一百二十六条第1款规定给予处罚 《食品安全法实施条例》第七十五条	行为概念：食品生产经营者生产经营过程中使用了对人体有毒有害的洗涤剂、消毒剂的行为 处罚机关：食品安全监督管理部门 违法行为认定：经现场检查和对有关人员询问调查证实食品生产经营者生产经营过程中使用的洗涤剂、消毒剂对人体有毒有害 情节严重情形参照《食品安全法实施条例》第六十七条规定
第三十四条（一）（禁止生产经营的食品、食品添加剂、食品相关产品）：用非食品原料生产的食品或者添加食品添加剂以外的化学物质和其他可能危害人体健康物质的食品，或者用回收食品作为原料生产的食品	第二十九条：食品生产经营者应当对变质、超过保质期或者回收的食品进行显著标示或者单独存放在有明确标志的场所，及时采取无害化处理、销毁等措施并如实记录。	（最严重的违法食品生产经营行为）《食品安全法》一百二十三条第1款第1项：（一）用非食品原料生产食品、在食品中添加食品添加剂以外的化学物质和其他可能危害人体健康的物质，或者用回收食品作为原料生产食品，或者经营上述食品	处罚机关：食品安全监督管理部门 情节严重情形参照《食品安全法实施条例》第六十七条规定 《食品安全法实施条例》第七十七条：县级以上地方人民政府食品安全监督管理等部门对有食品安全法第一百二十三条规定的违法情形且情节严重，可能需要行政拘留的，

续表

《食品安全法》条款内容	对应的《食品安全法实施条例》条款	违法行为应承担的法律责任	条款解析
	食品安全法所称回收食品，是指已经售出，因违反法律、法规、食品安全标准或者超过保质期等原因，被召回或者退回的食品，不包括依照食品安全法第六十三条第三款的规定可以继续销售的食品	违反本法规定，尚不构成犯罪的，由县级以上人民政府食品安全监督管理部门没收违法所得和违法生产经营的食品，并可以没收用于违法生产经营的工具、设备、原料等物品；违法生产经营的食品货值金额不足一万元的，并处十万元以上十五万元以下罚款；货值金额一万元以上的，并处货值金额十五倍以上三十倍以下罚款；情节严重的，吊销许可证，并可以由公安机关对其直接负责的主管人员和其他直接责任人员处五日以上十五日以下拘留 《食品安全法》第一百二十一条、一百三十四条和一百三十六条 《食品安全法实施条例》第七十五条和八十一条	应当及时将案件及有关材料移送同级公安机关。公安机关认为需要补充材料的，食品安全监督管理等部门应当及时提供。公安机关经审查认为不符合行政拘留条件的，应当及时将案件及有关材料退回移送的食品安全监督管理等部门 《食品安全法实施条例》第七十八条：公安机关对发现的食品安全违法行为，经审查没有犯罪事实或者立案侦查后认为不需要追究刑事责任，但依法应当予以行政拘留的，应当及时作出行政拘留的处罚决定；不需要予以行政拘留但依法应当追究其他行政责任的，应当及时将案件及有关材料移送同级食品安全监督管理等部门
第三十四条（七）（禁止生产经营的食品、食品添加剂、食品相关产品）：病死、毒死或者死因不明的禽、畜、兽、水产动物肉类及其制品		（最严重的违法食品生产经营行为）《食品安全法》一百二十三条第1款第3项：（三）经营病死、毒死或者死因不明的禽、畜、兽、水产动物肉类，或者生产经营其制品 违反本法规定，尚不构成犯罪的，由县级以上人民政府食品安全监督管理部门没收违法所得和违法生产经营的食品，并可以没收用于违法生产经营的工具、设备、原料等物品；违法生产经营的食品货值金额不足一万元的，并处十万元以上十五万元以下罚款；货值金额一万元以上的，并处货值金额十五倍以上三十倍以下罚款；情节严重的，吊销许可证，并可以由公安机关对其直接负责的主管人员和其他直接责任人员处五日以上十五日以下拘留 《食品安全法》第一百三十四条和一百三十六条 《食品安全法实施条例》第七十五条	行为概念：食品生产经营者违反《食品安全法》的规定，经营病死、毒死或者死因不明的禽、畜、兽、水产动物肉类，或者生产经营其制品的行为 处罚机关：食品安全监督管理部门 违法行为认定：肉类可通过外观感官、收购屠宰过程调查确认，必要时可对肉品进行检验。加工后肉品从外观上难以鉴别，可通过对使用的原料肉进行认定。无法取得禽、畜、兽、水产动物等原料肉的，可通过收购、屠宰、加工过程回访调查确认，必要时可通过实验室检验协助 情节严重情形参照《食品安全法实施条例》第六十七条规定

续表

《食品安全法》条款内容	对应的《食品安全法实施条例》条款	违法行为应承担的法律责任	条款解析
第三十四条（八）（禁止生产经营的食品、食品添加剂、食品相关产品）：未按规定进行检疫或者检疫不合格的肉类，或者未经检验或者检验不合格的肉类制品		（最严重的违法食品生产经营行为）《食品安全法》第一百二十三条第1款第4项：（四）经营未按规定进行检疫或者检疫不合格的肉类，或者生产经营未经检验或者检验不合格的肉类制品 违反本法规定，按《食品安全法》第一百二十三条第1款处罚 《食品安全法》第一百三十四条和一百三十六条 《食品安全法实施条例》第七十五条	行为概念：食品生产经营者违反《食品安全法》规定，经营未经动物卫生监督机构检疫或者检疫不合格的肉类，或者生产经营未经检验或者检验不合格的肉类制品的行为 处罚机关：食品安全监督管理部门 违法行为认定：通过现场检查、询问调查和查验生产经营肉类、肉制品的检疫证书、检验证书来确认 情节严重情形参照《食品安全法实施条例》第六十七条规定
第三十八条（食品中不得添加药品）：生产经营的食品中不得添加药品，但是可以添加按照传统既是食品又是中药材的物质。按照传统既是食品又是中药材的物质目录由国务院卫生行政部门会同国务院食品安全监督管理部门制定、公布		（最严重的违法食品生产经营行为）《食品安全法》第一百二十三条第1款第6项：（六）生产经营添加药品的食品 违反本法规定，违反本法规定，按《食品安全法》第一百二十三条第1款处罚 《食品安全法》第一百三十四条和一百三十六条 《食品安全法实施条例》第七十五条	行为概念：食品生产经营者在食品中添加药品的行为 处罚机关：食品安全监督管理部门 违法行为认定：经现场检查、对相关人员询问调查和对食品采样检验确认食品生产经营者在食品中添加有药品 情节严重情形参照《食品安全法实施条例》第六十七条规定
第三十四条（十二）（禁止生产经营的食品、食品添加剂、食品相关产品）：国家为防病等特殊需要明令禁止生产经营的食品		（最严重的违法食品生产经营行为）《食品安全法》第一百二十三条第1款第5项：（五）生产经营国家为防病等特殊需要明令禁止生产经营的食品 违反本法规定，违反本法规定，按《食品安全法》第一百二十三条第1款处罚 《食品安全法》第一百三十四条 《食品安全法实施条例》第七十五条	行为概念：从事食品生产经营活动的单位或个人违反《食品安全法》的规定，生产经营国家为防病等特殊需要明令禁止生产经营的食品的行为 处罚机关：食品安全监督管理部门 违法行为认定：经现场检查和调查证实生产经营的食品是政府为防病等特殊需要明令禁止生产经营的食品 情节严重情形参照《食品安全法实施条例》第六十七条规定

续表

《食品安全法》条款内容	对应的《食品安全法实施条例》条款	违法行为应承担的法律责任	条款解析
第三十四条（二）（禁止生产经营的食品、食品添加剂、食品相关产品）：致病性微生物，农药残留、兽药残留、生物毒素、重金属等污染物质以及其他危害人体健康的物质含量超过食品安全标准限量的食品、食品添加剂、食品相关产品		《食品安全法》第一百二十四条第1款第1项：（一）生产经营致病性微生物，农药残留、兽药残留、生物毒素、重金属等污染物质以及其他危害人体健康的物质含量超过食品安全标准限量的食品、食品添加剂 违反本法规定，尚不构成犯罪的，由县级以上人民政府食品安全监督管理部门没收违法所得和违法生产经营的食品、食品添加剂，并可以没收用于违法生产经营的工具、设备、原料等物品；违法生产经营的食品、食品添加剂货值金额不足一万元的，并处五万元以上十万元以下罚款；货值金额一万元以上的，并处货值金额十倍以上二十倍以下罚款；情节严重的，吊销许可证 《食品安全法》第一百三十四条和一百三十六条 《食品安全法实施条例》第七十五条	行为概念：从事食品生产经营活动的单位或个人违反《食品安全法》的规定，生产经营致病性微生物，农药残留、兽药残留、生物毒素、重金属等污染物质以及其他危害人体健康的物质含量超过食品安全标准限量的食品、食品添加剂和食品相关产品的行为 处罚机关：食品安全监督管理部门 违法行为认定：经食品采样后送检，检验结果显示生产经营的食品、食品添加剂和食品相关产品致病性微生物，农药残留、兽药残留、生物毒素、重金属等污染物质以及其他危害人体健康的物质含量超过食品安全标准限量 情节严重情形参照《食品安全法实施条例》第六十七条规定
第三十四条（三）（禁止生产经营的食品、食品添加剂、食品相关产品）：用超过保质期的食品原料、食品添加剂生产的食品、食品添加剂	《食品安全法实施条例》第二十九条	《食品安全法》第一百二十四条第1款第2项：（二）用超过保质期的食品原料、食品添加剂生产食品、食品添加剂，或者经营上述食品、食品添加剂 违反本法规定，按《食品安全法》第一百二十四条第1款处罚 《食品安全法》第一百三十四条和一百三十六条 《食品安全法实施条例》第七十五条	行为概念：食品生产经营者违反《食品安全法》的规定，用超过保质期的食品原料、食品添加剂生产食品、食品添加剂，或者经营上述食品、食品添加剂的行为 处罚机关：食品安全监督管理部门 违法行为认定：经现场检查和调查确认食品生产经营者经营的食品已超过了食品标注的保质期 情节严重情形参照《食品安全法实施条例》第六十七条规定
第三十四条（四）（禁止生产经营的食品、食品添加剂、食品相关产品）：超范围、超限量使用食品添加剂的食品		《食品安全法》第一百二十四条第1款第3项：（三）生产经营超范围、超限量使用食品添加剂的食品 违反本法规定，按《食品安全法》第一百二十四条第1款处罚 《食品安全法》第一百三十四条和一百三十六条 《食品安全法实施条例》第七十五条	行为概念：食品生产经营单位或个人违反《食品安全法》的规定，生产经营超范围、超限量使用食品添加剂的食品的行为 处罚机关：食品安全监督管理部门 违法行为认定：在餐饮加工现场发现食品添加剂并经采样检验证实食品添加剂超范围、超限量添加于食品中。对经销的食品，应采样并经检验机构检验确认经销食品中食品添加剂超范围、超限量使用

续表

《食品安全法》条款内容	对应的《食品安全法实施条例》条款	违法行为应承担的法律责任	条款解析
			情节严重情形参照《食品安全法实施条例》第六十七条规定
第三十四条（六）（禁止生产经营的食品、食品添加剂、食品相关产品）：腐败变质、油脂酸败、霉变生虫、污秽不洁、混有异物、掺假掺杂或者感官性状异常的食品、食品添加剂		《食品安全法》第一百二十四条第1款第4项：（四）生产经营腐败变质、油脂酸败、霉变生虫、污秽不洁、混有异物、掺假掺杂或者感官性状异常的食品、食品添加剂 违反本法规定，按《食品安全法》第一百二十四条第1款处罚 《食品安全法》第一百三十四条和一百三十六条 《食品安全法实施条例》第七十五条	行为概念：食品生产经营者违反《食品安全法》的规定，生产经营腐败变质、油脂酸败、霉变生虫、污秽不洁、混有异物、掺假掺杂或者感官性状异常的食品的行为 处罚机关：食品安全监督管理部门 违法行为认定：腐败变质、油脂酸败、霉变生虫、污秽不洁、混有异物、掺假掺杂或者感官性状异常的食品通常可通过对食品进行感官检查予以认定。腐败变质、油脂酸败感官变化不明显的，应采样后送有资质的检测室检验认定 情节严重情形参照《食品安全法实施条例》第六十七条规定
第三十四条（十）（禁止生产经营的食品、食品添加剂、食品相关产品）：标注虚假生产日期、保质期或者超过保质期的食品、食品添加剂		《食品安全法》第一百二十四条第1款第5项：（五）生产经营标注虚假生产日期、保质期或者超过保质期的食品、食品添加剂 违反本法规定，按《食品安全法》第一百二十四条第1款处罚 《食品安全法》第一百三十四条和一百三十六条 《食品安全法实施条例》第七十五条	行为概念：食品生产经营者违反《食品安全法》的规定，从事了生产经营标注虚假生产日期、保质期或者超过保质期的食品、食品添加剂的行为 处罚机关：食品安全监督管理部门 违法行为认定：经现场检查和调查确认食品生产经营者生产经营的食品、食品添加剂标注虚假生产日期、保质期或者超过保质期 情节严重情形参照《食品安全法实施条例》第六十七条规定
第三十七条（新食品原料）：利用新的食品原料生产食品，或者生产食品添加剂新品种、食品相关产品新品种，应当向国务院卫生行政部门提交相关产品的安全性评估材料	第十六条：国务院卫生行政部门应当及时公布新的食品原料、食品添加剂新品种和食品相关产品新品种目录以及所适用的食品安全国家标准。对按照传统既是食品	《食品安全法》第一百二十四条第1款第8项：（八）利用新的食品原料生产食品，或者生产食品添加剂新品种，未通过安全性评估 违反本法规定，按《食品安全法》第一百二十四条第1款处罚	行为概念：利用新的食品原料生产食品，或者生产食品添加剂新品种，未通过安全性评估的行为 处罚机关：食品安全监督管理部门

续表

《食品安全法》条款内容	对应的《食品安全法实施条例》条款	违法行为应承担的法律责任	条款解析
	又是中药材的物质目录，国务院卫生行政部门会同国务院食品安全监督管理部门应当及时更新		违法行为认定：经现场检查和对生产人员等调查询问证实食品生产企业存在利用新的食品原料从事食品生产，未通过安全性评估 情节严重情形参照《食品安全法实施条例》第六十七条规定
第三十四条（九）（禁止生产经营的食品、食品添加剂、食品相关产品）：被包装材料、容器、运输工具等污染的食品、食品添加剂		《食品安全法》第一百二十五条第1款第1项：（一）生产经营被包装材料、容器、运输工具等污染的食品、食品添加剂 违反本法规定，由县级以上人民政府食品安全监督管理部门没收违法所得和违法生产经营的食品、食品添加剂，并可以没收用于违法生产经营的工具、设备、原料等物品；违法生产经营的食品、食品添加剂货值金额不足一万元的，并处五千元以上五万元以下罚款；货值金额一万元以上的，并处货值金额五倍以上十倍以下罚款；情节严重的，责令停产停业，直至吊销许可证 《食品安全法》第一百三十四条和第一百三十六条 《食品安全法实施条例》第七十五条	行为概念：食品生产经营者经营被包装材料、容器、运输工具等污染的食品的行为 处罚机关：食品安全监督管理部门 违法行为认定：经现场检查证实经营食品被包装材料、容器、运输工具污染，对食品采样并送有检测资质的检验机构检验，结果证实食品被有毒有害物质污染 情节严重情形参照《食品安全法实施条例》第六十七条规定
第三十四条（十一）（禁止生产经营的食品、食品添加剂、食品相关产品）：无标签的预包装食品、食品添加剂 第六十七条（预包装食品标签）：预包装食品的包装上应当有标签。标签应当标明下列事项：（一）名称、规格、净含量、生产日期；（二）成分或者配料表；（三）生产者的名称、地址、联系方式；（四）保质期；（五）产品标准代号；（六）贮存条件；		《食品安全法》第一百二十五条第1款第2项：（二）生产经营无标签的预包装食品、食品添加剂或者标签、说明书不符合本法规定的食品、食品添加剂 违反本法规定，按《食品安全法》第一百二十五条第1款处罚	行为概念：食品、食品添加剂生产经营者生产经营无标签的预包装食品、食品添加剂或者标签、说明书不符合《食品安全法》规定的食品、食品添加剂的行为 处罚机关：食品安全监督管理部门 违法行为认定：经现场检查确认，生产经营的预包装食品、食品添加剂无标签或者标签、说明书内容不符合法律规定

续表

《食品安全法》条款内容	对应的《食品安全法实施条例》条款	违法行为应承担的法律责任	条款解析
（七）所使用的食品添加剂在国家标准中的通用名称；（八）生产许可证编号；（九）法律、法规或者食品安全标准规定应当标明的其他事项。专供婴幼儿和其他特定人群的主辅食品，其标签还应当标明主要营养成分及其含量。食品安全国家标准对标签标注事项另有规定的，从其规定			情节严重情形参照《食品安全法实施条例》第六十七条规定
第三十四条（十三）（禁止生产经营的食品、食品添加剂、食品相关产品）：其他不符合法律、法规或者食品安全标准的食品、食品添加剂、食品相关产品		《食品安全法》第一百二十五条第1款第4项：（四）食品生产经营者采购或者使用不符合食品安全标准的食品原料、食品添加剂、食品相关产品 违反本法规定，按《食品安全法》第一百二十五条第1款处罚	情节严重情形参照《食品安全法实施条例》第六十七条规定
第五十五条（餐饮服务提供者原料控制要求）餐饮服务提供者应当制定并实施原料控制要求，不得采购不符合食品安全标准的食品原料。倡导餐饮服务提供者公开加工过程，公示食品原料及其来源等信息。餐饮服务提供者在加工过程中应当检查待加工的食品及原料，发现有本法第三十四条第六项规定情形的，不得加工或者使用		《食品安全法》第一百二十五条第1款第4项：（四）食品生产经营者采购或者使用不符合食品安全标准的食品原料、食品添加剂、食品相关产品 违反本法规定，按《食品安全法》第一百二十五条第1款处罚	情节严重情形参照《食品安全法实施条例》第六十七条规定

1.3.2 典型案例

（1）违法事实

餐饮店存在为过期食品原材料更换标签（食品原料过期）行为。有媒体曝光某餐饮门店存在为过期食品原材料更换标签、烹炸用油长期不更换等问题。随后，该门店被市场监管局立案查处。

（2）处罚机关

处罚机关为县级食品安全监督管理部门。

（3）违法行为的认定

①该单位违规篡改其公司内定的食材保质期标签；②现场检查发现，该单位存在地面油腻湿滑、洗消间脏乱、冷库内员工衣物与食品堆放在一起的情况，且在该单位的冷库中发现过期面包1个；③该单位未按要求检查待加工的食品及原料，其烹炸用油长时间未更换且没有按照正确操作规范进行检查，操作人员未按照规程进行操作导致数值不准确不具备参考性，且发现测量数值不准确的问题后并未上报处理。

（4）违法行为应承担的法律责任

餐饮店存在为过期食品原材料更换标签（原料过期）行为，涉嫌违反了《食品安全法》第三十四条第1款第10项的规定：标注虚假生产日期、保质期或者超过保质期的食品、食品添加剂。该餐饮店已经构成了标注虚假生产日期的违法行为，应依据《食品安全法》第一百二十四条第1款的规定对其进行处罚。该餐饮店被当地区市场监督管理局罚款20万元，没收违法所得1865元，并被吊销许可证。

1.4 与加工和管理方法相关的《食品安全法》与《食品安全法实施条例》内容

餐饮食品加工与管理方法对餐饮食品安全具有重要影响。餐饮食品加工与管理方法有关的内容主要包括：食品生产经营许可；小作坊和食品摊贩等的管理；食品安全全程追溯制度；食品生产经营者的自查制度；餐饮服务提供者的食品安全管理；集中用餐单位食品安全管理；集中交易市场的开办者、柜台出租者和展销会举办者的食品安全责任；网络食品交易第三方平台提供者的义务；食品召回制度；食品安全事故应急预案；食品安全事故应急处置、报告、通报。本节知识内容是总结了《食品安全法》和《食品安全法实施条例》中有关餐饮加工与管理方法的要求，并归纳了餐饮从业者对违反该要求应承担的法律责任。

1.4.1 与加工和管理方法相关的《食品安全法》与《食品安全法实施条例》内容及解析表

食品安全法条款内容	对应的食品安全法实施条例条款	违法行为应承担的法律责任	条款解析
第三十五条（食品生产经营许可）：国家对食品生产经营实行许可制度。从事食品生产、食品销售、餐饮服务，应当依法取得许可。但是，销售食用农产品，不需要取得许可。仅销售预包装食品的，应当报所在地县级以上地方人民政府食品安全监督管理部门备案。县级以上地方人民政府食品安全监督管理部门应当依照《中华人民共和国行政许可法》的规定，审核申请人提交的本法第三十三条第一款第一项至第四项规定要求的相关资料，必要时对申请人的生产经营场所进行现场核查；对符合规定条件的，准予许可；对不符合规定条件的，不予许可并书面说明理由	第十五条：食品生产经营许可的有效期为5年。食品生产经营者的生产经营条件发生变化，不再符合食品生产经营要求的，食品生产经营者应当立即采取整改措施；需要重新办理许可手续的，应当依法办理 第二十一条：食品、食品添加剂生产经营者委托生产食品、食品添加剂的，应当委托取得食品生产许可、食品添加剂生产许可的生产者生产，并对其生产行为进行监督，对委托生产的食品、食品添加剂的安全负责。受托方应当依照法律、法规、食品安全标准以及合同约定进行生产，对生产行为负责，并接受委托方的监督	《食品安全法》第一百二十二条第1款：违反本法规定，未取得食品生产经营许可从事食品生产经营活动，或者未取得食品添加剂生产许可从事食品添加剂生产活动的，由县级以上人民政府食品安全监督管理部门没收违法所得和违法生产经营的食品、食品添加剂以及用于违法生产经营的工具、设备、原料等物品；违法生产经营的食品、食品添加剂货值金额不足一万元的，并处五万元以上十万元以下罚款；货值金额一万元以上的，并处货值金额十倍以上二十倍以下罚款 《食品安全法实施条例》第七十五条	行为概念：食品生产经营者未经许可，擅自从事食品生产、经营或餐饮服务的行为 处罚机关：食品安全监督管理部门 违法行为认定：通过现场检查和询问调查确认餐饮服务的单位或个人未取得食品生产经营许可证
第三十六条（对食品生产加工小作坊和食品摊贩等的管理）：食品生产加工小作坊和食品摊贩等从事食品生产经营活动，应当符合本法规定的与其生产经营规模、条件相适应的食品安全要求，保证所生产经营的食品卫生、无毒、无害，食品安全监督管理部门应当对其加强监督管理。县级以上地方人民政府应当对食品生产加工小作坊、食品摊贩等进行综合治理，加强服务和统一规划，改善其生产经营环境，鼓励和支持其改进生产经营条件，进入集中交易市场、店铺等固定场所经营，或者在指定的临时经营区域、时段经营。食品生产加工小作坊和食品摊贩等的具体管理办法由省、自治区、直辖市制定		《食品安全法》第一百二十七条：对食品生产加工小作坊、食品摊贩等的违法行为的处罚，依照省、自治区、直辖市制定的具体管理办法执行	未经许可非法从事食品生产经营活动的处罚内容起点较高，为5万元。对于小作坊、小食品摊贩等小微食品生产经营者的执行起来有一定难度。因此，对食品生产加工小作坊、食品摊贩等的违法行为的处罚，依照省、自治区、直辖市制定的具体管理办法执行

续表

食品安全法条款内容	对应的食品安全法实施条例条款	违法行为应承担的法律责任	条款解析
第四十二条（食品安全全程追溯制度）国家建立食品安全全程追溯制度。食品生产经营者应当依照本法的规定，建立食品安全追溯体系，保证食品可追溯。国家鼓励食品生产经营者采用信息化手段采集、留存生产经营信息，建立食品安全追溯体系。国务院食品安全监督管理部门会同国务院农业行政等有关部门建立食品安全全程追溯协作机制	第十八条：食品生产经营者应当建立食品安全追溯体系，依照食品安全法的规定如实记录并保存进货查验、出厂检验、食品销售等信息，保证食品可追溯	《食品安全法》第一百二十六条第1款第2项：（二）食品生产经营企业未按规定建立食品安全管理制度，或者未按规定配备或者培训、考核食品安全管理人员 违反本法规定，由县级以上人民政府食品安全监督管理部门责令改正，给予警告；拒不改正的，处五千元以上五万元以下罚款；情节严重的，责令停产停业，直至吊销许可证	处罚机关：食品安全监督管理部门 情节严重情形参照《食品安全法实施条例》第六十七条规定
第四十六条（食品生产企业制定并实施食品安全管理控制要求）食品生产企业应当就下列事项制定并实施控制要求，保证所生产的食品符合食品安全标准：（一）原料采购、原料验收、投料等原料控制；（二）生产工序、设备、贮存、包装等生产关键环节控制；（三）原料检验、半成品检验、成品出厂检验等检验控制；（四）运输和交付控制		《食品安全法》第一百二十六条第1款第13项 违反本法规定，由县级以上人民政府食品安全监督管理部门按《食品安全法》第一百二十六条第1款处罚 《食品安全法》第一百三十四条 《食品安全法实施条例》第七十五条	行为概念：食品生产企业、餐饮服务提供者未按规定制定、实施生产经营过程控制要求的行为 处罚机关：食品安全监督管理部门 违法行为认定：通过对餐饮服务提供者现场检查和对有关人员询问调查证实存在未按规定制定、实施生产经营过程控制要求的行为 情节严重情形参照《食品安全法实施条例》第六十七条规定
第四十七条（食品生产经营者的自查制度）食品生产经营者应当建立食品安全自查制度，定期对食品安全状况进行检查评价。生产经营条件发生变化，不再符合食品安全要求的，食品生产经营者应当立即采取整改措施；有发生食品安全事故潜在风险的，应当立即停止食品生产经营活动，并向所在地县级人民政府食品安全监督管理部门报告	第十九条：食品生产经营企业的主要负责人对本企业的食品安全工作全面负责，建立并落实本企业的食品安全责任制，加强供货者管理、进货查验和出厂检验、生产经营过程控制、食品安全自查等工作。食品生产经营企业的食品安全管理人员应当协助企业主要负责人做好食品安全管理工作	《食品安全法》第一百二十六条第1款第11项：（十一）食品生产经营者未定期对食品安全状况进行检查评价，或者生产经营条件发生变化，未按规定处理 违反本法规定，由县级以上人民政府食品安全监督管理部门按《食品安全法》第一百二十六条第1款处罚 《食品安全法实施条例》第七十五条	行为概念：食品生产经营者未定期对食品安全状况进行检查评价，或者生产经营条件发生变化，未按规定处理的行为 处罚机关：食品安全监督管理部门 违法行为认定：经过对食品生产经营者现场检查和对有关人员询问调查证实存在未定期对食品安全状况进行检查评价，或生产经营条件发生变化，未按规定处理的行为

续表

食品安全法条款内容	对应的食品安全法实施条例条款	违法行为应承担的法律责任	条款解析
			一般来说，食品安全检查可以从以下几个方面进行：①食品安全管理制度的建立落实情况；②设施、设备是否处于正常、安全的运行状态；③从业人员在工作中是否严格遵守操作规范和食品安全管理制度；④从业人员在工作中是否具备相应的食品安全知识和安全生产技能；⑤生产经营过程中是否符合食品生产经营的记录查验制度，生产企业出厂食品是否经过了检验；⑥食品的标签是否符合规定；⑦检查与食品安全有关的事故隐患；⑧发现问题食品是否及时召回处理；⑨其他事项 情节严重情形参照《食品安全法实施条例》第六十七条规定
第五十七条（集中用餐单位食品安全管理）：学校、托幼机构、养老机构、建筑工地等集中用餐单位的食堂应当严格遵守法律、法规和食品安全标准；从供餐单位订餐的，应当从取得食品生产经营许可的企业订购，并按照要求对订购的食品进行查验。供餐单位应当严格遵守法律、法规和食品安全标准，当餐加工，确保食品安全。学校、托幼机构、养老机构、建筑工地等集中用餐单位的主管部门应当加强对集中用餐单位的食品安全教育和日常管理，降低食品安全风险，及时消除食品安全隐患	第二十八条：学校、托幼机构、养老机构、建筑工地等集中用餐单位的食堂应当执行原料控制、餐具饮具清洗消毒、食品留样等制度，并按照食品安全法第四十七条的规定定期开展食堂食品安全自查。承包经营集中用餐单位食堂的，应当依法取得食品经营许可，并对食堂的食品安全负责。集中用餐单位应当督促承包方落实食品安全管理制度，承担管理责任	《食品安全法》第一百二十六条第1款第12项：（十二）学校、托幼机构、养老机构、建筑工地等集中用餐单位未按规定履行食品安全管理责任 违反本法规定，由县级以上人民政府食品安全监督管理部门按《食品安全法》第一百二十六条第1款处罚 《食品安全法》第一百三十四条	行为概念：学校、托幼机构、养老机构、建筑工地等集中用餐单位未按规定履行食品安全管理责任的行为 处罚机关：食品安全监督管理部门 违法行为认定：经对学校、托幼机构、养老机构、建筑工地等集中用餐单位现场检查和对有关人员询问调查证实存在未按规定履行食品安全管理责任 情节严重情形参照《食品安全法实施条例》第六十七条规定
第六十一条（集中交易市场的开办者、柜台出租者和展销会举办者的食品安全责任）：集中交易市场的开办者、柜台出租者和展销会举办者，应当依法审查入场食品经营者的许	第三十一条：食品集中交易市场的开办者、食品展销会的举办者应当在市场开业或者展销会举办前向所在地县级人民政府食品安全监督管理部门报告	《食品安全法》第一百三十条第1款：违反本法规定，集中交易市场的开办者、柜台出租者、展销会的举办者允许未依法取得许可的食品经营者进入市场销售	行为概念：集中交易市场的开办者、柜台出租者和展销会举办者允许未依法取得许可的食品经营者进入市场销售食品，或未履行检查、报告等义务的行为

续表

食品安全法条款内容	对应的食品安全法实施条例条款	违法行为应承担的法律责任	条款解析
可证，明确其食品安全管理责任，定期对其经营环境和条件进行检查，发现其有违反本法规定行为的，应当及时制止并立即报告所在地县级人民政府食品安全监督管理部门		食品，或者未履行检查、报告等义务的，由县级以上人民政府食品安全监督管理部门责令改正，没收违法所得，并处五万元以上二十万元以下罚款；造成严重后果的，责令停业，直至由原发证部门吊销许可证；使消费者的合法权益受到损害的，应当与食品经营者承担连带责任	处罚机关：食品安全监督管理部门 违法行为认定：经现场检查、对有关人员询问调查证实食品集中交易市场的开办者、食品展销会的举办者，未依法审查入场食品经营者的许可证，允许未依法取得许可的食品经营者进入市场销售食品，或者未履行定期检查义务，发现违法行为时未按规定向所在地县级政府食品安全监管部门报告
第六十二条（网络食品交易第三方平台提供者的义务）：网络食品交易第三方平台提供者应当对入网食品经营者进行实名登记，明确其食品安全管理责任；依法应当取得许可证的，还应当审查其许可证。网络食品交易第三方平台提供者发现入网食品经营者有违反本法规定行为的，应当及时制止并立即报告所在地县级人民政府食品安全监督管理部门；发现严重违法行为的，应当立即停止提供网络交易平台服务	第三十二条：网络食品交易第三方平台提供者应当妥善保存入网食品经营者的登记信息和交易信息。县级以上人民政府食品安全监督管理部门开展食品安全监督检查、食品安全案件调查处理、食品安全事故处置确需了解有关信息的，经其负责人批准，可以要求网络食品交易第三方平台提供者提供，网络食品交易第三方平台提供者应当按照要求提供。县级以上人民政府食品安全监督管理部门及其工作人员对网络食品交易第三方平台提供者提供的信息依法负有保密义务	《食品安全法》第一百三十一条第1款：违反本法规定，网络食品交易第三方平台提供者未对入网食品经营者进行实名登记、审查许可证，或者未履行报告、停止提供网络交易平台服务等义务的，由县级以上人民政府食品安全监督管理部门责令改正，没收违法所得，并处五万元以上二十万元以下罚款；造成严重后果的，责令停业，直至由原发证部门吊销许可证；使消费者的合法权益受到损害的，应当与食品经营者承担连带责任	行为概念：网络食品交易第三方平台提供者未对入网食品经营者进行实名登记、审查许可证，或者未履行报告、停止提供网络交易平台服务等义务的行为 处罚机关：食品安全监督管理部门 违法行为认定：经现场检查和对网络食品交易第三方平台提供者询问调查证实网络食品交易第三方平台提供者未对入网食品经营者进行实名登记；未依法审查许可证。发现入网食品经营者违反《食品安全法》行为未及时制止并立即报告所在地县级食品安全监管部门。发现严重违法行为时，未立即停止提供网络交易平台服务
第六十三条（食品召回制度）：国家建立食品召回制度。食品生产者发现其生产的食品不符合食品安全标准或者有证据证明可能危害人体健康的，应当立即停止生产，召回已经上市销售的食品，通知相关生产经营者和消费者，并记录召回和通知情况。	第七条：接到通知的食品生产经营者应当立即进行自查，发现食品不符合食品安全标准或者有证据证明可能危害人体健康的，应当依照食品安全法第六十三条的规定停止生产、经营，实施食品召回，并报告相关情况	《食品安全法》第一百二十四条第1款第9项：（九）食品生产经营者在食品安全监督管理部门责令其召回或者停止经营后，仍拒不召回或者停止经营的。违反本法规定，尚不构成犯罪的，由县级以上人民政府食品安全监督管理部门没收违法所得	行为概念：食品生产经营者在食品安全监管部门责令其召回或者停止经营不符合食品安全标准的食品后，仍拒不召回或停止经营的行为 处罚机关：食品安全监督管理部门

续表

食品安全法条款内容	对应的食品安全法实施条例条款	违法行为应承担的法律责任	条款解析
食品经营者发现其经营的食品有前款规定情形的,应当立即停止经营,通知相关生产经营者和消费者,并记录停止经营和通知情况。食品生产者认为应当召回的,应当立即召回。由于食品经营者的原因造成其经营的食品有前款规定情形的,食品经营者应当召回。 食品生产经营者应当对召回的食品采取无害化处理、销毁等措施,防止其再次流入市场。但是,对因标签、标志或者说明书不符合食品安全标准而被召回的食品,食品生产者在采取补救措施且能保证食品安全的情况下可以继续销售;销售时应当向消费者明示补救措施。 食品生产经营者应当将食品召回和处理情况向所在地县级人民政府食品安全监督管理部门报告;需要对召回的食品进行无害化处理、销毁的,应当提前报告时间、地点。食品安全监督管理部门认为必要的,可以实施现场监督。 食品生产经营者未依照本条规定召回或者停止经营的,县级以上人民政府食品安全监督管理部门可以责令其召回或者停止经营		和违法生产经营的食品、食品添加剂,并可以没收用于违法生产经营的工具、设备、原料等物品;违法生产经营的食品、食品添加剂货值金额不足一万元的,并处五万元以上十万元以下罚款;货值金额一万元以上的,并处货值金额十倍以上二十倍以下罚款;情节严重的,吊销许可证	违法行为认定:经现场检查或对相关人员询问调查确认食品生产经营者在食品安全监管部门责令其召回或停止经营不符合食品安全标准的食品后,仍拒不召回或者停止经营 情节严重情形参照《食品安全法实施条例》第六十七条规定
第一百零二条(食品安全事故应急预案):食品生产经营企业应当制定食品安全事故处置方案,定期检查本企业各项食品安全防范措施的落实情况,及时消除事故隐患		《食品安全法》第一百二十六条第1款第4项:(四)食品生产经营企业未制定食品安全事故处置方案 违反本法规定,按《食品安全法》第一百二十六条第1款处罚	行为概念:食品生产经营企业未制订食品安全事故处置方案的行为 处罚机关:食品安全监督管理部门 违法行为认定:经现场检查和对有关人员询问调查证实食品生产经营者未制订食品安全事故处置方案 情节严重情形参照《食品安全法实施条例》第六十七条规定

续表

食品安全法条款内容	对应的食品安全法实施条例条款	违法行为应承担的法律责任	条款解析
第一百零三条（食品安全事故应急处置、报告、通报）：发生食品安全事故的单位应当立即采取措施，防止事故扩大。事故单位和接收病人进行治疗的单位应当及时向事故发生地县级人民政府食品安全监督管理、卫生行政部门报告。任何单位和个人不得对食品安全事故隐瞒、谎报、缓报，不得隐匿、伪造、毁灭有关证据	第五十六条：发生食品安全事故的单位应当对导致或者可能导致食品安全事故的食品及原料、工具、设备、设施等，立即采取封存等控制措施 第五十七条：任何单位和个人不得拒绝、阻挠疾病预防控制机构开展流行病学调查。有关部门应当对疾病预防控制机构开展流行病学调查予以协助	《食品安全法》第一百二十八条：违反本法规定，事故单位在发生食品安全事故后未进行处置、报告的，由有关主管部门按照各自职责分工责令改正，给予警告；隐匿、伪造、毁灭有关证据的，责令停产停业，没收违法所得，并处十万元以上五十万元以下罚款；造成严重后果的，吊销许可证	行为概念：发生食品安全事故的单位在发生食品安全事故后未进行处置、报告的行为 处罚机关：食品安全监督管理部门 违法行为认定：经现场检查和对有关工作人员询问调查确认发生食品安全事故的单位对可能导致食品安全事故的食品及原料、工具、设备、设施等，未立即采取封存等控制措施，防止事故扩大，未向所在地县级食品安全监管部门、卫生行政部门报告

1.4.2 典型案例

（1）违法事实

未经许可从事食品经营活动。某区市场监督管理局在对辖区内王某经营的幼儿园进行日常监督检查时发现，该幼儿园在未办理《食品经营许可证》的情况下为入园的儿童供应餐食。该幼儿园已累计经营 98 天，总计货值金额 3312 元，未单独收取餐费，此次认定违法所得 3312 元。此外，剩余的调料品 15 瓶，袋装大米 2 袋，电饭锅 2 个，燃气灶 1 台，微波炉 1 台，蒸锅 1 个，炒锅 1 个，菜刀 1 把和菜板 1 个。

（2）处罚机关

处罚机关为县级食品安全监督管理部门。

（3）违法行为的认定

执法人员取得的主要证据包括：①负责人郭某的身份证复印件，证明了该幼儿园负责人身份信息；②现场检查笔录和照片，证明了现场检查当事人为入园儿童提供伙食的事实；③实施行政强制措施决定书、场所清单和送达回证，证明了当场查封经营活动的场所情况；④询问调查笔录，证明了当事人说明其未获得许可为入园儿童提供伙食的情况；⑤幼儿园伙食账目，证明了当事人采购食材的情况；⑥投诉举报登记表，证明案件来源情况；⑦收据复印件，证明入园儿童的缴费情况。

（4）违法行为应承担的法律责任

当事人上述行为违反了《食品安全法》第三十五条：国家对食品生产经营实行许可制

度。从事食品生产、食品销售、餐饮服务，应当依法取得许可。但是，销售食用农产品，不需要取得许可。当事人已经构成了未经许可从事食品经营活动的违法行为，应依据《食品安全法》第一百二十二条第1款的规定对其进行处罚。基于当事人货值金额3312元，依据《中华人民共和国行政处罚法》第二十七条和《某市市场和质量监督管理委员会行政处罚裁量适用细则（试行）》第十一条第1项的规定予以从轻处罚。遂决定责令当事人改正违法行为，给予以下行政处罚：①没收用于违法生产经营的食品、食品添加剂、工具、设备，调料15瓶，袋装米2袋，电饭锅2口，燃气灶1台，微波炉1台，蒸锅1口，炒锅1口，菜板1个，菜刀1把；②罚款50000元；③没收违法所得3312元。

1.5 与环境相关的《食品安全法》与《食品安全法实施条例》内容

餐饮环境是餐饮食品安全的重要影响因素。餐饮环境相关的条款内容主要包括：食品生产经营要求、食品生产经营一般规定。本节将《食品安全法》和《食品安全法实施条例》有关餐饮环境的要求，以及餐饮经营者违反该要求所应承担的法律责任进行了归纳总结，便于从业者理解和应用。

1.5.1 与环境相关的《食品安全法》与《食品安全法实施条例》内容及解析表

食品安全法条款内容	对应的食品安全法实施条例条款	违法行为应承担的法律责任	条款解析
第三十三条（一）（食品生产经营要求）：具有与生产经营的食品品种、数量相适应的食品原料处理和食品加工、包装、贮存等场所，保持该场所环境整洁，并与有毒、有害场所以及其他污染源保持规定的距离	第二十二条：食品生产经营者不得在食品生产、加工场所贮存依照本条例第六十三条规定制定的名录中的物质 第六十三条：国务院食品安全监督管理部门会同国务院卫生行政等部门根据食源性疾病信息、食品安全风险监测信息和监督管理信息等，对发现的添加或者可能添加到食品中的非食品用化学物质和其他可能危害人体健康的物质，制定名录及检测方法并予以公布	《食品安全法》第一百二十六条第1款第13项 违反本法规定，按《食品安全法》第一百二十六条第1款处罚	处罚机关：食品安全监督管理部门 情节严重情形参照《食品安全法实施条例》第六十七条规定
第三十三条（四）（食品生产经营一般规定）：具有合理的设备布局和工艺流程，防止待加工食品与直接入口食品、原料与成品交叉污染，避免食品接触有毒物、不洁物		《食品安全法》第一百二十六条第1款第13项（十三）食品生产企业、餐饮服务提供者未按规定制定、实施生产经营过程控制要求 违反本法规定，按《食品安全法》第一百二十六条第1款处罚	处罚机关：食品安全监督管理部门 情节严重情形参照《食品安全法实施条例》第六十七条规定

1.5.2 典型案例

（1）违法事实

某地市场监管部门获知某麻辣烫门店存在汤料污秽不洁等食品安全问题的线索后，立即对该门店进行了现场检查。

（2）处罚机关

处罚机关为县级食品安全监督管理部门。

（3）违法行为的认定

经现场检查发现：①仓库内遍地老鼠粪便，食材被老鼠咬后仍在继续使用，蟑螂随处可见；②洗碗布被用来洗鞋，且洗鞋的水池正是洗菜池；③猪肺不清洗直接水煮，煮熟后直接放在地上，甚至有店员用猪肺当"抹布"擦拭盆壁；④原料与包装袋一起下锅煮；⑤门店打烊后，开放式展示冷藏柜中剩余食材未放入密闭式冰箱内保存，第二天新食材和隔夜食材混在一起等问题。

（4）违法行为应承担的法律责任

当事人上述行为违反了《食品安全法》第三十三条第 1 款第 1 项的规定，已经构成"餐饮服务提供者未按规定制定、实施生产经营过程控制要求"的违法事实。应依据《食品安全法》第一百二十六条第 1 款的规定对其进行处罚。针对其违法违规行为，进行立案查处，并查封了涉事门店，没收违法所得，罚款 5 万元。

1.6 与检测相关的《食品安全法》与《食品安全法实施条例》内容

餐饮检测是餐饮食品安全的保障措施。餐饮检测相关的《食品安全法》条款内容主要包括：食品生产者进货查验记录制度、食品经营者免予处罚的情形、食品出厂检验记录制度、食品质量检验、食品经营者进货查验记录制度、食用农产品批发市场对进场销售的食用农产品抽样检验、食品检验机构、复检和自行检验和委托检验。本部分的知识要点是将《食品安全法》《食品安全法实施条例》中与餐饮检测相关的要求，以及食品生产经营者对违反本要求所应承担的法律责任分别进行了总结。

1.6.1 与检测相关的《食品安全法》与《食品安全法实施条例》内容及解析表

食品安全法 条款内容	对应的食品安全法 实施条例条款	违法行为应承担的 法律责任	条款解析
第五十条（食品生产者进货查验记录制度）：食品生产者采购食品原料、食品添加剂、食品相关产品，应当查验供货者的许可证和产品合格证明；对无法提供合格证明的食品原料，应当按照食品安全标准进行检验；不得采购或者使用不符合食品安全标准的食品原料、食品添加剂、食品相关产品。食品生产企业应当建立食品原料、食品添加剂、食品相关产品进货查验记录制度，如实记录食品原料、食品添加剂、食品相关产品的名称、规格、数量、生产日期或者生产批号、保质期、进货日期以及供货者名称、地址、联系方式等内容，并保存相关凭证。记录和凭证保存期限不得少于产品保质期满后六个月；没有明确保质期的，保存期限不得少于二年 第一百三十六条（食品经营者免予处罚的情形）：食品经营者履行了本法规定的进货查验等义务，有充分证据证明其不知道所采购的食品不符合食品安全标准，并能如实说明其进货来源的，可以免予处罚，但应当依法没收其不符合食品安全标准的食品；造成人身、财产或者其他损害的，依法承担赔偿责任	第十八条：《食品安全法实施条例》第十八条	《食品安全法》第一百二十六条第1款第1项和3项：（一）食品、食品添加剂生产者未按规定对采购的食品原料和生产的食品、食品添加剂进行检验；（三）食品、食品添加剂生产经营者进货时未查验许可证和相关证明文件，或者未按规定建立并遵守进货查验记录、出厂检验记录和销售记录制度 违反本法规定，按《食品安全法》第一百二十六条第1款处罚	进货查验制度是指食品生产者依照法律、法规和规章的规定在采购时，对购进的食品原料、食品添加剂、食品相关产品的质量状况进行检查，对经检查确认符合食品安全标准的方可予以购进的进货质量保证制度。查验记录制度是食品生产企业建立追溯体系的具体手段。进货查验记录制度包括采购索证、进货验收和台账记录过程 处罚机关：食品安全监督管理部门 情节严重情形参照《食品安全法实施条例》第六十七条规定
第五十一条（食品出厂检验记录制度）食品生产企业应当建立食品出厂检验记录制度，查验出厂食品的检验合格证和安全状况，如实记录食品的名称、规格、数量、生产日期或者生产批号、保质期、检验合格证号、销售日期以及购货者名称、地址、联系方式等内容，并保存相关凭证。记录和凭证保存期限应当符合本法第五十条第二款的规定	第十九条：《食品安全法实施条例》第十九条	《食品安全法》第一百二十六条第1款第3项 违反本法规定，按《食品安全法》第一百二十六条第1款处罚	处罚机关：食品安全监督管理部门 情节严重情形参照《食品安全法实施条例》第六十七条规定
第五十二条（食品质量检验）食品、食品添加剂、食品相关产品的生产者，应当按照食品安全标准对所生产的食品、食品添加剂、食品相关产品进行检验，检验合格后方可出厂或者销售	第四十条：对食品进行抽样检验，应当按照食品安全标准、注册或者备案的特殊食品的产品技术要求以及国家有关规定确定的检验项目和检验方法进行	《食品安全法》第一百二十六条第1款第1项：（一）食品、食品添加剂生产者未按规定对采购的食品原料和生产的食品、食品添加剂进行检验。违反本法规定，违反本法规定，按《食品安全法》第一百二十六条第1款处罚	行为概念：食品、食品添加剂、食品相关产品的生产者未按规定对其产品进行检验的行为 处罚机关：食品安全监督管理部门 违法行为认定：经现场

续表

食品安全法 条款内容	对应的食品安全法 实施条例条款	违法行为应承担的 法律责任	条款解析
			检查和对采购人员、检验人员等询问调查证实食品、食品添加剂、食品相关产品的生产者未按规定对其生产的产品进行检验即出厂或者销售 情节严重情形参照《食品安全法实施条例》第六十七条规定
第五十三条（食品经营者进货查验记录制度）：食品经营者采购食品，应当查验供货者的许可证和食品出厂检验合格证或者其他合格证明（以下称合格证明文件）。食品经营企业应当建立食品进货查验记录制度，如实记录食品的名称、规格、数量、生产日期或者生产批号、保质期、进货日期以及供货者名称、地址、联系方式等内容，并保存相关凭证。记录和凭证保存期限应当符合本法第五十条第二款的规定。 　　实行统一配送经营方式的食品经营企业，可以由企业总部统一查验供货者的许可证和食品合格证明文件，进行食品进货查验记录。 　　从事食品批发业务的经营企业应当建立食品销售记录制度，如实记录批发食品的名称、规格、数量、生产日期或者生产批号、保质期、销售日期以及购货者名称、地址、联系方式等内容，并保存相关凭证。记录和凭证保存期限应当符合本法第五十条第二款的规定	《食品安全法实施条例》第十九条	《食品安全法》第一百二十六条第1款第3项 违反本法规定，按《食品安全法》第一百二十六条第1款处罚	由于食品批发经营企业主要面向的是零售经营企业，不直接面向消费者个人，其销售食品量大，涉及的范围广，零散，出现问题影响大，如不做好记录，将无法追溯问题的根源 处罚机关：食品安全监督管理部门 情节严重情形参照《食品安全法实施条例》第六十七条规定
第六十四条（食用农产品批发市场对进场销售的食用农产品抽样检验）食用农产品批发市场应当配备检验设备和检验人员或者委托符合本法规定的食品检验机构，对进入该批发市场销售的食用农产品进行抽样检验；发现不符合食品安全标准的，应当要求销售者立即停止销售，并向食品安全监督管理部门报告		违反本法规定，按《食品安全法》第一百三十条第1款处罚	行为概念：食用农产品批发市场没有配备检验设备和检验人员或者委托符合本法的食品检验机构，对进入该批发市场销售的食用农产品进行抽样检验或者发现不符合食品安全标准的，未按照规定要求销售者立即停止销售，并向当地食品安全监管部门报告的行为 处罚机关：食品安全监督管理部门

续表

食品安全法条款内容	对应的食品安全法实施条例条款	违法行为应承担的法律责任	条款解析
第八十四条（食品检验机构）食品检验机构按照国家有关认证认可的规定取得资质认定后，方可从事食品检验活动。但是，法律另有规定的除外。食品检验机构的资质认定条件和检验规范，由国务院食品安全监督管理部门规定。符合本法规定的食品检验机构出具的检验报告具有同等效力。县级以上人民政府应当整合食品检验资源，实现资源共享	第四十三条：任何单位和个人不得发布未依法取得资质认定的食品检验机构出具的食品检验信息，不得利用上述检验信息对食品、食品生产经营者进行等级评定，欺骗、误导消费者	《食品安全法实施条例》第八十条：发布未依法取得资质认定的食品检验机构出具的食品检验信息，或者利用上述检验信息对食品、食品生产经营者进行等级评定，欺骗、误导消费者的，由县级以上人民政府食品安全监督管理部门责令改正，有违法所得的，没收违法所得，并处10万元以上50万元以下罚款；拒不改正的，处50万元以上100万元以下罚款；构成违反治安管理行为的，由公安机关依法给予治安管理处罚	《食品检验机构资质认定评审准则》规定在中华人民共和国境内，对从事向社会出具有证明作用的数据和结果的食品检验机构资质认定的评审应当遵守本准则
第八十八条（复检）对依照本法规定实施的检验结论有异议的，食品生产经营者可以自收到检验结论之日起七个工作日内向实施抽样检验的食品安全监督管理部门或者其上一级食品安全监督管理部门提出复检申请，由受理复检申请的食品安全监督管理部门在公布的复检机构名录中随机确定复检机构进行复检。复检机构出具的复检结论为最终检验结论。复检机构与初检机构不得为同一机构。复检机构名录由国务院认证认可监督管理、食品安全监督管理、卫生行政、农业行政等部门共同公布。采用国家规定的快速检测方法对食用农产品进行抽查检测，被抽查人对检测结果有异议的，可以自收到检测结果时起四小时内申请复检。复检不得采用快速检测方法	第四十二条：依照食品安全法第八十八条的规定申请复检的，申请人应当向复检机构先行支付复检费用。复检结论表明食品不合格的，复检费用由复检申请人承担；复检结论表明食品合格的，复检费用由实施抽样检验的食品安全监督管理部门承担。复检机构无正当理由不得拒绝承担复检任务	《食品安全法实施条例》第七十九条：复检机构无正当理由拒绝承担复检任务的，由县级以上人民政府食品安全监督管理部门给予警告，无正当理由1年内2次拒绝承担复检任务的，由国务院有关部门撤销其复检机构资质并向社会公布	为了保证复检工作的公正性，复检机构与初检机构不得为同一机构，且不得采用快速检测方法
第八十九条（自行检验和委托检验）食品生产企业可以自行对所生产的食品进行检验，也可以委托符合本法规定的食品检验机构进行检验。食品行业协会和消费者协会等组织、消费者需要委托食品检验机构对食品进行检验的，应当委托符合本法规定的食品检验机构进行	第四十一条：对可能掺杂掺假的食品，按照现有食品安全标准规定的检验项目和检验方法以及依照食品安全法第一百一十一条和本条例第六十三条规定制定的检验项目和检验方法无法检验的，国务院食品安全监督管理部门可以制定补充检验项目和检验方法，用于对食品的抽样检验、食品安全案件调查处理和食品安全事故处置		

1.6.2 典型案例

(1) 违法事实

食品商行未履行进货查验义务。某地市场监管局通过食品监督抽检发现某食品商行的鸭蛋"氧氟沙星"项目不符合食品安全标准,该局依法对该商行立案调查。

(2) 处罚机关

处罚机关为县级食品安全监督管理部门。

(3) 违法行为的认定

现场检查发现食品经营者采购食品时不合法行为取得的相关证据有:①未依法对购进食品进行查验;②未索取供应商相关资质和采购凭证;③未建立采销台账。

(4) 违法行为应承担的法律责任

当事人上述行为已经违反《食品安全法》中第五十条第 1 款的规定,已经构成"未履行法定进货查验等义务"的违法事实。应依据《食品安全法》第一百二十六条第 1 款的规定对其进行处罚。该局以其未履行法定进货查验等义务,依法对当事人经营兽药"氧氟沙星"残留超过食品安全限量标准的食用农产品行为作出罚款 5 万元的处罚决定。

第 2 章
餐饮行业的相关标准规范解析

《食品安全国家标准 食品生产通用卫生规范》(GB 14881—2013)、《餐饮服务食品安全操作规范》(2018版)和《食品安全国家标准 餐饮服务通用卫生规范》(GB 31654—2021)是餐饮行业重要的标准与规范。餐饮行业相关食品标准与规范具有条款多、不同标准规范内容存在交叉重复的特点,这都不利于餐饮从业者和监管者的理解和应用。本章节根据以上标准规范的内容,对其进行了归纳总结,结合餐饮行业的食品安全管理的实际、运用全面质量管理的理念将标准规范按照人、机、料、法、环、测 6 个不同维度进行了分析归纳,更有利于餐饮从业者和餐饮安全监管者理解和应用。

2.1 与人员相关的标准内容

餐饮食品是人生产出来的,人的健康卫生水平和职业能力水平对餐饮食品安全具有重要影响。与人相关的 GB 31654—2021 和 GB 14881—2013 标准内容主要包括:健康管理、人员卫生、手部清洁卫生、工作服管理和培训。本节内容将 GB 31654—2021 与 GB 14881—2013 中人员相关要求进行了归纳总结,并结合《餐饮服务食品安全操作规范》(2018版)内容对两项标准的部分条款进行了解析。与人员相关的标准内容与部分条款解析如表 2-1。

表 2-1 与人员相关的标准内容与部分条款解析

目录	GB 31654—2021 条款内容	GB 14881—2013 条款内容	条款解析
健康管理	11.1.1 应建立并执行食品从业人员健康管理制度	6.3 食品加工人员健康管理与卫生要求 6.3.1 食品加工人员健康管理 6.3.1.1 应建立并执行食品加工人员健康管理制度 6.3.1.2 食品加工人员每年应进行健康检查,取得健康证明;上岗前应接受卫生培训	本标准对应《食品安全法》第四十五条(食品从业人员健康管理)规定的内容 《餐饮服务食品安全操作规范》(2018版):食品安全管理人员应每天对从业人员

续表

目录	GB 31654—2021 条款内容	GB 14881—2013 条款内容	条款解析
健康管理	11.1.2 从事切菜、配菜、烹饪、传菜、餐用具清洗消毒等接触直接入口食品工作的人员应每年进行健康检查，取得健康证明后方可上岗 11.1.3 患有霍乱、细菌性和阿米巴性痢疾、伤寒和副伤寒、病毒性肝炎（甲型、戊型）、活动性肺结核、化脓性或者渗出性皮肤病等国务院卫生行政部门规定的有碍食品安全疾病的人员，不应从事接触直接入口食品的工作 11.1.4 食品从业人员每天上岗前应进行健康状况检查，发现患有发热、呕吐、腹泻、咽部严重炎症等病症及皮肤有伤口或者感染的从业人员，应暂停从事接触直接入口食品的工作，待查明原因并排除有碍食品安全的疾病后方可重新上岗	6.3.1.3 食品加工人员如患有痢疾、伤寒、甲型病毒性肝炎、戊型病毒性肝炎等消化道传染病，以及患有活动性肺结核、化脓性或者渗出性皮肤病等有碍食品安全的疾病，或有明显皮肤损伤未愈合的，应当调整到其他不影响食品安全的工作岗位	上岗前的健康状况进行检查。患有发热、腹泻、咽部炎症等病症及皮肤有伤口或感染的从业人员，应主动向食品安全管理人员等报告，暂停从事接触直接入口食品的工作，必要时进行临时健康检查，待查明原因并将有碍食品安全的疾病治愈后方可重新上岗
人员卫生	11.2.1 从业人员工作时，应保持良好的个人卫生 11.2.2 从业人员工作时，应穿清洁的工作服 11.2.3 食品处理区内从业人员不应留长指甲、涂指甲油，不应化妆。工作时，佩戴的饰物不应外露；应戴清洁的工作帽，避免头发掉落污染食品 11.2.4 专间和专用操作区内的从业人员操作时，应佩戴清洁的口罩。口罩应遮住口鼻 11.2.5 从业人员个人用品应集中存放，存放位置应不影响食品安全 11.2.6 进入食品处理区的非从业人员，应符合从业人员卫生要求	6.3.2 食品加工人员卫生要求 6.3.2.1 进入食品生产场所前应整理个人卫生，防止污染食品 6.3.2.2 进入作业区域应规范穿着洁净的工作服，并按要求洗手、消毒；头发应藏于工作帽内或使用发网约束 6.3.2.3 进入作业区域不应佩戴饰物、手表，不应化妆、染指甲、喷洒香水；不得携带或存放与食品生产无关的个人用品 6.3.2.4 使用卫生间、接触可能污染食品的物品、或从事与食品生产无关的其他活动后，再次从事接触食品、食品工器具、食品设备等与食品生产相关的活动前应洗手消毒 6.3.3 来访者 非食品加工人员不得进入食品生产场所，特殊情况下进入时应遵守和食品加工人员同样的卫生要求 6.6 工作服管理 6.6.1 进入作业区域应穿着工作服 6.6.2 应根据食品的特点及生产工艺的要求配备专用工作服，如衣、裤、鞋靴、帽和发网等，必要时还可配备口罩、围裙、套袖、手套等 6.6.3 应制定工作服的清洗保洁制度，必要时应及时更换；生产中应注意保持工作服干净完好	本标准对应《食品安全法》第三十三条（食品生产经营要求）第1款第8项内容 《餐饮服务食品安全操作规范》（2018版）：加工制作过程中，应保持手部清洁。出现下列情形时，应重新洗净手部：a）加工制作不同存在形式的食品前；b）清理环境卫生、接触化学物品或不洁物品（落地的食品、受到污染的工具容器和设备、餐厨废弃物、钱币、手机等）后；c）咳嗽、打喷嚏及擤鼻涕后。使用卫生间、用餐、饮水、吸烟等可能会污染手部的活动后，应重新洗净手部。加工制作不同类型的食品原料前，宜重新洗净手部

续表

目录	GB 31654—2021 条款内容	GB 14881—2013 条款内容	条款解析
手部清洁卫生	11.3.1 从业人员加工食品前应洗净手部。从事接触直接入口食品工作的从业人员，加工食品前还应进行手部消毒	6.6.4 工作服的设计、选材和制作应适应不同作业区的要求，降低交叉污染食品的风险；应合理选择工作服口袋的位置、使用的连接扣件等，降低内容物或扣件掉落污染食品的风险	
	11.3.2 使用卫生间、接触可能污染食品的物品或者从事与食品加工无关的其他活动后，再次从事接触食品、食品容器、工具、设备等与餐饮服务相关的活动前应重新洗手，从事接触直接入口食品工作的还应重新消毒手部		
	11.3.3 如佩戴手套，应事先对手部进行清洗消毒。手套应清洁、无破损，符合食品安全要求。出现 11.3.2 要求重新洗手消毒的情形时，应重新洗手消毒后更换手套		
工作服管理	11.4.1 应根据加工品种和岗位的要求配备专用工作服，如工作衣、帽、发网等，必要时配备口罩、围裙、套袖、手套等		
	11.4.2 工作服应定期清洗更换，必要时及时更换；操作中应保持清洁		
	11.4.3 专间、专用操作区专用工作服与其他区域工作服，外观应有明显区分		
培训	12.1 餐饮服务企业应建立食品安全培训制度，对各岗位从业人员进行相应的食品安全知识培训	12 培训 12.1 应建立食品生产相关岗位的培训制度，对食品加工人员以及相关岗位的从业人员进行相应的食品安全知识培训 12.2 应通过培训促进各岗位从业人员遵守食品安全相关法律法规标准和执行各项食品安全管理制度的意识和责任，提高相应的知识水平 12.3 应根据食品生产不同岗位的实际需求，制定和实施食品安全年度培训计划并进行考核，做好培训记录 12.4 当食品安全相关的法律法规标准更新时，应及时开展培训 12.5 应定期审核和修订培训计划，评估培训效果，并进行常规检查，以确保培训计划的有效实施	本标准对应《食品安全法》第四十四条（食品生产经营企业食品安全管理制度）第3款。经考核不具备食品安全管理能力的人员，不得上岗 本标准对应《食品安全法实施条例》第二十条：食品生产经营企业应当加强对食品安全管理人员的培训和考核 《餐饮服务食品安全操作规范》(2018版)：餐饮服务企业应每年对其从业人员进行一次食品安全培训考核，特定餐饮服务提供者应每半年对其从业人员进行一次食品安全培训考核。培训考核内容为有关餐饮食品安全的法律法规知识、基础知识及本单位的食品安全管理制度、加工制作规程等。从业人员应在食品安全培训考核合格后方可上岗
	12.2 应根据不同岗位的实际需求，制定和实施食品安全年度培训计划，并做好培训记录		
	12.3 当食品安全相关的法律法规标准更新时，应及时开展培训		
	12.4 应定期审核和修订培训计划，评估培训效果，并进行检查，以确保培训计划的有效实施		

2.2 与设施设备相关的标准内容

餐饮食品安全生产离不开设施设备的安全管理。设施设备的规范管理对餐饮食品安全具有重要影响。与设施设备相关的 GB 31654—2021 和 GB 14881—2013 标准内容主要包括：供水设施、排水设施、餐用具清洗、消毒和存放设施设备、洗手设施、卫生间、更衣区、照明设施、通风排烟设施、贮存设施、废弃物存放设施、食品容器和工具与设备。本节内容将 GB 31654—2021 与 GB 14881—2013 中设施设备相关要求进行了归纳总结，并结合《餐饮服务食品安全操作规范》（2018 版）内容对部分条款进行了解析。与设施设备相关的标准内容与部分条款解析如表 2-2 所示。

表 2-2 与设施设备相关的标准内容与部分条款解析

目录	GB 31654—2021 条款内容	GB 14881—2013 条款内容	条款解析
供水设施	4.1.1 应能保证水质、水压、水量及其他要求符合食品加工需要 4.1.2 食品加工用水的水质应符合 GB 5749 的规定。对加工用水水质有特殊需要的，应符合相应规定 4.1.3 食品加工用水与其他不与食品接触的用水（如间接冷却水、污水、废水、消防用水等）的管道系统应完全分离，防止非食品加工用水逆流至食品加工用水管道 4.1.4 自备水源及其供水设施应符合有关规定。供水设施中使用的涉及饮用水卫生安全产品应符合相关规定	5.1.1 供水设施 5.1.1.1 应能保证水质、水压、水量及其他要求符合生产需要 5.1.1.2 食品加工用水的水质应符合 GB 5749 的规定，对加工用水水质有特殊要求的食品应符合相应规定。间接冷却水、锅炉用水等食品生产用水的水质应符合生产需要 5.1.1.3 食品加工用水与其他不与食品接触的用水（如间接冷却水、污水或废水等）应以完全分离的管路输送，避免交叉污染。各管路系统应明确标识以便区分 5.1.1.4 自备水源及供水设施应符合有关规定。供水设施中使用的涉及饮用水卫生安全产品还应符合国家相关规定	本标准对应《食品安全法》第三十三条（食品生产经营要求）第 9 项内容：用水应当符合国家规定的生活饮用水卫生标准 《餐饮服务食品安全操作规范》（2018 版）：加工制作用水的水质符合 GB 5749《生活饮用水卫生标准》规定
排水设施	4.2.1 排水设施的设计和建造应保证排水畅通，便于清洁、维护；应能保证食品加工用水不受污染 4.2.2 需经常冲洗的场所地面和排水沟应有一定的排水坡度 4.2.3 排水沟应设有可拆卸的盖板，排水沟内不应设置其他管路 4.2.4 专间、专用操作区不应设置明沟；如设置地漏，应带有水封等装置，防止废弃物进入及浊气逸出 4.2.5 排水管道与外界相通的出口应有适当措施，以防止有害生物侵入	5.1.2 排水设施 5.1.2.1 排水系统的设计和建造应保证排水畅通、便于清洁维护；应适应食品生产的需要，保证食品及生产、清洁用水不受污染 5.1.2.2 排水系统入口应安装带水封的地漏等装置，以防止固体废弃物进入及浊气逸出 5.1.2.3 排水系统出口应有适当措施以降低虫害风险 5.1.2.4 室内排水的流向应由清洁程度要求高的区域流向清洁程度要求低的区域，且应有防止逆流的设计 5.1.2.5 污水在排放前应经适当方式处理，以符合国家污水排放的相关规定	本标准对应《食品安全法》第三十三条（食品生产经营要求）第 2 项内容 《餐饮服务食品安全操作规范》（2018 版）：排水管道出水口安装的篦子宜使用金属材料制成，篦子缝隙间距或网眼应小于 10mm

续表

目录	GB 31654—2021 条款内容	GB 14881—2013 条款内容	条款解析
餐用具清洗、消毒和存放设施设备	4.3.1 餐用具清洗、消毒、保洁设施与设备的容量和数量应能满足需要 4.3.2 餐用具清洗设施、设备应与食品原料、清洁工具的清洗设施、设备分开并能够明显区分。采用化学消毒方法的，应设置餐用具专用消毒设施、设备 4.3.3 餐用具清洗、消毒设施、设备应采用不透水、不易积垢、易于清洁的材料制成 4.3.4 应设置专用保洁设施或者场所存放消毒后的餐用具。保洁设施应采用不易积垢、易于清洁的材料制成，与食品、清洁工具等存放设施能够明显区分，防止餐用具受到污染	5.1.3 清洁消毒设施 应配备足够的食品、工器具和设备的专用清洁设施，必要时应配备适宜的消毒设施。应采取措施避免清洁、消毒工器具带来的交叉污染	本标准对应《食品安全法》第三十三条（食品生产经营要求）第1款第5项内容 本标准对应《食品安全法》第五十八条 《食品安全法实施条例》第二十六条内容 《餐饮服务食品安全操作规范》（2018版）：消毒后的餐饮具、盛放或接触直接入口食品的容器和工具，应符合GB 14934《食品安全国家标准 消毒餐（饮）具》的规定
洗手设施	4.4.1 食品处理区应设置洗手设施 4.4.2 洗手设施应采用不透水、不易积垢、易于清洁的材料制成 4.4.3 专间、专用操作区水龙头应采用非手动式，宜提供温水 4.4.4 洗手设施附近应配备洗手用品和干手设施等 4.4.5 从业人员专用洗手设施附近的显著位置还应标示简明易懂的洗手方法	5.1.5 个人卫生设施 5.1.5.4 应在清洁作业区入口设置洗手、干手和消毒设施；如有需要，应在作业区内适当位置加设洗手和（或）消毒设施；与消毒设施配套的水龙头其开关应为非手动式 5.1.5.5 洗手设施的水龙头数量应与同班次食品加工人员数量相匹配，必要时应设置冷热水混合器。洗手池应采用光滑、不透水、易清洁的材质制成，其设计及构造应易于清洁消毒。应在邻近洗手设施的显著位置标示简明易懂的洗手方法 5.1.5.6 根据对食品加工人员清洁程度的要求，必要时应可设置风淋室、淋浴室等设施	本标准对应《食品安全法》第三十三条（食品生产经营要求）第1款第2项内容
卫生间	4.5.1 卫生间不应设置在食品处理区内，出入口不应与食品处理区直接连通，不宜直对就餐区 4.5.2 卫生间应设置独立的排风装置，排风口不应直对食品处理区或就餐区。卫生间的结构、设施与内部材质应易于清洁。卫生间与外界直接相通的门、窗应符合3.3.4的要求 4.5.3 应在卫生间出口附近设置符合4.4.2、4.4.4要求的洗手设施 4.5.4 排污管道应与食品处理区排水管道分开设置，并设有防臭气水封。排污口应位于餐饮服务场所外	5.1.5 个人卫生设施 5.1.5.3 应根据需要设置卫生间，卫生间的结构、设施与内部材质应易于保持清洁；卫生间内的适当位置应设置洗手设施。卫生间不得与食品生产、包装或贮存等区域直接连通	本标准对应《食品安全法》第三十三条（食品生产经营要求）第1款第1项内容 《餐饮服务食品安全操作规范》（2018版）规定：应选择与经营的餐食相适应的场所，保持该场所环境清洁。不得选择易受到污染的区域。应距离粪坑、污水池、暴露垃圾场（站）、旱厕等污染源25m以上，并位于粉尘、有害气体、放射性物质和其他扩散性污染源的影响范围外

续表

目录	GB 31654—2021 条款内容	GB 14881—2013 条款内容	条款解析
更衣区	4.6.1 应与食品处理区处于同一建筑物内，宜位于食品处理区入口处。鼓励有条件的餐饮服务提供者设立独立的更衣间 4.6.2 更衣设施的数量应当满足需要。设置洗手设施的，应当符合4.4的要求	5.1.5 个人卫生设施 5.1.5.1 生产场所或生产车间入口处应设置更衣室；必要时特定的作业区入口处可按需要设置更衣室。更衣室应保证工作服与个人服装及其他物品分开放置 5.1.5.2 生产车间入口及车间内必要处，应按需设置换鞋（穿戴鞋套）设施或工作鞋靴消毒设施。如设置工作鞋靴消毒设施，其规格尺寸应能满足消毒需要	本标准对应《食品安全法》第三十三条（食品生产经营要求）第1款第2项内容
照明设施	4.7.1 食品处理区应有充足的自然采光或者人工照明，光泽和亮度能满足食品加工需要，不应改变食品的感官色泽 4.7.2 食品处理区内在裸露食品正上方安装照明设施的，应使用安全型照明设施或者采取防护措施	5.1.7 照明设施 5.1.7.1 厂房内应有充足的自然采光或人工照明，光泽和亮度能满足生产和操作需要；光源应使食品呈现真实的颜色 5.1.7.2 如需在暴露食品和原料的正上方安装照明设施，应使用安全型照明设施或采取防护措施	本标准对应《食品安全法》第三十三条（食品生产经营要求）第1款第2项内容 《餐饮服务食品安全操作规范》（2018版）：工作面的光照强度不得低于220lux，其他场所的光照强度不宜低于110lux；安装在暴露食品正上方的照明灯应有防护装置，避免照明灯爆裂后污染食品；冷冻（藏）库应使用防爆灯
通风排烟设施	4.8.1 产生油烟的设备、工序上方应设置机械排风及油烟过滤装置，过滤器应便于清洁、更换 4.8.2 产生大量蒸汽的设备、工序上方应设置机械排风排气装置，并做好凝结水的引泄 4.8.3 与外界直接相通的排气口外应加装易于清洁的防虫筛网	5.1.6 通风设施 5.1.6.1 应具有适宜的自然通风或人工通风措施；必要时应通过自然通风或机械设施有效控制生产环境的温度和湿度。通风设施应避免空气从清洁度要求低的作业区域流向清洁度要求高的作业区域 5.1.6.2 应合理设置进气口位置，进气口与排气口和户外垃圾存放装置等污染源保持适宜的距离和角度。进、排气口应装有防止虫害侵入的网罩等设施。通风排气设施应易于清洁、维修或更换 5.1.6.3 若生产过程需要对空气进行过滤净化处理，应加装空气过滤装置并定期清洁 5.1.6.4 根据生产需要，必要时应安装除尘设施	本标准对应《食品安全法》第三十三条（食品生产经营要求）第1款第2项的内容
贮存设施	4.9.1 根据食品原料、半成品、成品的贮存要求，设置相应的食品库房或者贮存场所以及贮存设施，必要时设置冷冻、冷藏设施 4.9.2 同一库房内贮存原料、半成品、成品、包装材料的，应分设存放区域并显著标示，分离或分隔存放，防止交叉污染	5.1.8 仓储设施 5.1.8.1 应具有与所生产产品的数量、贮存要求相适应的仓储设施 5.1.8.2 仓库应以无毒、坚固的材料建成；仓库地面应平整，便于通风换气。仓库的设计应能易于维护和清洁，防止虫害藏匿，并应有防止虫害侵入的装置	本标准对应《食品安全法》第三十三条（食品生产经营要求）第1款第1项内容 本标准对应《食品安全法》第三十三条（食品生产经营要求）第1款第4项内容

续表

目录	GB 31654—2021 条款内容	GB 14881—2013 条款内容	条款解析
贮存设施		5.1.8.3 原料、半成品、成品、包装材料等应依据性质的不同分设贮存场所、或分区域码放，并有明确标识，防止交叉污染。必要时仓库应设有温、湿度控制设施 5.1.8.4 贮存物品应与墙壁、地面保持适当距离，以利于空气流通及物品搬运 5.1.8.5 清洁剂、消毒剂、杀虫剂、润滑剂、燃料等物质应分别安全包装，明确标识，并应与原料、半成品、成品、包装材料等分隔放置	《餐饮服务食品安全操作规范》（2018版）：库房内应设置足够数量的存放架，其结构及位置能使贮存的食品和物品离墙离地，距离地面应在10cm以上，距离墙壁宜在10cm以上
	4.9.3 库房应设通风、防潮设施，保持干燥		本标准对应《食品安全法实施条例》第二十四条：贮存、运输对温度、湿度等有特殊要求的食品，应当具备保温、冷藏或者冷冻等设备设施，并保持有效运行
	4.9.4 库房设计应使贮存物品与墙壁、地面保持适当距离，以利于空气流通，避免有害生物藏匿		
	4.9.5 冷冻、冷藏柜（库）应设有可正确显示内部温度的测温装置		《餐饮服务食品安全操作规范》（2018版）：冷藏环境温度的范围应在0～8℃；冷冻温度的范围宜低于-12℃
	4.9.6 清洁剂、消毒剂、杀虫剂、醇基燃料等物质的贮存设施应有醒目标识，并应与食品、食品添加剂、包装材料等分开存放或者分隔放置		本标准对应《食品安全法》第三十三条（食品生产经营要求）第1款第6项内容：贮存、运输和装卸食品的容器、工具和设备应当安全、无害，保持清洁，防止食品污染，并符合保证食品安全所需的温度、湿度等特殊要求，不得将食品与有毒、有害物品一同贮存、运输
	4.9.7 应设专柜（位）贮存食品添加剂，标注"食品添加剂"字样，并与食品、食品相关产品等分开存放		
废弃物存放设施	4.10.1 应设置专用废弃物存放设施。废弃物存放设施与食品容器应有明显的区分标识	5.1.4 废弃物存放设施 应配备设计合理、防止渗漏、易于清洁的存放废弃物的专用设施；车间内存放废弃物的设施和容器应标识清晰。必要时应在适当地点设置废弃物临时存放设施，并依废弃物特性分类存放	本标准对应《食品安全法》第三十三条（食品生产经营要求）第1款第2项内容
	4.10.2 废弃物存放设施应有盖，能够防止污水渗漏、不良气味溢出和虫害孳生，并易于清洁		
食品容器、工具和设备	4.11.1 根据加工食品的需要，配备相应的容器、工具和设备等。不应将食品容器、工具和设备用于与食品盛放、加工等无关的用途	5.2 设备 5.2.1 生产设备 5.2.1.1 一般要求 应配备与生产能力相适应的生产设备，并按工艺流程有序排列，避免引起交叉污染	本标准对应《食品安全法》第三十三条（食品生产经营要求）第1款第5、6、7项内容：（五）餐具、饮具和盛放直接入口食品的容

续表

目录	GB 31654—2021 条款内容	GB 14881—2013 条款内容	条款解析
食品容器、工具和设备	4.11.2 设备的摆放位置应便于操作、清洁、维护和减少交叉污染。固定安装的设备应安装牢固，与地面、墙壁无缝隙，或者保留足够的清洁、维护空间 4.11.3 与食品接触的容器、工具和设备部件，应使用无毒、无味、耐腐蚀、不易脱落的材料制成，并应易于清洁和保养。有相应食品安全国家标准的，应符合相关标准的要求 4.11.4 与食品接触的容器、工具和设备与食品接触的表面应光滑，设计和结构上应避免零件、金属碎屑或者其他污染因素混入食品，并应易于检查和维护 4.11.5 用于盛放和加工原料、半成品、成品的容器、工具和设备应能明显区分，分开放置和使用，避免交叉污染	5.2.1.2 材质 5.2.1.2.1 与原料、半成品、成品接触的设备与用具，应使用无毒、无味、抗腐蚀、不易脱落的材料制作，并应易于清洁和保养 5.2.1.2.2 设备、工器具等与食品接触的表面应使用光滑、无吸收性、易于清洁保养和消毒的材料制成，在正常生产条件下不会与食品、清洁剂和消毒剂发生反应，并应保持完好无损 5.2.1.3 设计 5.2.1.3.1 所有生产设备应从设计和结构上避免零件、金属碎屑、润滑油或其他污染因素混入食品，并应易于清洁消毒、易于检查和维护 5.2.1.3.2 设备应不留空隙地固定在墙壁或地板上，或在安装时与地面和墙壁间保留足够空间，以便清洁和维护 5.1.9 温控设施 5.1.9.1 应根据食品生产的特点，配备适宜的加热、冷却、冷冻等设施，以及用于监测温度的设施 5.1.9.2 根据生产需要，可设置控制室温的设施 5.2.2 监控设备 用于监测、控制、记录的设备，如压力表、温度计、记录仪等，应定期校准、维护 5.2.3 设备的保养和维修 应建立设备保养和维修制度，加强设备的日常维护和保养，定期检修，及时记录	器，使用前应当洗净、消毒，炊具、用具用后应当洗净，保持清洁；（六）贮存、运输和装卸食品的容器、工具和设备应当安全、无害，保持清洁，防止食品污染，并符合保证食品安全所需的温度、湿度等特殊要求，不得将食品与有毒、有害物品一同贮存、运输；（七）直接入口的食品应当使用无毒、清洁的包装材料、餐具、饮具和容器 《餐饮服务食品安全操作规范》（2018版）：根据加工制作食品的需要，配备相应的设施、设备、容器、工具等。不得将加工制作食品的设施、设备、容器、工具用于与加工制作食品无关的用途。设备的摆放位置，应便于操作、清洁、维护和减少交叉污染。固定安装的设备设施应安装牢固，与地面、墙壁无缝隙，或保留足够的清洁、维护空间。设备、容器和工具与食品的接触面应平滑、无凹陷或裂缝，内部角落部位避免有尖角，便于清洁，防止聚积食品碎屑、污垢等

2.3 与原料相关的标准内容

餐饮原料安全是餐饮食品安全的基础。餐饮食品原料的科学管理对餐饮食品安全具有重要影响。与餐饮原料相关的 GB 31654—2021 和 GB 14881—2013 标准内容主要包括：采购、运输、验收和贮存。本节内容将 GB 31654—2021 和 GB 14881—2013 中餐饮原料相关条款进行总结，也与《餐饮服务食品安全操作规范》（2018版）、《食品安全法》进行了对标解析。与餐饮原料相关的标准内容与部分条款解析如表 2-3。

表 2-3　与餐饮原料相关的标准内容与部分条款解析

目录	GB 31654—2021 条款内容	GB 14881—2013 条款内容	条款解析
采购	5.1.1 应制定并实施食品、食品添加剂及食品相关产品采购控制要求，采购依法取得许可资质的供货者生产经营的食品、食品添加剂及食品相关产品，不应采购法律、法规禁止生产经营的食品、食品添加剂及食品相关产品 5.1.2 采购食品、食品添加剂及食品相关产品时，应按规定查验并留存供货者的许可资质证明复印件 5.1.3 鼓励建立固定的供货渠道，确保所采购的食品、食品添加剂及食品相关产品的质量安全	7.2.1 采购的食品原料应当查验供货者的许可证和产品合格证明文件；对无法提供合格证明文件的食品原料，应当依照食品安全标准进行检验 7.3.1 采购食品添加剂应当查验供货者的许可证和产品合格证明文件。食品添加剂必须经过验收合格后方可使用 7.4.1 采购食品包装材料、容器、洗涤剂、消毒剂等食品相关产品应当查验产品的合格证明文件，实行许可管理的食品相关产品还应查验供货者的许可证。食品包装材料等食品相关产品必须经过验收合格后方可使用 7.5 其他 盛装食品原料、食品添加剂、直接接触食品的包装材料的包装或容器，其材质应稳定、无毒无害，不易受污染，符合卫生要求。食品原料、食品添加剂和食品包装材料等进入生产区域时应有一定的缓冲区域或外包装清洁措施，以降低污染风险	本标准对应《食品安全法》第五十条（食品生产者进货查验记录制度）
运输	5.2.1 根据食品特点选择适宜的运输工具，必要时应配备保温、冷藏、冷冻、保鲜、保湿等设施 5.2.2 运输前，应对运输工具和盛装食品的容器进行清洁，必要时还应进行消毒，防止食品受到污染 5.2.3 运输中，应防止食品包装破损，保持食品包装完整，避免食品受到日光直射、雨淋和剧烈撞击等。运输过程应符合保证食品安全所需的温度、湿度等特殊要求 5.2.4 食品与食品用洗涤剂、消毒剂等非食品同车运输，或者食品原料、半成品、成品同车运输时，应进行分隔 5.2.5 不应将食品与杀虫剂、杀鼠剂、醇基燃料等有毒、有害物品混装运输。运输食品和有毒、有害物品的车辆不应混用	7.2.4 食品原料运输及贮存中应避免日光直射、备有防雨防尘设施；根据食品原料的特点和卫生需要，必要时还应具备保温、冷藏、保鲜等设施 7.2.5 食品原料运输工具和容器应保持清洁、维护良好，必要时应进行消毒。食品原料不得与有毒、有害物品同时装运，避免污染食品原料 7.3.2 运输食品添加剂的工具和容器应保持清洁、维护良好，并能提供必要的保护，避免污染食品添加剂 7.4.2 运输食品相关产品的工具和容器应保持清洁、维护良好，并能提供必要的保护，避免污染食品原料和交叉污染	本标准对应《食品安全法》第三十三条（食品生产经营要求）第1款第6项内容
验收	5.3.1 应按规定查验并留存供货者的产品合格证明文件	7.2.2 食品原料必须经过验收合格后方可使用。经验收不合格的食品原料应在指定区域与合格品分开放置并明显标记，并应及时进行退、换货等处理	本标准对应《食品安全法》第五十三条（食品经营者进货查验记录制度）

续表

目录	GB 31654—2021 条款内容	GB 14881—2013 条款内容	条款解析
验收	5.3.2 实行统一配送经营方式的餐饮服务企业，可由企业总部统一查验供货者的产品合格证明文件。企业总部统一查验的许可资质证明、产品合格证明文件等信息，门店应能及时查询 5.3.3 食品原料必须经过以下验收后方可使用：具有正常的感官性状，无腐败、变质、污染等现象；预包装食品应包装完整、清洁、无破损，内容物与产品标识应一致；标签标识完整、清晰，载明的事项应符合食品安全标准和要求；食品在保质期内；食品温度符合食品安全要求 5.3.4 应尽可能缩短冷冻（藏）食品的验收时间，减少其温度变化	7.2.3 加工前宜进行感官检验，必要时应进行实验室检验；检验发现涉及食品安全项目指标异常的，不得使用；只应使用确定适用的食品原料	《餐饮服务食品安全操作规范》（2018版）：查验期间，尽可能减少食品的温度变化。冷藏食品表面温度与标签标识的温度要求不得超过+3℃，冷冻食品表面温度不宜高于−9℃
贮存	5.4.1 食品原料、半成品、成品应分隔或者分离贮存。贮存过程中，应与墙壁、地面保持适当距离 5.4.2 散装食品（食用农产品除外）贮存位置应标明食品的名称、生产日期或者生产批号、使用期限等内容，宜使用密闭容器贮存 5.4.3 贮存过程应符合保证食品安全所需的温度、湿度等特殊要求 5.4.4 按照先进、先出、先用的原则，使用食品原料、食品添加剂和食品相关产品。存在感官性状异常、超过保质期等情形的，应及时清理 5.4.5 变质、超过保质期或者回收的食品应显著标示或者单独存放在有明确标志的场所，及时采取无害化处理、销毁等措施，并按规定记录	7.2.6 食品原料仓库应设专人管理，建立管理制度，定期检查质量和卫生情况，及时清理变质或超过保质期的食品原料。仓库出货顺序应遵循先进先出的原则，必要时应根据不同食品原料的特性确定出货顺序 7.3.3 食品添加剂的贮藏应有专人管理，定期检查质量和卫生情况，及时清理变质或超过保质期的食品添加剂。仓库出货顺序应遵循先进先出的原则，必要时应根据食品添加剂的特性确定出货顺序 7.4.3 食品相关产品的贮藏应有专人管理，定期检查质量和卫生情况，及时清理变质或超过保质期的食品相关产品。仓库出货顺序应遵循先进先出的原则 7.5 其他 食品原料、食品添加剂和食品包装材料等进入生产区域时应有一定的缓冲区域或外包装清洁措施，以降低污染风险 10 食品的贮存和运输 10.1 根据食品的特点和卫生需要选择适宜的贮存和运输条件，必要时应配备保温、冷藏、保鲜等设施。不得将食品与有毒、有害、或有异味的物品一同贮存运输 10.2 应建立和执行适当的仓储制度，发现异常应及时处理	本标准对应《食品安全法》第三十三条（食品生产经营要求）第1款第6项内容 本标准对应《食品安全法》第五十四条（食品经营者贮存食品的要求）：食品经营者应当按照保证食品安全的要求贮存食品，定期检查库存食品，及时清理变质或者超过保质期的食品。食品经营者贮存散装食品，应当在贮存位置标明食品的名称、生产日期或者生产批号、保质期、生产者名称及联系方式等内容

续表

目录	GB 31654—2021 条款内容	GB 14881—2013 条款内容	条款解析
贮存		10.3 贮存、运输和装卸食品的容器、工器具和设备应当安全、无害，保持清洁，降低食品污染的风险 10.4 贮存和运输过程中应避免日光直射、雨淋、显著的温湿度变化和剧烈撞击等，防止食品受到不良影响	

2.4　与方法相关的标准内容

餐饮加工和管理方法对餐饮食品安全具有重要影响。餐饮加工和管理方法主要包括加工过程、供餐要求、配送要求和食品安全管理。本节内容主要是将 GB 31654—2021、GB 14881—2013 和《餐饮服务食品安全操作规范》(2018 版)中有关方法的要求分别进行了归纳总结，有利于对餐饮加工和管理方法有关标准规范的理解应用。

2.4.1　加工过程

餐饮加工过程规范直接影响餐饮安全。与加工过程相关的 GB 31654—2021 和 GB 14881—2013 标准内容主要包括：加工过程基本要求、初加工、烹饪、专间和专用操作区操作、食品添加剂使用、冷却和再加热。与餐饮加工过程相关的标准内容与部分条款解析如表 2-4。

表 2-4　与餐饮加工过程相关的标准内容与部分条款解析

目录	GB 31654—2021 条款内容	GB 14881—2013 条款内容	条款解析
基本要求	6.1.1 不应加工法律、法规禁止生产经营的食品	8 生产过程的食品安全控制 8.1 产品污染风险控制 8.1.1 应通过危害分析方法明确生产过程中的食品安全关键环节，并设立食品安全关键环节的控制措施。在关键环节所在区域，应配备相关的文件以落实控制措施，如配料(投料)表、岗位操作规程等 8.1.2 鼓励采用危害分析与关键控制点体系(HACCP)对生产过程进行食品安全控制 8.2 生物污染的控制 8.2.1 清洁和消毒 8.2.1.1 应根据原料、产品和工艺的特点，针对生产设备和环境制定有效的清洁消毒制度，降低微生物污染的风险	标准(GB 31654—2021)6.1.1 和 6.1.2 的内容主要包括《食品安全法》第三十四条规定的禁止内容：(一)用非食品原料生产的食品或者添加食品添加剂以外的化学物质和其他可能危害人体健康物质的食品，或者用回收食品作为原料生产的食品；(二)致病性微生物，农药残留、兽药残留、生物毒素、重金属等污染物质以及其他危害人体健康的物质含量超过食品安全标准限量的食品、食品添加剂、食品相关产品；(三)用超过保质期的食品原料、食品添加剂生产的食品、食品添加剂；(四)超范围、超限量使用食品添加剂的食品；(五)营养成分不符合食品安全标准的专供婴幼儿和其他特定人群的主辅食品；(六)腐败变质、油脂酸败、霉

续表

目录	GB 31654—2021 条款内容	GB 14881—2013 条款内容	条款解析
基本要求	6.1.2 加工过程不应有法律、法规禁止的行为 6.1.3 加工前应对待加工食品进行感官检查，发现有腐败变质、混有异物或者其他感官性状异常等情形的，不应使用	8.2.1.2 清洁消毒制度应包括以下内容：清洁消毒的区域、设备或器具名称；清洁消毒工作的职责；使用的洗涤、消毒剂；清洁消毒方法和频率；清洁消毒效果的验证及不符合的处理；清洁消毒工作及监控记录 8.2.1.3 应确保实施清洁消毒制度，如实记录；及时验证消毒效果，发现问题及时纠正 8.2.2 食品加工过程的微生物监控 8.2.2.1 根据产品特点确定关键控制环节进行微生物监控；必要时应建立食品加工过程的微生物监控程序，包括生产环境的微生物监控和过程产品的微生物监控 8.2.2.2 食品加工过程的微生物监控程序应包括：微生物监控指标、取样点、监控频率、取样和检测方法、评判原则和整改措施等，具体可参照附录A的要求，结合生产工艺及产品特点制定 8.2.2.3 微生物监控应包括致病菌监控和指示菌监控，食品加工过程的微生物监控结果应能反映食品加工过程中对微生物污染的控制水平 8.3 化学污染的控制 8.3.1 应建立防止化学污染的管理制度，分析可能的污染源和污染途径，制定适当的控制计划和控制程序 8.3.2 应当建立食品添加剂和食品工业用加工助剂的使用制度，按照GB 2760的要求使用食品添加剂 8.3.3 不得在食品加工中添加食品添加剂以外的非食用化学物质和其他可能危害人体健康的物质 8.3.4 生产设备上可能直接或间接接触食品的活动部件若需润滑，应当使用食用油脂或能保证食品安全要求的其他油脂 8.3.5 建立清洁剂、消毒剂等化学品的使用制度。除清洁消毒必需和工艺需要，不应在生产场所使用和存放可能污染食品的化学制剂 8.3.6 食品添加剂、清洁剂、消毒剂等均应采用适宜的容器妥善保存，且应明显标示、分类贮存；领用时应准确计量、作好使用记录 8.3.7 应当关注食品在加工过程中可能产生有害物质的情况，鼓励采取有效措施减低其风险 8.4 物理污染的控制	变生虫、污秽不洁、混有异物、掺假掺杂或者感官性状异常的食品、食品添加剂；（七）病死、毒死或者死因不明的禽、畜、兽、水产动物肉类及其制品；（八）未按规定进行检疫或者检疫不合格的肉类，或者未经检验或者检验不合格的肉类制品；（九）被包装材料、容器、运输工具等污染的食品、食品添加剂；（十）标注虚假生产日期、保质期或者超过保质期的食品、食品添加剂；（十一）无标签的预包装食品、食品添加剂；（十二）国家为防病等特殊需要明令禁止生产经营的食品；（十三）其他不符合法律、法规或者食品安全标准的食品、食品添加剂、食品相关产品 标准（GB 31654—2021）6.1.5 条款餐饮服务场所内禁止饲养、暂养和宰杀畜禽，比如鸡、鸭、鹅。猫和狗等宠物同样存在人畜共患病的风险，也要禁止在餐饮服务场所内饲养或暂养

续表

目录	GB 31654—2021 条款内容	GB 14881—2013 条款内容	条款解析
基本要求	6.1.4 应采取并不限于下列措施，避免食品在加工过程中受到污染：用于食品原料、半成品、成品的容器和工具分开放置和使用；不在食品处理区内从事可能污染食品的活动；不在食品处理区外从事食品加工、餐用具清洗消毒活动；接触食品的容器和工具不应直接放置在地面上或者接触不洁物 6.1.5 不应在餐饮服务场所内饲养、暂养和宰杀畜禽	8.4.1 应建立防止异物污染的管理制度，分析可能的污染源和污染途径，并制定相应的控制计划和控制程序 8.4.2 应通过采取设备维护、卫生管理、现场管理、外来人员管理及加工过程监督等措施，最大程度地降低食品受到玻璃、金属、塑胶等异物污染的风险 8.4.3 应采取设置筛网、捕集器、磁铁、金属检查器等有效措施降低金属或其他异物污染食品的风险 8.4.4 当进行现场维修、维护及施工等工作时，应采取适当措施避免异物、异味、碎屑等污染食品	
初加工	6.2.1 冷冻（藏）易腐食品从冷柜（库）中取出或者解冻后，应及时加工使用 6.2.2 食品原料加工前应洗净。未经事先清洁的禽蛋使用前应清洁外壳，必要时消毒 6.2.3 经过初加工的食品应当做好防护，防止污染。经过初加工的易腐食品应及时使用或者冷藏、冷冻		标准（GB 31654—2021）6.2.1 条款推荐使用冷藏解冻、流水（冷水）解冻，一般应避免常温下自然解冻（除非特定常温环境温度符合要求） 标准（GB 31654—2021）6.2.2 未清洁的禽蛋外壳可能存在粪便污物以及沙门氏菌，存在对其他食品原料交叉污染的风险 标准（GB 31654—2021）6.2.4 香蕉和西瓜等需要去皮才能食用的品种一般无须进行消毒。对已切开的蔬菜、水果、生食水产品，一般不可再使用化学消毒剂消毒 标准（GB 31654—2021）6.2.4 选择含氯消毒剂［包括漂白粉、次氯酸钙（漂粉精）、次氯酸钠、二氯异氰尿酸钠（优氯净）、三氯异氰尿酸（强氯精）等］、二氧化氯消毒剂或其他允许用于蔬菜、水果消毒的消毒剂。定时测量消毒液中有效成分浓度，浓度低于要求时应更换。用洁净饮用水浸泡消毒后的蔬菜、水果。浸泡操作可能影响质量的，

续表

目录	GB 31654—2021 条款内容	GB 14881—2013 条款内容	条款解析
初加工	6.2.4 生食蔬菜、水果和生食水产品原料应在专用区域或设施内清洗处理，必要时消毒		可用洁净饮用水冲淋。通过浸泡或冲淋，减少蔬菜、水果表面的消毒剂残留
	6.2.5 生食蔬菜、水果清洗消毒方法参见附录 A		
烹饪	6.3.1 食品烹饪的温度和时间应能保证食品安全		《餐饮服务食品安全操作规范》（2018版）：需要烧熟煮透的食品，加工制作时食品的中心温度应达到 70℃以上
	6.3.2 需要烧熟煮透的食品，加工时食品的中心温度应达到 70℃以上；加工时食品的中心温度低于 70℃的，应严格控制原料质量安全或者采取其他措施（如延长烹饪时间等），确保食品安全		《餐饮服务食品安全操作规范》（2018版）规定：煮沸生豆浆时，应将上涌泡沫除净，煮沸后保持沸腾状态 5 分钟以上
	6.3.3 应尽可能减少食品在烹饪过程中产生有害物质		烹饪过程中加工方法不当，食物的营养，还会产生对人体有害的物质，比如：N-亚硝基化合物、多环芳烃化合物、丙烯酰胺、杂环胺类化合物
	6.3.4 食品煎炸所使用的食用油和煎炸过程的油温，应当有利于减缓食用油在煎炸过程中发生劣变。煎炸用油不符合食品安全要求的，应及时更换		《餐饮服务食品安全操作规范》（2018版）规定：油炸食品时，油温不宜超过 190℃。（食用油煎炸食物时，油温越高产生的过氧化物、自由基、反式脂肪酸、脂肪酸聚合物等有害物质就会越多。）
专间和专用操作区操作	6.4.1 中央厨房和集体用餐配送单位直接入口易腐食品的冷却和分装、分切等操作应在专间内进行（在封闭的自动设备中操作的除外）		《餐饮服务食品安全操作规范》（2018版）规定了既可在专间也可在专用操作区内进行的操作，包括：备餐；现榨果蔬汁、果蔬拼盘等的加工制作；仅加工制作植物性冷食类食品（不含非发酵豆制品），对预包装食品进行拆封、装盘、调味等简单加工制作后即供应的，调制供消费者直接食用的调味料。生食类食品、裱花蛋糕和除上述 3 种情形以外的冷食类食品制作应在专间内进行。学校（含托幼机构）食堂和养老机构食堂的备餐宜在专间内进行。各专间、专用操作区应有明显的标识，标明其用途
	6.4.2 除中央厨房和集体用餐配送单位以外的餐饮服务提供者直接入口易腐食品的冷却和分装、分切等操作应按规定在专间或者专用操作区进行（在封闭的自动设备中操作和饮品的现场调配、冲泡、分装除外）		
			《餐饮服务食品安全操作规范》（2018版）：专间内温度不得高于 25℃
	6.4.3 每餐或每班使用专间前，应对操作台面和专间空气进行消毒		

续表

目录	GB 31654—2021 条款内容	GB 14881—2013 条款内容	条款解析
专间和专用操作区操作	6.4.4 进入专间的从业人员和专用操作区内从业人员操作时，应按11.2和11.4的要求穿戴工作衣帽和口罩		《餐饮服务食品安全操作规范》（2018版）：每餐（或每次）使用专间前，应对专间空气进行消毒。消毒方法应遵循消毒设施使用说明书要求。使用紫外线灯消毒的，应在无人加工制作时开启紫外线灯30分钟以上并做好记录
	6.4.5 专间和专用操作区从业人员加工食品前，应按11.3的要求清洗消毒手部，加工过程中应适时清洗消毒手部		
	6.4.6 专间和专用操作区使用的食品容器、工具、设备和清洁工具应专用。食品容器、工具使用前应清洗消毒并保持清洁		
	6.4.7 进入专间和存放在专用操作区的食品应为直接入口食品，应避免受到存放在专间和专用操作区的非食品的污染		
	6.4.8 不应在专间或者专用操作区内从事应在其他食品处理区进行或者可能污染食品的活动		
食品添加剂使用	6.5.1 使用食品添加剂的，应在技术上确有必要，并在达到预期效果的前提下尽可能降低使用量。如使用食品添加剂应符合GB 2760规定		《食品安全国家标准 食品添加剂使用标准》（GB 2760—2014）规定了食品添加剂的使用原则以及品种、使用范围、使用量等
	6.5.2 不应采购、贮存、使用亚硝酸盐等国家禁止在餐饮业使用的品种		亚硝酸盐与食用盐外观极为相似，易混用误食导致急性中毒甚至死亡。2012年，国家食品药品监督管理局和卫生部联合发布了2012年第10号公告，禁止餐饮服务单位采购、贮存、使用食品添加剂亚硝酸盐（亚硝酸钠、亚硝酸钾）
	6.5.3 用容器盛放开封后的食品添加剂的，应在容器上标明食品添加剂名称、生产日期或批号、使用期限，并保留食品添加剂原包装。开封后的食品添加剂应避免受到污染		
	6.5.4 使用GB 2760规定按生产需要适量使用品种以外的食品添加剂的，应记录食品名称、食品数量、加工时间以及使用的食品添加剂名称、生产日期或批号、使用量、使用人等信息		

续表

目录	GB 31654—2021 条款内容	GB 14881—2013 条款内容	条款解析
食品添加剂使用	6.5.5 使用 GB 2760 有最大使用量规定的食品添加剂,应采用称量等方式定量使用		
冷却	6.6.1 烹饪后需要冷冻(藏)的易腐食品应及时冷却		《餐饮服务食品安全操作规范》(2018版):冷却时,可采用将食品切成小块、搅拌、冷水浴等措施或者使用专用速冷设备,使食品的中心温度在 2 小时内从 60℃降至 21℃,再经 2 小时或更短时间降至 8℃
	6.6.2 可采取将食品切成小块、搅拌、冷水浴等措施,或者使用专用速冷设备,使食品尽快冷却		
再加热	6.7.1 烹饪后的易腐食品,在冷藏温度以上、60℃以下存放 2h 以上,未发生感官性状变化的,食用前应进行再加热		《餐饮服务食品安全操作规范》(2018版):高危易腐食品熟制后,在 8~60℃条件下存放 2 小时以上且未发生感官性状变化的,食用前应进行再加热。再加热时,食品的中心温度应达到 70℃以上
	6.7.2 烹饪后的易腐食品再加热时,应当将食品的中心温度迅速加热至 70℃以上		
	6.7.3 食品感官性状发生变化的应当废弃,不应再加热后供食用		

2.4.2 供餐要求

供餐规范是餐饮安全的重要影响因素。与供餐要求相关的 GB 31654—2021 标准内容主要包括:分餐工具等清洁消毒、烹饪后餐食的储藏温度要求、供餐过程防护和就餐环境要求。GB 14881—2013 标准中无相关供餐要求的具体内容。GB 31654—2021 中与供餐要求相关的标准内容与部分条款解析如表 2-5 所示。

表 2-5 与供餐要求相关的标准内容与部分条款解析

GB 31654—2021 条款内容	条款解析
7.1 分派菜肴、整理造型的工具使用前应清洗消毒	
7.2 加工围边、盘花等的材料应符合食品安全要求,使用前应清洗,必要时消毒	

续表

GB 31654—2021 条款内容	条款解析
7.3 烹饪后的易腐食品,在冷藏温度以上、60℃以下的存放时间不应超过2h;存放时间超过2h的,应按6.7要求再加热或者废弃;烹饪完毕至食用时间需超过2h的,应在60℃以上保存,或按6.6的要求冷却后进行冷藏	《餐饮服务食品安全操作规范》(2018版):在烹饪后至食用前需要较长时间(超过2小时)存放的高危易腐食品,应在高于60℃或低于8℃的条件下存放。在8～60℃条件下存放超过2小时,且未发生感官性状变化的,应按本规范要求再加热后方可供餐 《餐饮服务食品安全操作规范》(2018版):宜按照标签标注的温度等条件,供应预包装食品。食品的温度不得超过标签标注的温度+3℃
7.4 供餐过程中,应采取有效防护措施,避免食品受到污染。用餐时,就餐区应避免受到扬尘活动的影响(如施工、打扫等)	
7.5 与餐(饮)具的食品接触面或者食品接触的垫纸、垫布、餐具托、口布等物品应一客一换。撤换下的物品应清洗消毒,一次性用品应废弃	
7.6 事先摆放在就餐区的餐(饮)具应当避免污染	

2.4.3 配送要求

餐饮配送环节影响消费者的体验和餐饮安全。与配送要求相关的GB 31654—2021和GB 14881—2013标准内容主要包括:配送基本要求、外卖配送和信息标注。标准中与配送要求相关的标准内容与部分条款解析如表2-6。

表2-6 与配送要求相关的标准内容与部分条款解析

目录	GB 31654—2021 条款内容	GB 14881—2013 条款内容	条款解析
基本要求	8.1.1 根据食品特点选择适宜的配送工具,必要时应配备保温、冷藏等设施。配送工具应防雨、防尘	8.5 包装 8.5.1 食品包装应能在正常的贮存、运输、销售条件下最大限度地保护食品的安全性和食品品质 8.5.2 使用包装材料时应核对标识,避免误用;应如实记录包装材料的使用情况	《餐饮服务食品安全操作规范》(2018版):从烧熟至食用的间隔时间(食用时限)应符合以下要求:a)烧熟后2小时,食品的中心温度保持在60℃以上(热藏)的,其食用时限为烧熟后4小时;b)烧熟后按照本规范高危易腐食品冷却要求,将食品的中心温度降至8℃并冷藏保存的,其食用时限为烧熟后24小时。供餐前应按本规范要求对食品进行再加热
	8.1.2 配送的食品应有包装,或者盛装在密闭容器中。食品包装和容器应符合食品安全相关要求,食品容器的内部结构应便于清洁		
	8.1.3 配送前应对配送工具和盛装食品的容器(一次性容器除外)进行清洁,接触直接入口食品的还应消毒,防止食品受到污染		
	8.1.4 食品配送过程中的温度等条件应当符合食品安全要求		
	8.1.5 配送过程中,原料、半成品、成品、食品包装材料等应使用容器或者独立包装等进行分隔。包装应完整、清洁,防止交叉污染		
	8.1.6 不应将食品与醇基燃料等有毒、有害物品混装配送		

续表

目录	GB 31654—2021 条款内容	GB 14881—2013 条款内容	条款解析
外卖配送	8.2.1 送餐人员应当保持个人卫生，配送箱（包）应保持清洁，并定期消毒		《餐饮服务食品安全操作规范》（2018版）：从烧熟至食用的间隔时间（食用时限）应符合以下要求：烧熟后2小时，食品的中心温度保持在60℃以上（热藏）的，其食用时限为烧熟后4小时
	8.2.2 配送过程中，直接入口食品和非直接入口食品、需低温保存的食品和热食品应分隔，防止直接入口食品污染，并保证食品温度符合食品安全要求		
	8.2.3 鼓励使用外卖包装封签，便于消费者识别配送过程外卖包装是否开启		
信息标注	8.3.1 中央厨房配送的食品，应在包装或者容器上标注中央厨房信息，以及食品名称、中央厨房加工时间、保存条件、保存期限等，必要时标注门店加工方法		《餐饮服务食品安全操作规范》（2018版）：包装或容器上应标注中央厨房的名称、地址、许可证号、联系方式，以及食品名称、加工制作时间、保存条件、保存期限、加工制作要求等。容器上应标注食用时限和食用方法。宜在食品盛放容器或者包装上，标注食品加工制作时间和食用时限，并提醒消费者收到后尽快食用。宜对食品盛放容器或者包装进行封签
	8.3.2 集体用餐配送单位配送的食品，应在包装、容器或者配送箱上标注集体用餐配送单位信息、加工时间和食用时限，冷藏保存的食品还应标注保存条件和食用方法		
	8.3.3 鼓励外卖配送食品在容器或者包装上标注食用时限，并提醒消费者收到后尽快食用		

2.4.4 食品安全管理

食品安全管理要求能规范餐饮生产经营过程，降低食品安全风险。与食品安全管理要求相关的 GB 31654—2021 和 GB 14881—2013 标准内容主要包括：管理制度和事故处置、食品安全自查、食品留样、记录和文件管理。标准中与食品安全管理相关的标准内容与部分条款解析如表 2-7。

表 2-7 与食品安全管理相关的标准内容与部分条款解析

目录	GB 31654—2021 条款内容	GB 14881—2013 条款内容	条款解析
管理制度和事故处置	13.1.1 餐饮服务企业、网络餐饮服务第三方平台提供者、学校（含托幼机构）食堂、养老机构食堂、医疗机构食堂应当按照法律、法规要求和本单位实际，建立并不断完善原料控制、餐用具清洗消毒、餐饮服务过程控制、从业人员健康管理、从业人员培训、食品安全自查、进货查验和记录、食品留样、场所及设施设备清洗消毒和维修保养、食品安全信息追溯、消费者投诉处理等保证食品安全的规章制度，并制定食品安全突发事件应急处置方案	11 产品召回管理 11.1 应根据国家有关规定建立产品召回制度。 11.2 当发现生产的食品不符合食品安全标准或存在其他不适于食用的情况时，应当立即停止生产，召回已经上市销售的食品，通知相关生产经营者和消费者，并记录召回和通知情况 11.3 对被召回的食品，应当进行无害化处理或者予以销毁，防止其再次流入市场。对因标签、标识或者说明书不符合食品安全标准而被召回的食品，应采取能保证食品安全、且便于重新销售时向消费者明示的补救措施	

续表

目录	GB 31654—2021 条款内容	GB 14881—2013 条款内容	条款解析
管理制度和事故处置	13.1.2 餐饮服务企业、网络餐饮服务第三方平台提供者、学校（含托幼机构）食堂、养老机构食堂、医疗机构食堂应配备经食品安全培训，具备食品安全管理能力的专职或者兼职食品安全管理人员 13.1.3 发生食品安全事故的单位，应对导致或者可能导致食品安全事故的食品及原料、工具、设备、设施等，立即采取封存等控制措施，按规定报告事故发生地相关部门，配合做好调查处置工作，并采取防止事态扩大的相关措施	11.4 应合理划分记录生产批次，采用产品批号等方式进行标识，便于产品追溯 13 管理制度和人员 13.1 应配备食品安全专业技术人员、管理人员，并建立保障食品安全的管理制度 13.2 食品安全管理制度应与生产规模、工艺技术水平和食品的种类特性相适应，应根据生产实际和实施经验不断完善食品安全管理制度 13.3 管理人员应了解食品安全的基本原则和操作规范，能够判断潜在的危险，采取适当的预防和纠正措施，确保有效管理	
食品安全自查	13.2.1 应自行或者委托第三方专业机构开展食品安全自查，及时发现并消除食品安全隐患，防止发生食品安全事故 13.2.2 自查发现条件不再符合食品安全要求的，应立即采取整改措施；有发生食品安全事故潜在风险的，应当立即停止食品经营活动，并向所在地食品安全监督管理部门报告		
食品留样	13.3.1 学校（含托幼机构）食堂、养老机构食堂、医疗机构食堂、建筑工地食堂等集中用餐单位的食堂以及中央厨房、集体用餐配送单位、一次性集体聚餐人数超过 100 人的餐饮服务提供者，应按规定对每餐次或批次的易腐食品成品进行留样。每个品种的留样量应不少于 125 克		《餐饮服务食品安全操作规范》（2018 版）：学校（含托幼机构）食堂、养老机构食堂、医疗机构食堂、中央厨房、集体用餐配送单位、建筑工地食堂（供餐人数超过 100 人）和餐饮服务提供者（集体聚餐人数超过 100 人或为重大活动供餐），每餐次的食品成品应留样。其他餐饮服务提供者宜根据供餐对象、供餐人数、食品品种、食品安全控制能力和有关规定，进行食品成品留样 《餐饮服务食品安全操作规范》（2018 版）：应将留

续表

目录	GB 31654—2021 条款内容	GB 14881—2013 条款内容	条款解析
食品留样			样食品按照品种分别盛放于清洗消毒后的专用密闭容器内，在专用冷藏设备中冷藏存放 48 小时以上。每个品种的留样量应能满足检验检测需要，且不少于 125 克
	13.3.2 留样食品应使用清洁的专用容器和专用冷藏设施进行储存，留样时间应不少于 48 小时		
记录和文件管理	13.5.1 餐饮服务企业、中央厨房、集体用餐配送单位、学校（含托幼机构）食堂、养老机构食堂、医疗机构食堂应建立记录制度，按照规定记录从业人员培训考核、进货查验、食品添加剂使用、食品安全自查、消费者投诉处置、变质或超过保质期或者回收食品处置、定期除虫灭害等情况。对食品、加工环境开展检验的，还应记录检验结果。记录内容应完整、真实。法律法规标准没有明确规定的，记录保存时间不少于 6 个月	14 记录和文件管理 14.1 记录管理 14.1.1 应建立记录制度，对食品生产中采购、加工、贮存、检验、销售等环节详细记录。记录内容应完整、真实，确保对产品从原料采购到产品销售的所有环节都可进行有效追溯 14.1.1.1 应如实记录食品原料、食品添加剂和食品包装材料等食品相关产品的名称、规格、数量、供货者名称及联系方式、进货日期等内容 14.1.1.2 应如实记录食品的加工过程（包括工艺参数、环境监测等）、产品贮存情况及产品的检验批号、检验日期、检验人员、检验方法、检验结果等内容 14.1.1.3 应如实记录出厂产品的名称、规格、数量、生产日期、生产批号、购货者名称及联系方式、检验合格单、销售日期等内容 14.1.1.4 应如实记录发生召回的食品名称、批次、规格、数量、发生召回的原因及后续整改方案等内容 14.1.2 食品原料、食品添加剂和食品包装材料等食品相关产品进货查验记录、食品出厂检验记录应由记录和审核人员复核签名，记录内容应完整。保存期限不得少于 2 年 14.1.3 应建立客户投诉处理机制。对客户提出的书面或口头意见、投诉，企业相关管理部门应作记录并查找原因，妥善处理 14.2 应建立文件的管理制度，对文件进行有效管理，确保各相关场所使用的文件均为有效版本 14.3 鼓励采用先进技术手段（如电子计算机信息系统），进行记录和文件管理	
	13.5.2 餐饮服务企业、中央厨房、集体用餐配送单位、学校（含托幼机构）食堂、养老机构食堂、医疗机构食堂应如实记录采购的食品、食品添加剂、食品相关产品的名称、规格、数量、生产日期或者生产批号、保质期、进货日期和供货者名称、地址、联系方式等内容，并保存相关凭证		
	13.5.3 实行统一配送方式经营的餐饮服务企业，由企业总部统一进行食品进货查验记录的，各门店也应对收货情况进行记录		
	13.5.4 进货查验记录、收货记录和相关凭证的保存期限不少于食品保质期满后 6 个月；没有明确保质期的，保存期限不应少于 2 年		
	13.5.5 鼓励采用信息化等技术手段进行记录和文件管理		

2.5 与环境相关的标准内容

餐饮环境卫生对餐饮食品安全具有重要影响。餐饮环境卫生主要包括的内容有：清洁维护与废弃物管理、有害生物防治。本节内容将 GB 31654—2021 与 GB 14881—2013 中环境卫生相关的内容进行了归纳分析，并结合《餐饮服务食品安全操作规范》（2018 版）要求对部分餐饮环境卫生相关标准条款进行了解释。

2.5.1 清洁维护与废弃物管理

清洁维护与废弃物管理是餐饮环境卫生的重点和难点。与清洁维护与废弃物管理相关的 GB 31654—2021 和 GB 14881—2013 标准内容主要包括：餐用具卫生；场所、设施、设备卫生和维护；废弃物管理；清洁和消毒。标准中与清洁维护与废弃物管理相关的标准内容与部分条款解析如表 2-8。

表 2-8 与清洁维护与废弃物管理相关的标准内容与部分条款解析

目录	GB 31654—2021 条款内容	GB 14881—2013 条款内容	条款解析
餐用具卫生	9.1.1 餐用具使用后应及时清洗消毒（方法参见附录B）。鼓励采用热力等物理方法消毒餐用具		《餐饮服务食品安全操作规范》（2018 版）：餐用具使用后应及时洗净，餐饮具、盛放或接触直接入口食品的容器和工具使用前应消毒。清洗消毒方法参照《推荐的餐用具清洗消毒方法》。宜采用蒸汽等物理方法消毒，因材料、大小等原因无法采用的除外。餐用具消毒设备（如自动消毒碗柜等）应连接电源，正常运转。定期检查餐用具消毒设备或设施的运行状态。采用化学消毒的，消毒液应用现配，并定时测量消毒液的消毒浓度。从业人员佩戴手套清洗消毒餐用具的，接触消毒后的餐用具前应更换手套。手套宜用颜色区分。消毒后的餐饮具、盛放或接触直接入口食品的容器和工具，应符合 GB 14934《食品安全国家标准 消毒餐（饮）具》的规定。宜沥干、烘干洗消毒后的餐用具。使用抹布擦干的，抹布应专用，并经清洗消毒后方可使用。不得重复使用一次性餐饮具。消毒后的餐饮具、盛放或接触直接入口食品的容器和工具，应定位存放在专用的密闭保洁设施内，保持清洁。保洁设施应正常运转，有明显的区分标识。定期清洁保洁设施，防止清洗消毒后的餐用具受到污染
	9.1.2 餐用具消毒设备和设施应正常运转		
	9.1.3 宜沥干、烘干清洗消毒后的餐用具。使用擦拭巾擦干的，擦拭巾应专用，并经清洗消毒后方可使用		
	9.1.4 消毒后的餐用具应符合 GB 14934 规定		
	9.1.5 消毒后的餐用具应存放在专用保洁设施或者场所内。保洁设施或者场所应保持清洁，防止清洗消毒后的餐用具受到污染		
	9.1.6 不应重复使用一次性餐（饮）具		
	9.1.7 委托餐（饮）具集中消毒服务单位提供清洗消毒服务的，应当查验、留存餐（饮）具集中消毒服务单位的营业执照复印件和消毒合格证明。保存期限不应少于消毒餐（饮）具使用期限到期后 6 个月		

续表

目录	GB 31654—2021 条款内容	GB 14881—2013 条款内容	条款解析
场所、设施、设备卫生和维护	9.2.1 餐饮服务场所、设施、设备应定期维护，出现问题及时维修或者更换 9.2.2 餐饮服务场所、设施、设备应定期清洁，必要时消毒	6.1.1 应制定食品加工人员和食品生产卫生管理制度以及相应的考核标准，明确岗位职责，实行岗位责任制 6.1.2 应根据食品的特点以及生产、贮存过程的卫生要求，建立对保证食品安全具有显著意义的关键控制环节的监控制度，良好实施并定期检查，发现问题及时纠正 6.1.3 应制定针对生产环境、食品加工人员、设备及设施等的卫生监控制度，确立内部监控的范围、对象和频率。记录并存档监控结果，定期对执行情况和效果进行检查，发现问题及时整改 6.2 厂房及设施卫生管理 6.2.1 厂房内各项设施应保持清洁，出现问题及时维修或更新；厂房地面、屋顶、天花板及墙壁有破损时，应及时修补 6.2.2 生产、包装、贮存等设备及工器具、生产用管道、裸露食品接触表面等应定期清洁消毒	《餐饮服务食品安全操作规范》（2018版）规定：不得选择易受到污染的区域。应距离粪坑、污水池、暴露垃圾场（站）、旱厕等污染源25m以上，并位于粉尘、有害气体、放射性物质和其他扩散性污染源的影响范围外 《餐饮服务食品安全操作规范》（2018版）规定：天花板宜距离地面2.5m以上；需经常冲洗的场所（包括粗加工制作、切配、烹饪和餐用具清洗消毒等场所，下同），应铺设1.5m以上、浅色、不吸水、易清洗的墙裙。各类专间的墙裙应铺设到墙顶
废弃物管理	9.3.1 餐厨废弃物应及时清除，不应溢出废弃物存放设施 9.3.2 废弃物存放设施应及时清洁，必要时消毒 9.3.3 废弃物处置应当符合法律、法规、规章的要求	6.5 废弃物处理 6.5.1 应制定废弃物存放和清除制度，有特殊要求的废弃物其处理方式应符合有关规定。废弃物应定期清除；易腐败的废弃物应尽快清除；必要时及时清除废弃物 6.5.2 车间外废弃物放置场所应与食品加工场所隔离防止污染；应防止不良气味或有害有毒气体溢出；应防止虫害孳生	《餐饮服务食品安全操作规范》（2018版）：食品处理区内可能产生废弃物的区域，应设置废弃物存放容器。废弃物存放容器与食品加工制作容器应有明显的区分标识。废弃物存放容器应配有盖子，防止有害生物侵入、不良气味或污水溢出，防止污染食品、水源、地面、食品接触面（包括接触食品的工作台面、工具、容器、包装材料等）。废弃物存放容器的内壁光滑，易于清洁。在餐饮服务场所外适宜地点，宜设置结构密闭的废弃物临时集中存放设施。餐厨废弃物应分类放置、及时清理，不得溢出存放容器。餐厨废弃物的存放容器应及时清洁，必要时进行消毒。应索取并留存餐厨废弃物收运者的资质证明复印件（需加盖收运者公章或由收运者签字），并与其签订收运合同，明确各自的食品安全责任和义务。应建立餐厨废弃物处置台账，详细记录餐厨废弃物的处置时间、种类、数量、收运者等信息

续表

目录	GB 31654—2021 条款内容	GB 14881—2013 条款内容	条款解析
清洁和消毒	9.4.1 使用的洗涤剂、消毒剂应分别符合 GB 14930.1 和 GB 14930.2 等食品安全国家标准和要求的有关规定 9.4.2 应按照洗涤剂、消毒剂的使用说明进行操作。餐饮服务常用消毒剂及化学消毒注意事项参见附录C	6.1.4 应建立清洁消毒制度和清洁消毒用具管理制度。清洁消毒前后的设备和工器具应分开放置妥善保管，避免交叉污染	《餐饮服务食品安全操作规范》(2018版)：使用的洗涤剂、消毒剂应分别符合 GB 14930.1《食品安全国家标准 洗涤剂》和 GB 14930.2《食品安全国家标准 消毒剂》等食品安全国家标准和有关规定。严格按照洗涤剂、消毒剂的使用说明进行操作

2.5.2 有害生物防治

有害生物防治是餐饮环境卫生的重要环节。与有害生物防治相关的 GB 31654—2021 和 GB 14881—2013 标准内容主要包括：餐饮服务场所环境卫生、有害生物防治原则、有害生物防治设施、有害生物防治措施。标准中与有害生物防治相关的标准内容与部分条款解析如表 2-9。

表 2-9 与有害生物防治相关的标准内容与部分条款解析

GB 31654—2021 条款内容	GB 14881—2013 条款内容	条款解析
10.1 应保持餐饮服务场所建筑结构完好，环境整洁，防止虫害侵入及孳生 10.2 有害生物防治应遵循优先使用物理方法，必要时使用化学方法的原则。化学药剂应存放在专门设施内，保障食品安全和人身安全 10.3 应根据需要配备适宜的有害生物防治设施（如灭蝇灯、防蝇帘、风幕机、粘鼠板等），防止有害生物侵入 10.4 如发现有害生物，应尽快将其杀灭。发现有害生物痕迹时，应追查来源，消除隐患	6.4 虫害控制 6.4.1 应保持建筑物完好、环境整洁，防止虫害侵入及孳生 6.4.2 应制定和执行虫害控制措施，并定期检查。生产车间及仓库应采取有效措施（如纱帘、纱网、防鼠板、防蝇灯、风幕等），防止鼠类昆虫等侵入。若发现有虫害痕迹时，应追查来源，消除隐患 6.4.3 应准确绘制虫害控制平面图，标明捕鼠器、粘鼠板、灭蝇灯、室外诱饵投放点、生化信息素捕杀装置等放置的位置 6.4.4 厂区应定期进行除虫灭害工作 6.4.5 采用物理、化学或生物制剂进行处理时，不应影响食品安全和食品应有的品质、不应污染食品接触表面、设备、工器具及包装材料。除虫灭害工作应有相应的记录 6.4.6 使用各类杀虫剂或其他药剂前，应做好预防措施避免对人身、食品、设备工具造成污染；不慎污染时，应及时将被污染的设备、工具彻底清洗，消除污染	《餐饮服务食品安全操作规范》(2018版)：有害生物防治应遵循物理防治（粘地板、灭蝇灯等）优先，化学防治（滞留喷洒等）有条件使用的原则，保障食品安全和人身安全。餐饮服务场所的墙壁、地板无缝隙，天花板修葺完整。所有管道（供水、排水、供热、燃气、空调等）与外界或天花板连接处应封闭，所有管、线穿越而产生的孔洞，选用水泥、不锈钢隔板、钢丝封堵材料、防火泥等封堵，孔洞填充牢固，无缝隙。使用水封式地漏。所有线槽、配电箱(柜) 封闭良好。人员、货物进出通道应设有防鼠板，门的缝隙应小于6mm。食品处理区、就餐区宜安装粘捕式灭蝇灯。使用电击式灭蝇灯的，灭蝇灯不得悬挂在食品加工制作或贮存区域的上方，防止电击后的虫害碎屑污染食品。应根据餐饮服务场所的布局、面积及灭蝇灯使用技术要求，确定灭蝇灯的安装位置和数量。餐饮服务场所内使用粘鼠板、捕鼠笼、机械式捕鼠器等装置，不得使用杀鼠剂。餐饮服务场所外可使用抗干预型鼠饵站，鼠饵站和鼠饵必须固定安装。排水管道出水口安装的篦子宜使用金属材料制成，篦子缝隙间距或网眼应小于10mm。与外界直接相通的通风口、换气窗外，应加装不小于16目的防虫筛网。使用防蝇胶帘的，防蝇胶帘应覆盖整个门框，底部离地距离小于2cm，相邻胶条的重叠部分不少于2cm。使用风幕机的，风幕应完整覆盖出入通道。收取货物时，应检查运输工具和货物包装是否有有害生物活动迹象（如鼠粪、鼠咬痕等迹象，蟑尸、蟑粪、卵鞘等迹象），防止有害生物入侵。定期检查食品库房或食品贮存区

GB 31654—2021 条款内容	GB 14881—2013 条款内容	条款解析
10.5 有害生物防治中应采取有效措施，避免食品或者食品容器、工具、设备等受到污染。食品容器、工具、设备不慎污染时，应彻底清洁，消除污染		域、固定设施设备背面及其他阴暗、潮湿区域是否存在有害生物活动迹象。发现有害生物，应尽快将其杀灭，并查找和消除其来源途径。防制过程中应采取有效措施，防止食品、食品接触面及包装材料等受到污染

2.6 与检测相关的标准内容

餐饮检测是餐饮食品安全的重要保障。餐饮检测主要包括的内容有：自行检验、委托检验和检验原则。本节内容将 GB 31654—2021 和 GB 14881—2013 中餐饮检测相关条款进行了归纳分析，也结合《餐饮服务食品安全操作规范》（2018 版）要求对部分标准条款进行了解析，如表 2-10 所示。

表 2-10　与检测相关的标准内容与部分条款解析

GB 31654—2021 条款内容	GB 14881—2013 条款内容	条款解析
13.4.1 中央厨房和集体用餐配送单位应自行或者委托具有资质的第三方检验机构，对食品、加工环境等进行检验 13.4.2 鼓励其他餐饮服务提供者自行或者委托具有资质的第三方检验机构，对食品、加工环境等进行检验 13.4.3 自行检验的，应具备与所检项目相适应的检验室和检验能力。检验仪器设备应按期检定 13.4.4 应综合考虑食品品种、工艺特点、原料控制情况等因素，合理确定检验项目、指标和频次，以有效验证加工过程中的控制措施	9 检验 9.1 应通过自行检验或委托具备相应资质的食品检验机构对原料和产品进行检验，建立食品出厂检验记录制度 9.2 自行检验应具备与所检项目适应的检验室和检验能力；由具有相应资质的检验人员按规定的检验方法检验；检验仪器设备应按期检定 9.3 检验室应有完善的管理制度，妥善保存各项检验的原始记录和检验报告。应建立产品留样制度，及时保留样品 9.4 应综合考虑产品特性、工艺特点、原料控制情况等因素合理确定检验项目和检验频次以有效验证生产过程中的控制措施。净含量、感官要求以及其他容易受生产过程影响而变化的检验项目的检验频次应大于其他检验项目	《餐饮服务食品安全操作规范》（2018 版）：中央厨房和集体用餐配送单位应制定检验检测计划，定期对大宗食品原料、加工制作环境等自行或委托具有资质的第三方机构进行检验检测。其他的特定餐饮服务提供者宜定期开展食品检验检测。鼓励其他餐饮服务提供者定期进行食品检验检测。检验检测项目和人员可根据自身的食品安全风险分析结果，确定检测项目，如农药残留、兽药残留、致病性微生物、餐用具清洗消毒效果等。检验检测人员应经过培训与考核

▶ 第二篇

餐饮企业食品安全风险来源分析

第 3 章 食品安全危害

3.1 食品安全危害概述

食品是人类赖以生存的物质基础,它的概念随社会和科学的发展而不断变化。根据《中华人民共和国食品安全法》第一百五十条的定义,食品指各种供人食用或者饮用的成品和原料以及按照传统既是食品又是中药材的物品,但不包括以治疗为目的的物品。食品包括加工食品、半成品、未加工的食品原料以及药食同源的物质,但不包括烟草或只作为药品用的物质。部分食品对人体还具有一定的生理调节功能,或满足特定人群的特殊生理需求而被称为特殊食品,包括保健食品、特殊医学用途配方食品、婴幼儿配方食品等。需要注意的是,食品的概念也包含食用农产品(供食用的源于农业的初级产品),即在种植、养殖、采摘、捕捞等传统农业活动中和设施农业、生物工程等现代农业活动中直接获得的,以及经过分拣、去皮、剥壳、粉碎、切割、冷冻、打蜡、分级、包装等加工,未改变其基本自然性状和化学性质的产品。食用农产品是各类食品原料的主要来源。

《中华人民共和国食品安全法》规定,食品安全指食品无毒、无害,符合应当有的营养要求,对人体健康不造成任何急性、亚急性或者慢性危害。世界卫生组织对食品安全的定义包括质量安全与数量安全两个方面。质量安全是指食物中有毒、有害物质对人体健康影响的公共卫生问题。食品的数量安全是指食品供给数量不足或者供应的营养素结构不平衡,对人体健康造成的危害。食品安全风险是指食品中危害因子对健康产生不良作用的概率和严重程度。食品安全危害是指食品中存在或因条件改变而产生的对健康产生不良作用的生物、化学或物理等因素。危害和风险既相互联系,又相互区别,风险是综合考虑了危害发生的严重程度和可能性。危害程度高但发生可能性小的以及发生可能性大但危害程度低的,其食品安全综合风险都不大。

3.2 食品安全危害的种类

从农田到餐桌的每一个环节都可能存在危害食品安全的因素。影响食品安全的因素可分为生物性、物理性和化学性，存在于从食品生产、加工、储存、运输、销售到食用整个过程中。

3.2.1 生物性危害

生物性危害是指生物（尤其是微生物）本身及其代谢过程、代谢产物、寄生虫及其虫卵和昆虫对食品原料、加工过程和产品的污染。按生物的种类可分为：微生物（细菌、真菌和病毒）、寄生虫和昆虫及啮齿类动物。食品安全生物性危害案例见表3-1。

表 3-1 食品安全生物性危害案例

危害类别			出现的问题	污染食品	处罚
细菌	金黄色葡萄球菌	某学校	部分学生出现不同程度的恶心、呕吐等症状	—	对该学校处以8万元罚款；给予该校2021—2022年度年检不合格处理，削减2022年秋季招生指标75%，共计削减150人；责令该校对相关责任人员做出严肃处理，免除后勤主管和相应人员职务；公安局依法对该校法人宗某作出治安拘留10日的处罚
	沙门氏菌	某幼儿园	200多名儿童出现不同程度高热、呕吐、腹泻等症状	—	对该幼儿园罚款5万元；对其法定代表人盛某处以其2021年度从幼儿园取得收入的4倍罚款共计39.36万元；对该幼儿园园长杜某处以其2021年度该幼儿园取得收入的2倍罚款共计29.08万元
		某幼儿园	儿童出现不适，疑似食物中毒	三明治	已对该幼儿园饭堂未落实食品安全主体责任要求、涉嫌经营不符合食品安全标准食品的行为进行立案，并将案件移交公安机关
		某中学	26名学生出现发热、腹痛、腹泻、呕吐症状	汉堡	某供应公司罚款2万元
		某学术会议	500名学术代表出现食品中毒症状，252名学术代表到医院就诊	卤味拼盘	—
	副溶血性弧菌	某婚宴	396人出现食物中毒症状，其中123人住院治疗	红烧甲鱼和香辣虾	—
	志贺氏菌	某西餐厅	27人出现食物中毒症状	凉拌卷心菜	—
病毒	诺如病毒	某幼儿园	50多名学生先后出现呕吐、腹泻症状	—	—
		某中学	25名学生腹泻、呕吐	—	—
		某寄宿学校	36名学生腹泻、发热	—	—
		某大学	69人呕吐、腹泻	—	—
昆虫	蛆虫	某专科学校	烤鱼里有很多蛆虫蠕动	—	罚款10万元，没收违法所得432元；已责令该档口停业整改，并立案查处

食品中的生物性危害来源如下。①自然环境：自然环境中的土壤、水源和空气都是微生物污染食品的重要途径。土壤是含微生物数量和种类最多的场所。微生物会随着自然界的循环体系在土壤和水体中移动。②生物接触：包括人类自身和动物。当人和牲畜患病时，其所携带的病原体及其代谢产物污染食品后，可对人体健康造成危害。老鼠、蟑螂和苍蝇等常携带大量微生物。食品生产环境、设备和运输工具等，都可能成为传播媒介。

生物性危害对食品安全质量的影响：①感官性状发生改变；②食品营养成分被细菌生长所利用，导致营养价值降低；③微生物污染严重会导致食品腐败变质，引起人体的不良反应，甚至中毒。

控制生物性危害风险的主要措施包括以下方面。①根据原材料、产品和加工工艺的特点，对生产设备和加工环境制订有效的清洁和消毒制度，降低其微生物污染的风险。②清洁和消毒制度应包括以下内容：清洁和消毒区域、设备和器皿名称；清洁消毒工作的职责；使用的洗涤、消毒剂；清洁消毒方法和频率；清洁消毒效果的验证及不符合的处理；清洁消毒工作及监控记录。③应确保实施清洁消毒制度，如实记录；及时验证消毒效果，发现问题及时纠正。④根据产品特点确定关键控制环节进行微生物监控；根据需要可以建立食品生产过程的微生物监控程序，主要包括加工环境和生产产品的微生物监控。

（1）细菌

① 细菌污染概述　细菌污染是影响食品安全的主要原因之一。细菌性食物中毒占食物中毒的50%以上，在公共卫生安全上占有重要地位。细菌性食物中毒发生的原因，通常是食源性致病菌污染食品后，快速繁殖，使食品中含有大量活的致病菌或其产生的毒素，食用后引起不良反应甚至是中毒。细菌具有种类繁多、数量庞大、形状多样、体积微小和繁殖速度快等特点。根据引起中毒原因的不同，细菌性食物中毒可分为三大类。a.感染型食物中毒：因食用含大量病原菌的食物引起消化道感染而引起。b.毒素型食物中毒：由食用因细菌大量繁殖而产生毒素的食物而引起。c.混合型食物中毒：由毒素型和感染型两种协同作用引起。常见细菌的高发感染人群、临床症状、潜伏期和预防措施如表3-2。

表3-2　常见食品安全细菌的高发人群、潜伏期、临床表现及预防措施

主要或最初症状	细菌	潜伏期	高发人群	主要临床表现	控制和预防措施
上消化道症状（恶心、呕吐）	金黄色葡萄球菌	1～6小时	儿童	腹痛、呕吐、低热	①防止金黄色葡萄球菌污染食物 ②防止肠毒素形成 ③含有奶油的糕点及其他奶制品等食品应低温保藏
	蜡样芽孢杆菌（呕吐型）	1～5小时	—	以恶心、呕吐为主，伴有头晕、四肢无力	①停止食用可疑中毒食品，及时采集剩余可疑中毒食品以备检验 ②蜡样芽孢杆菌在15℃以下不繁殖，剩饭、剩菜应低温保藏，且餐前再加热 ③注意食品贮藏和个人卫生，防止尘土、昆虫等不洁物污染食品

续表

主要或最初症状	细菌	潜伏期	高发人群	主要临床表现	控制和预防措施
上消化道症状（恶心、呕吐）	椰毒假单胞菌酵米面亚种（米酵菌酸）	4～24小时	—	恶心、呕吐、轻微腹泻、头晕、全身无力，严重者出现黄疸、肝肿大、皮下出血、血尿、意识不清、烦躁不安、惊厥、抽搐、休克	①严禁用浸泡过或霉变的玉米制作食品，禁止出售、食用发霉变质的鲜银耳②家庭制备发酵谷类食品时要勤换水，保持卫生、无异味产生③学会正确辨别银耳的质量，正常干银耳经水泡发后外观完整、较大，呈白色或微黄，弹性好，无异味。变质银耳不成形、具有黏性、无弹性，呈深黄至黄褐色，有异臭味。发好的银耳要充分漂洗，摘除银耳的基底部
下消化道症状（腹痛、腹泻）	大肠埃希氏菌	12～72小时	—	腹痛、腹泻等消化道症状，肠出血性大肠埃希氏菌可引起血便，并可能出现溶血性尿毒综合征，甚至引起死亡	①停止食用可疑中毒食品②防止食品污染，不食用病死牲畜肉，加工冷荤熟肉一定要做到生熟分开③控制繁殖，低温贮存，冷藏食品应彻底加热后再食用④防止食物交叉污染，食品容器、用具加强消毒
	沙门氏菌	12～36小时	—	前期：恶心、头疼、发冷、全身乏力后期：腹痛、呕吐、腹泻、高热、肌肉酸痛重者：打寒战、惊厥、抽搐、昏迷婴儿、老年人或其他免疫功能低下的患者可能出现败血症，少数还会并发脑膜炎或骨髓炎	
	志贺氏菌	6～96小时	儿童和青壮年	发热、腹痛、腹泻、黏液脓血便，伴有全身毒血症症状，严重者可引发感染性休克或中毒性脑病	
	空肠弯曲菌	1～10天	—	腹泻（通常带血）、腹痛、恶心、呕吐、乏力、发热	①停止食用可疑中毒食品②不食用生的或加热不彻底的牛奶、肉等动物性食品以及不干净的水果、蔬菜；剩余饭菜要彻底加热。防止食品生熟交叉污染③养成良好的个人卫生习惯，饭前便后洗手，避免与患者密切接触④食品加工、生产企业尤其是餐饮业应严格保证食品加工、运输及销售的安全性
	蜡样芽孢杆菌（腹泻型）	8～16小时	—	腹痛、腹泻，伴有恶心、呕吐	①停止食用可疑中毒食品②注意食品的彻底加热和食用前再加热③同蜡样芽孢杆菌（呕吐型）控制及预防措施
	产气荚膜梭菌	8～24小时	—	A型菌：腹部痉挛性疼痛、胀气、腹泻C型菌：由β毒素引起，剧烈腹痛、腹泻、肠黏膜出血性坏死，引起坏死性肠炎，病死率高达40%	
	变形杆菌	5～18小时	—	上腹部刀绞样痛。急性腹泻为主，伴有恶心、呕吐、头痛、发热	①停止食用可疑中毒食品②食品应彻底加热，注意储藏卫生和个人卫生，防止食品污染

续表

主要或最初症状	细菌	潜伏期	高发人群	主要临床表现	控制和预防措施
下消化道症状（腹痛、腹泻）	单核细胞增生李斯特氏菌	腹泻型：8～24小时。侵袭型：2～6周	细胞免疫力低下，使用免疫抑制剂的患者	腹泻型：腹泻、腹痛、发热 侵袭型：初起肠胃炎症状，严重可引起败血症、脑膜炎和脑脊膜炎等 孕妇可出现流产、死胎等，幸存的婴儿则易患脑膜炎导致智力缺陷或死亡	①停止食用可疑中毒食品 ②冰箱内（4～10℃）保存的食品，存放时间不宜超过1周 ③冷藏食品应彻底再加热后食用 ④对肉、乳制品、凉拌菜及盐制食品要特别注意
	副溶血性弧菌	4～30小时	—	剧烈腹痛，多为阵发性绞痛，腹泻、恶心、呕吐、畏寒、发热，大便似水样；重症患者因脱水导致休克，少数病人可出现意识不清、痉挛、面色苍白或发绀等症状，若抢救不及时，呈虚脱状态，可导致死亡	①停止食用可疑中毒食品 ②加工海产品一定要烧熟煮透 ③烹调或调制海产品、拼盘时可加适量食醋 ④加工过程中生熟用具要分开，海产品应在低温下储藏
	创伤弧菌	6小时～5天	—	腹痛、腹泻、呕吐、发热、乏力、恶心、头痛、脱水，有时有带血或黏液样腹泻，带有创伤弧菌的皮肤病	
	霍乱弧菌	—	—	以剧烈腹泻、常伴呕吐、严重脱水、电解质紊乱和肌肉痉挛及周围循环衰竭等为特征，严重者可发生循环衰竭甚至死亡	防止带菌人员对食物的污染，患霍乱的人员必须暂停与食品接触的工作
	小肠结肠炎耶尔森菌	3～7天	—	发热、腹泻、腹痛，伴有急性阑尾炎症状	①停止食用可疑中毒食品 ②冷藏食品必须彻底加热后才能食用 ③乳与乳制品、肉与肉制品要注意防止污染、及时有效地杀菌和加工 ④做好食品加工场所的环境卫生，防蝇灭蟑
	痢疾杆菌	1～7天	—	腹痛、腹泻（粪便中可带血）、发热、呕吐	防止带菌人员对食物的污染，患细菌性痢疾的人员必须暂停与食品接触的工作
咽喉肿痛和呼吸道症状	溶血性链球菌	12～72小时	—	咽喉肿痛、发热、恶心、呕吐、流涕，偶尔皮疹	①防止带菌人员污染食物，患局部化脓性感染、上呼吸道感染的人员要暂停与食品接触的工作 ②乳与乳制品要注意防止污染、及时有效地杀菌和加工，牛奶场要定期对生产中的奶牛进行体检，坚持挤奶前消毒，一旦发现患化脓性乳腺炎的奶牛要立即隔离，奶制品要用消毒过的原料，并注意低温保存 ③在动物屠宰过程中，应严格执行检验法规，割除病灶并以流水冲洗；肉制品加工过程中发现化脓性病灶应整块剔除

续表

主要或最初症状	细菌	潜伏期	高发人群	主要临床表现	控制和预防措施
神经系统症状（视觉障碍、晕眩、刺痛、麻痹）	肉毒梭状芽孢杆菌	1～7天	—	视物模糊、眼睑下垂、复视、咀嚼无力、张口困难、伸舌困难、咽喉阻塞感、饮水呛咳、吞咽困难、头颈无力、呼吸困难等神经症状，病死率较高	①对可疑食品进行彻底加热 ②自制发酵酱时，盐量要达到14%以上，并提高发酵温度；要经常日晒，充分搅拌，使氧气供应充足 ③不吃生酱
其他	伤寒杆菌	—	—	高热，可达39～40℃；腹痛、严重腹泻、头痛、身体出现玫瑰色斑等，常称"伤寒热"；肠道出血或穿孔是其最严重的并发症	防止带菌人员污染食品，患伤寒和副伤寒的人员必须暂停接触食品的工作
	铜绿假单胞菌	—	抵抗力较弱人群，如老人、幼儿等	引起急性肠道炎、脑膜炎、败血症和皮肤炎症等疾病	①水源：做好原水消毒杀菌 ②灌装设备管道及罐体定期消毒，阻止管道生物膜产生 ③灌装间环境：空气造成的二次污染，包括生产的空气消毒，墙壁、地面和设备表面的消毒 ④操作人员的手部、工作服等的消毒
	阪崎肠杆菌	—	新生儿、婴幼儿以及免疫力较弱的人群	全身症状：发热，新生儿表现为体温不升、精神萎靡、拒乳、黄疸加重、面色发灰、皮肤发花，甚至出现休克 消化系统症状：呕吐、腹胀、腹泻、黏液血便，肠鸣音减弱甚至消失，严重时可发生肠穿孔和腹膜炎 神经系统症状：烦躁、哭声尖直、嗜睡、甚至昏迷，头围增大、脑膜刺激征阳性；严重者可出现坏死性小肠结肠炎、败血症、脑膜炎等	①婴儿配方奶粉应使用不低于70℃的热水冲调，并且冲调后应在2小时内尽快喂哺 ②如需预先冲调，冲调后应快速冷却且存放在不超过5℃的冰箱内，并在冲调后24小时内饮用，喂哺前必须重新加热 ③对于早产、体重低或免疫力低等高风险婴儿，应使用商业无菌的液态婴儿配方奶
	结核分枝杆菌	—	—	低热、咳嗽、消瘦、乏力、食欲差等	防止带菌人员对食物的污染，患活动性肺结核和上呼吸道感染的人员必须暂停与食品接触的工作

② 食品中细菌性污染常见控制方法 细菌的生长繁殖受到营养成分、水分、酸碱度、温度及氧气等因素影响，可对其加以调整控制，从而达到杀灭细菌或抑制细菌生长繁殖的目的。食品中细菌性污染常见控制方法见表3-3。

表3-3 食品中细菌性污染常见控制方法

控制方法			控制原理
温度控制	低温保藏	冷藏（0～8℃）	①食源性细菌一般为嗜温菌，在8℃以下便难以生长繁殖 ②食品内原有酶的活性也会降低，可延缓食品的变质

续表

控制方法			控制原理
温度控制	低温保藏	冷冻（-12℃）	①此温度下几乎所有的微生物不再发育 ②冷冻保藏的食品一般具有较长的保存期 ③食品中的微生物处于冰冻时，其活动受到抑制，甚至死亡 ④冰晶体对细胞也有机械性损伤作用，可直接损伤细菌细胞，导致部分细胞破裂而死亡
	高温加热	常压杀菌 加压杀菌 超高温瞬时杀菌 微波杀菌	能使细菌自身体内酶、脂质体和细胞膜破坏，蛋白质凝固，细菌细胞死亡，从而达到保藏的目的
理化控制	改变渗透压	盐腌法	①通过改变渗透压使微生物细胞发生脱水、收缩、凝固，消灭微生物 ②盐腌浓度达10%，大多数细菌受到抑制，不能杀灭微生物 ③糖渍法糖含量须达到60%～65%，并在密封和防湿条件下保存，防止吸水后降低防腐作用
		糖渍法	
	改变酸碱度	酸渍法	大多数细菌不能在pH 4.5以下正常生长，通过降低食品的pH值进行蔬菜等防腐，如泡菜等酸渍食品
	降低水分含量	日晒、喷雾干燥、减压蒸发、冷冻干燥等	食品水分含量在15%以下或水分活度值在0.60以下，能抑制腐败微生物的生长
	使用防腐剂	如苯甲酸、山梨酸等	①通过抑制微生物代谢活动，从而起到食品防腐的作用 ②食品中防腐剂含量很低，仅用于抑制或杀灭食品中引起腐败变质的微生物。按照国家规定的范围和用量使用，不会对人体产生健康危害

（2）真菌

霉菌是真菌重要组成部分，在自然界分布极广，约有45000种，其中曲霉属、青霉属和镰刀菌属等与食品安全关系密切。真菌毒素是霉菌产生的有毒代谢产物，迄今发现的霉菌毒素已有200多种。自1960年英国发现黄曲霉毒素中毒以来，真菌毒素对食品的污染越来越受到重视，人或动物摄入被真菌毒素污染的食品后可导致急性和慢性中毒。真菌污染对食品的危害主要来源于真菌在生长繁殖过程中产生的有毒代谢物。真菌产生毒素的特点为一种毒素可由多种真菌产生，一种真菌也可能产生多种毒素，真菌毒素的产生可能发生在作物收获后或贮存期。容易受到真菌污染的食品包括粮食（大米、玉米和小麦等）、水果（苹果、葡萄和柠檬等）以及腌渍火腿等其他食品。常见食品安全真菌性危害见表3-4。

表3-4 常见食品安全真菌性危害

霉菌	常见毒素	特点	危害	污染食品
曲霉	黄曲霉毒素 B_1	耐高温，温度达到200℃以上才被破坏	急性毒性：造成肝细胞变性、坏死、出血及胆管增生等 慢性毒性：慢性肝损伤、生长缓慢、体重减轻、肝功能降低及肝硬化等，致畸形、致癌性和致突变性	粮油及其制品、水果、干果及乳品等

续表

霉菌	常见毒素	特点	危害	污染食品
青霉	桔青霉素	难溶于水	引起肾肿大、肾小管扩张和上皮细胞变性坏死，严重时可导致肾衰竭	粮食、水果和蔬菜等
	黄绿青霉毒素	不溶于水；耐高温，加热至270℃失去毒性	中枢神经麻痹，进而心脏及全身麻痹，呼吸停止后死亡	
	岛青霉素	—	急性毒性：肝衰竭等 慢性毒性：肝纤维化、肝硬化及肝癌等	
	展青霉素	溶于水、乙醇	使器官出现水肿和充血；具有致畸作用	
镰刀菌	单端孢霉烯族	易溶于水；热稳定性高，烘焙温度210℃，油煎温度140℃及煮沸只能破坏50%毒性	恶心、眩晕、腹痛、呕吐、全身乏力，少数伴有腹泻、面部潮红、头疼等症状；具有致呕吐和细胞毒性作用	粮食、饲料等
	玉米赤霉烯酮	不溶于水，溶于碱性溶液	诱发肝癌、肺癌、肠道癌等；雌激素水平过高引起的生殖问题	
	伏马菌素B	—	慢性毒性：具有神经毒性，引起神经管缺陷；引发食管癌等癌症；引起肾脏毒性和肝脏毒性等	

霉菌及其毒素污染食品的预防措施如图3-1。

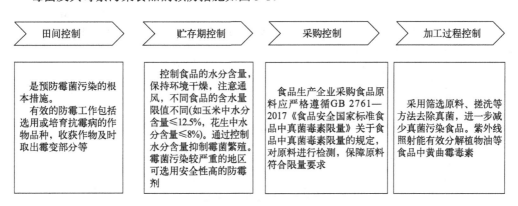

图3-1 霉菌及其毒素污染食品的预防措施图

（3）病毒

食源性病毒是指以食品为载体，导致人类患病的病毒，包括以粪-口途径传播和以畜产品为载体传播的病毒，可分为肠道食源性病毒和人畜共患的食源性病毒两类。病毒无法在食品中生长繁殖，但只要摄入少量被病毒污染的食品，病毒就可能在人体内复制繁殖。由于病毒污染的食品在外观、理化性质上没有明显变化，不容易发现其污染情况。食源性病毒容易在短时间内产生大规模的暴发流行，易引发公共卫生事件。

① 食源性病毒的特征：a.病毒的感染剂量低，少量病毒即可引起感染，易发生二次感染；b.病毒感染者的粪便中可以排出大量病毒；c.在环境中相对稳定，普遍对酸耐受；d.具有宿主特异性，即被感染的人是主要的传染源；e.传染性强，被污染的水（下水道中的污染物）或不卫生的操作（盥洗室卫生条件较差），也可导致食品污染；f.需要特异活细胞才

能繁殖，病毒不会在食品或水中增殖，但可以存活较久，用于消灭无孢子致病菌的热处理手段可使该类病毒失活。

② 传播途径：a. 以粪-口途径传播，如肝炎病毒和冠状病毒；b. 以畜禽肉等产品为途径传播，如禽流感病毒和口蹄疫病毒；c. 水源性传播，连接病毒携带者和食品污染的重要环节，如新鲜的农产品在收获前可能通过水源途径受到食源性病毒污染。

③ 食源性病毒的控制：消毒是控制食源性病毒的首要方法，利用高温破坏病毒的食源性传播，如加热至85℃持续1分钟即可杀灭甲型肝炎病毒；采取清洗等方法，能在一定程度上去除病毒在新鲜蔬菜水果等食物表面的污染；严格执行食品加工卫生规范，接触食品前洗手清洁消毒，能显著减少病毒的传播；采用过滤等方法能减少病毒污染食品加工用水。

常见病毒的临床表现、潜伏期、高发人群和预防措施如表3-5。

表3-5 常见食品安全病毒的潜伏期、高发人群、临床表现及预防措施

主要或最初症状	病毒	潜伏期	高发人群	主要临床表现	控制和预防措施
上消化道症状（恶心、呕吐）	诺如病毒	12～48小时	5岁以下儿童	恶心、呕吐、水样无血腹泻、脱水	①食品生产从业人员应保持良好的手部卫生，避免手部直接接触即食食品；从业人员出现腹泻、呕吐等症状时应该避免制作食物 ②注意个人卫生，勤洗手；不食用生冷和未熟透的食物
下消化道症状（腹痛、腹泻）	轮状病毒 星状病毒 肠道腺病毒	3～5天	—	发热、恶心、呕吐、腹痛、水样便	①避免与患者密切接触 ②养成良好的个人卫生习惯，饭前便后洗手
其他	甲型肝炎	15～45天	青年	食欲缺乏、恶心、呕吐、腹胀、肝区不适、乏力等，可引发甲肝、急性病毒性肝炎、急性肝损伤	①避免与患者密切接触 ②养成良好的个人卫生习惯，饭前便后洗手 ③防止带菌人群对各种食物的污染，患病毒性肝炎（甲型肝炎、戊型肝炎）的人员要暂停与食品接触的工作
	戊型肝炎	10～60天	青壮年、孕妇	发病急，多见黄疸，伴有发热、乏力、恶心、呕吐等。孕妇感染戊型肝炎易发生肝功能衰竭，妊娠晚期病死率高，可见流产与死胎，易发展为急性重型肝炎	
	禽流感病毒	3～5天	—	高热、咳嗽、咽痛、头痛、全身不适，部分患者可有消化道症状，一些患者严重时会出现多种器官衰竭，以致死亡	①管理传染源：加强禽类疫情监测；立即销毁受感染禽类，封锁相关区域，彻底消毒；患者应隔离治疗，转运时应佩戴口罩 ②切断传播途径：接触患者或患者分泌物后应洗手；处理患者血液或分泌物时应戴手套；被患者血液或分泌物污染的医疗器械应消毒；发生疫情时，应尽量减少与禽类接触，接触禽类时应戴上手套和口罩，穿上防护衣

续表

主要或最初症状	病毒	潜伏期	高发人群	主要临床表现	控制和预防措施
其他	朊病毒	—	—	精神状态的改变如恐惧、暴怒、神经质、睡眠紊乱、个性改变、失语症，肌肉萎缩及进行性痴呆等，且会在发病的1年内死亡	①禁止从疫区进口牛羊及其相关的加工制品，包括牛血清白蛋白、动物饲料、内脏、脂肪、骨及激素类等 ②规范动物饲料加工厂的建立和运行，严格禁止使用有可疑病的动物作为原料，使用严格的加工处理方法，如蒸汽高温、高压消毒等 ③建立全国性的监测系统，与世界卫生组织和有关国家建立情报交换网，防止牛海绵状脑病在中国的出现 ④从业人员注意防护，在从事研究和诊断工作时，要注意安全防护

（4）寄生虫

寄生虫是具有致病性的低等真核生物，可作为病原体和媒介传播疾病，食源性寄生虫通过饮食传播，危害人体健康。因生食或半生食含有感染期寄生虫的食物而感染的寄生虫病，称为食源性寄生虫病，有80余种，目前在中国流行和危害较严重的食源性寄生虫病有20种左右。世界卫生组织调查发现，全世界约7%的食源性疾病是由寄生虫引起的，对人类健康构成重大威胁。食源性寄生虫引起的疾病的流行具有明显的地域性，与特定人群的生活和饮食习惯有着密切的联系，尤其是与当地人偏好食生鲜食物种类有关。食源性寄生虫病在某一地区的流行需满足三个条件：传染源、传播途径和易感人群。

① 寄生虫的特点：在肉中无法繁殖、在食品中不进行复制、具有热敏性、某些种类对冷敏感以及有些病原性寄生虫可通过食品或水进行传播。

② 寄生虫的类别：a. 肉源性，以牲畜等作为宿主，如猪带绦虫、牛带绦虫、旋毛虫和弓形虫等；b. 植物源性，以水生植物如菱角等为传播媒介，如布氏姜片吸虫、肝片吸虫等；c. 甲壳动物源性，以甲壳动物如蟹等为中间宿主，如卫氏并殖吸虫、斯氏并殖吸虫等；d. 鱼源性，以淡水鱼、虾和海鱼作为中间宿主，如华支睾吸虫、异尖线虫等；e. 软体动物源性，以软体动物如螺、牡蛎作为中间宿主，如广州管圆线虫、棘口吸虫等；f. 水源性，由寄生虫的感染期虫体污染水源或饮用水，如隐孢子虫、蓝氏贾第鞭毛虫等；g. 两栖动物源性，以两栖类如蛙、蛇等作为宿主，如曼氏迭宫绦虫、舌形虫等。

③ 食源性寄生虫的预防及控制措施。a. 控制传染源：饮用水要远离粪便污染的区域，避免粪便中寄生虫传播；选用食品时，要选择经卫生检验检疫的禽畜肉类产品和淡水鱼、虾、螺等水产品；食品贮存环境中要定期采用综合防治手段，通过控制和消灭传播媒介，防止所携带的寄生虫污染食品。b. 切断传播途径：食源性寄生虫病的传播途径均为经口传播，因此拒绝食用寄生虫污染的食品是切断食源性寄生虫病传播的主要措施。做到不生食或半生食海鲜、水产及畜禽肉类产品，不饮用生水，不食用不洁的生鲜蔬菜；食品加工器

具要生熟分开，防止交叉感染。c.保护易感人群：所有人对寄生虫都是易感的。由于大多数食源性寄生虫疾病属于人畜共患病，传播循环难以完全隔离阻断。因此，需要采取积极的宣传教育，加强易感人群对食源性寄生虫的认知程度，逐步提高易感人群对其危害的风险预防意识，形成良好的饮食卫生习惯，降低因膳食摄入寄生虫的可能性。常见寄生虫的高发人群、临床症状、潜伏期和预防措施如表3-6。

表3-6 常见食品安全寄生虫的高发人群、潜伏期、临床表现及预防措施

主要或最初症状	寄生虫	潜伏期	主要临床表现	控制和预防措施
上消化道症状（恶心、呕吐）	蛔虫	7～9天	食欲不振、恶心、呕吐、低热、间歇性脐周绞痛，可能出现荨麻疹、营养不良，严重的可发生肠穿孔	生食瓜果必须严格清洗消毒，饭前便后要洗手，不饮生水，不食不洁的瓜果，勤剪指甲等；消灭苍蝇蟑螂，不食用被它们爬过的食品
	异尖线虫	1～12小时	恶心、呕吐、腹部疼痛	
下消化道症状（腹痛、腹泻）	溶组织阿米巴（痢疾阿米巴）	1至数周	腹痛、腹泻、便秘、头痛、嗜睡、溃疡，症状轻重不一，有时无症状	注意饮食卫生，养成良好的卫生习惯；加强食品从业人员健康管理；患阿米巴性痢疾的人员须暂停与食品接触的工作
	蓝氏贾第鞭毛虫	1～6周	黏液性腹泻（脂肪样便）、腹痛、腹胀，体重减轻等	控制传染源；加强水源管理；开展卫生宣传教育，注意饮食卫生，养成良好的卫生习惯；定期进行预防性驱虫，保持环境干燥卫生
	广州管圆线虫	3～36天	呕吐、腹痛、腹泻、皮疹，严重的可发生脑膜炎、脑脊髓炎、肺出血	避免生食或半生食螺、虾、蟹等水产品
	牛带绦虫、猪带绦虫	3～6月	情绪不安、饥饿、食欲不振、腹痛，可伴有肠胃炎	严格肉类检疫，注意个人卫生和饮食卫生
	姜片虫	1个月	腹痛、腹泻、食欲减退、恶心、呕吐、腹泻和便秘交错	不生食水生植物
出现全身感染的症状（发热、发冷、疲倦、虚脱、疼痛、肿胀、淋巴结）	旋毛虫	4～28天	肠胃炎、发热、眼睛周围水肿、出汗、肌肉痛、寒战、大汗、乏力、呼吸困难、心力衰竭	不食用生猪肉、狗肉及其他野生动物肉，烹调时煮熟炒透，食物中心温度应达到70℃以上；刀案、食具、容器生熟分开，用后清洗干净；严禁未经检疫和检验不合格肉类上市
	弓形虫	10～13天	发热、头痛、肌肉痛、皮疹	
	肺吸虫	数周至数年	起病缓慢，有轻度发热、盗汗、疲乏、食欲不振、咳嗽、腹痛、腹泻、恶心，排棕褐色黏稠脓血便	水产冷冻或彻底加热，不生食或半生食淡水产品
	肝吸虫	30天左右	腹泻、腹大、肝大、食欲差	

（5）昆虫、啮齿类动物

昆虫可能携带病菌，通过虫卵直接附着食品，也可破坏食品保护层，提供污染途径。昆虫可分为飞行类害虫（苍蝇、蚊子、介虫、蛾蝶等）和爬行类害虫（蟑螂、蚂蚁等）。啮齿类动物食用食物时会污染食物，因其带有大量腐败细菌，其排泄物中含有细菌等污染物，破坏食物保护层。

昆虫、啮齿类动物预防及控制措施如下。①消除孳生地（积水、食物残渣和垃圾等）；

及时清理地面、下水道内的产品碎屑,保证地面无积水;确保排水沟排水顺畅和干净;按照卫生清理程序进行彻底清理,不允许有食品残渣等残留;及时清理垃圾每天,保持环境清洁卫生。②预防侵入措施(缓冲间、门帘、风幕、挡鼠板等):门、窗、空调口、排水口等与外界接触面以及地面、墙壁、隔断、设备底部缝隙必须全部密封,定期检查;设有高0.6m金属材料挡鼠板,挡鼠板底部无缝隙,防止老鼠以及爬行类昆虫的侵入;采用U型弯管式水封,设有不锈钢防护罩、不锈钢防鼠网罩遮挡;排水口周围必须光滑,利于卫生清理。

3.2.2 物理性危害

物理性危害是指食品中发现的任何不正常的有潜在危害的外来物,是最常见的消费者投诉问题,危害来源容易确认和辨别。食品生产加工过程中外来的物体或异物,包括产品消费过程中可能使人致病或导致伤害的任何非正常的物理物质。这些危害的来源有可能是原材料或包装材料中的外来物质,也可能是加工过程或工人操作带入的外来物,或者是设计或维护不当的设施设备。常见食品中物理性危害的类型见表3-7。

表3-7 常见食品中物理性危害

食品安全物理性危害类型		常见种类
异物	金属类	金属碎片及碎屑、螺母、螺钉、铁钉及拉链、发卡、首饰等
	木料类	铲板、木箱掉落物、树枝、门或建筑掉落物等
	玻璃类	灯管、温度计、玻璃仪表以及取样容器等破碎的碎片
	橡皮塑料类	包装薄膜、包装袋、塑料容器、塑料杯、密封圈等
	其他类	衣服扣、头发、指甲、虫子、泥土、石头、沙子等
放射性物质		天然放射性物质
		人工放射性物质:核试验、意外事故导致放射性物质泄漏、核电站污水排放等

控制物理性危害的预防控制措施主要有:①制定有关防止异物污染物理危害的管理规范,分析可能的污染源及其污染途径,建立相应的控制计划和控制程序;②采取定期设备维护、卫生管理、现场管理、外来人员管理和生产过程监管等措施,最大限度地降低异物污染食品的风险;③采用筛网、捕集器、磁铁和金属检查器等方式有效措施降低金属等异物污染食品的风险;④当现场维修、维护及施工等工作时,应采取合适的措施避免异物和碎屑等污染食品;⑤养成良好的卫生习惯,如食品从业人员在进行食品生产的时候不应该佩戴珠宝。

3.2.3 化学性危害

化学性危害是指食品中天然的有毒有害物质和有害的化学物质污染食品而引起的危害,来源于食品本身、动植物食品原料,或由种植养殖过程中被污染和食品加工过程中被污染或非法添加所致。常见的化学性危害有天然有毒有害物质、重金属、农药残留、兽药残留、加工过程有毒有害物质、食品添加剂滥用及非法添加等。食品中的化学性危害可能对人体造成急性中毒、慢性中毒、过敏、影响身体发育、致癌和致畸等后果。通常，高浓度水平的有害化学污染与食源性急性疾病有关，而低浓度水平的有害化学污染是引起慢性疾病的重要原因。常见食品中化学性危害的类型如表3-8。

表3-8 常见食品中化学性危害

化学性危害类型	种类
天然有毒有害物质	有毒蛋白质类、有毒氨基酸类、生物碱类、蕈（蘑菇）毒素、毒苷和酚类衍生化物
农药残留	有机氯、有机磷、有机氮、有机硫、氨基甲酸酯、拟除虫菊酯、酰胺类化合物、脲类化合物、醚类化合物、酚类化合物、苯氧羧酸类等
兽药残留	抗生素类药物、磺胺类药物、硝基呋喃类药物、激素类药物等
重金属	汞、铅、镉、砷等
加工过程有毒有害物质	N-亚硝基化合物、多环芳烃化合物、杂环胺类化合物、丙烯酰胺等
食品添加剂的滥用	漂白剂、乳化剂、着色剂、甜味剂、增稠剂、凝固剂、食用香精等
过敏原	含麸质的谷类及其制品、甲壳类及其制品、鱼类及其制品、蛋类及其制品等
食品包装材料	聚乙烯、聚丙烯、丙苯乙烯、天然橡胶等
非法添加	瘦肉精、苏丹红、吊白块、硼砂、工业用甲醛等

按照食品生产经营环节分析，化学性危害的来源可分为3个阶段：①种植养殖过程，农药和兽药残留、非法使用的禁用物质导致的农产品污染、环境中的化学性污染（如汽车尾气排放和其他工业生产活动所排放的"三废"物质造成重金属污染）以及环境持久性有机污染物对食品的污染；②食品原料加工过程，特定加工方式产生的有害物质（如高温和油炸等方式产生多环芳烃和丙烯酰胺等）、违法使用食品添加剂、违法添加非食用的物质（如苏丹红、三聚氰胺等）；③食品贮存、运输和使用过程，外因性污染（如塑料食品包装材料中塑化剂的溶出）、水产品运输和养殖环节违规添加（如孔雀石绿等）。

控制化学性危害的预防控制措施主要有：①应建立防止化学污染的管理制度，分析可能污染源及其污染途径，制订合适的控制计划和程序；②应建立食品添加剂和食品工业加工助剂使用制度，按照《食品安全国家标准 食品添加剂使用标准》（GB 2760—2014）的要求正确使用食品添加剂；③不得在食品加工中添加食品添加剂以外的非食用化学物质和其他可能危害人体健康的物质；④生产设备可能直接或间接接触食品的活动部件如果需要润滑，应使用食用油脂或能保证食品安全要求的其他油脂；⑤建立清洁剂、消毒剂等化学品的使用制度，除清洁消毒和工艺必需，不应在生产场所使用和存放可能污染食品安全的化学制剂；⑥食品添加剂、清洁剂和消毒剂等均应采用适宜的容器妥善保存，有明显标示和分类贮存，领用时应准确计量，做好使用记录；⑦食品在加工过程中可能产生有毒有害物质，应采取有效措施降低其风险。

（1）天然有毒有害物质

食品中以天然组分形式存在的毒素，毒性巨大，在食品中不易被认识和确定，对人体健康威胁更大。有毒动植物性食物中毒是指有些动植物本身含有某种天然有毒成分,食用方法不当、误食、贮存条件不当形成某种有毒物质,被人们食用后所引起的中毒。食用的部分动、植物在生长过程中,某个器官(或部位)会产生一些对人体有害的物质,它们可随着生长期而被破坏或逐渐蓄积。由食品原料自身产生并带进最终食品中的毒素为食源性天然毒素。天然有毒有害物质分类见图3-2。

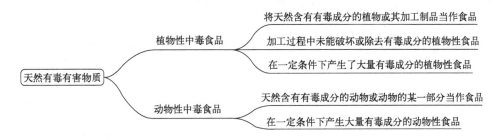

图3-2 天然有毒有害物质分类

常见动植物中的天然毒素主要类别如下:

① 有毒蛋白质类:存在于某些豆科及大戟科植物中,包括血凝素和酶抑制剂。目前已发现10多种等血凝素,包括蓖麻毒素、巴豆毒素、相思子毒素、大豆凝血素和菜豆毒素等。酶抑制剂主要是胰蛋白酶抑制剂和淀粉酶抑制剂,能引起消化不良和过敏反应,即过敏原。如黄豆中已发现至少有16种蛋白质能引起过敏反应,其中主要的过敏原是胰蛋白酶抑制剂。

② 有毒氨基酸类:大多存在于毒蕈和豆科植物中,如刀豆氨酸、香豌豆氨酸、白蘑氨酸等。已知的400多种非蛋白氨基酸中,有20多种具有积蓄中毒作用。这类天然毒素可以作为一种"伪神经递质"取代正常的氨基酸,而产生神经毒性。还有一些含硫、氰的非蛋白氨基酸可在体内分解为有毒的氰化物、硫化物而间接发生毒性作用。

③ 生物碱类:存在于毛茛科、芸香科、豆科等许多植物中,根据其化学结构可细分为非杂环氮类、吡咯烷类、吡啶哌啶类、异喹啉类、吲哚类和萜类等。这类天然毒素能引起摄食者轻微的肝损伤,中毒初期以恶心、腹痛、腹泻及腹水等症状为主,长期食用有可能出现死亡,一般中毒均可康复。

④ 蕈(蘑菇)毒素:食用野生毒蘑菇而引起的食物中毒称为蕈毒,其有毒物质称为蕈毒素。已发现的蕈毒素主要有鹅膏菌素、鹿花菌素、蕈毒定、鹅膏蕈氨酸、蝇蕈醇和二甲-4-羟基色氨磷酸等。

⑤ 木藜芦烷类毒素:包括木藜芦毒素、玫红毒素和日本杜鹃毒素等化合物。这类天然毒素主要作用于消化系统、心血管系统和神经系统,属于心脏-神经系统毒素。

⑥ 毒苷和酚类衍生化合物

a. 毒苷:主要毒苷化合物是氰苷、芥子油苷、甾苷、多萜苷等,它们蓄积在植物的种子、果仁和幼叶中,在酶的作用下它们在摄取者体内水解生成剧毒氰、硫氰化合物。

b. 酚类衍生化合物:主要是具有特殊结构的酚类化合物,如漆酚、鬼白毒素、大麻酚和棉酚等,最典型的食物中毒事件是棉籽引发的棉酚中毒。

常见的天然有毒有害物质的临床表现、潜伏期和预防措施见表3-9。

表3-9 常见食品中天然有毒有害物质的临床表现、潜伏期及预防措施

主要或最初症状	天然毒素	来源	潜伏期	主要临床表现	控制和预防措施
上消化道症状（恶心、呕吐）	秋水仙碱	鲜黄花菜	数分钟至数小时	恶心、呕吐、口干舌燥、腹泻	食用干制黄花菜，不使用新鲜黄花菜
下消化道症状（腹痛、腹泻）	鱼卵毒素	鲶鱼、石斑鱼	0.5~3小时	腹泻、重者痉挛昏迷致死	不食用产卵期鱼
下消化道症状（腹痛、腹泻）	棉酚	棉籽油	2~4天	腹泻、腹痛、头晕、恶心、呕吐等	①在产棉区宣传生棉籽粗制油的毒性 ②正确加工处理棉籽及棉籽油，包括棉籽压榨前的加热处理 ③对于粗制棉籽油和饼粕进行碱化处理，棉籽饼经暴晒或发酵处理后再用作饲料 ④出售棉籽饼或粗制棉籽油之前测定棉酚含量，一般应在0.02%以下，不可超过0.05% ⑤粗制棉籽油加碱精炼去毒才能食用，凡棉籽油中游离棉酚超过标准者，不得出售，要加碱精炼
神经系统症状（视觉障碍、晕眩、刺痛、麻痹）	毒蕈	鹅膏属的有毒蘑菇	神经精神型、胃肠炎型：10分钟~6小时。肝脏损害型：6~24小时	神经精神型：恶心、呕吐、腹痛、腹泻；瞳孔缩小、多汗、流泪、兴奋、幻觉等；严重者可出现呼吸困难、昏迷等，伴有被害妄想、攻击行为等精神症状 胃肠炎型：无力、恶心、呕吐、腹痛、水样泻等 肝脏损害型：恶心、呕吐、腹泻等。多数中毒者经1~2天的"假愈期"后，再次出现恶心、呕吐、腹部不适、食欲缺乏，出现肝部疼痛、肝脏肿大、出血倾向等。少数出现呼吸衰竭、循环衰竭	①停止食用并销毁有毒蘑菇制作的食品，加工盛放有毒蘑菇食品的容器炊具应洗刷干净 ②有毒蘑菇中毒的原因主要是误采、误食，由于有毒蘑菇难以鉴别，应及时通过新闻媒体进行广泛宣传，教育当地群众不要采食野生菇，以免中毒再次发生 ③经营食用菌的餐饮企业要提高警惕，严把采购关，确保食品安全
神经系统症状（视觉障碍、晕眩、刺痛、麻痹）	毒芹碱	毒芹	0.5小时	口中有苦味，口、咽喉、胃有烧灼感，头晕、头痛、恶心、呕吐、全身疲倦无力、手脚发冷、嗜睡；患者运动功能低下，行走困难，举步不稳，渐渐四肢麻痹至不能行走；惊厥、昏迷；呼吸肌麻痹，表现为呼吸困难至呼吸中枢麻痹而死亡；严重者可在食入后0.5~1小时内因呼吸衰竭而死亡	①停止食用、销毁毒芹以及用毒芹制作的食品；加工盛放毒芹食品的容器炊具也应洗刷干净 ②区分毒芹和水芹。由于毒芹一般民众难以鉴别，在中毒发生后应及时通过新闻媒体广泛宣传，教育当地群众不要采集不认识的野生植物食用，以免中毒事件再次发生
神经系统症状（视觉障碍、晕眩、刺痛、麻痹）	水溶性毒麦碱	毒麦	0.5小时	轻者引起头晕、昏迷、呕吐、痉挛等症；重者则会使中枢神经系统麻痹以致死亡；可致视力障碍。未成熟或多雨潮湿季节收获的种子毒力最强	注意清除粮食中毒麦种子

续表

主要或最初症状	天然毒素	来源	潜伏期	主要临床表现	控制和预防措施
神经系统症状（视觉障碍、晕眩、刺痛、麻痹）	莨菪碱	曼陀罗	30分钟～3小时	出现副交感神经抑制和中枢神经兴奋症状，如口干、吞咽困难、声音嘶哑、皮肤干燥、潮红、发热、心动过速、呼吸加深、血压升高、头痛、头晕、烦躁不安、幻听、幻视、神志模糊、哭笑无常、便秘、瞳孔散大、肌肉抽搐、共济失调或出现阵发性抽搐等，严重患者可昏迷，甚至死亡	①主要是加强宣传教育，尤其是教育儿童识别并不吃曼陀罗的浆果 ②防止曼陀罗的种子混入可食豆类，防止曼陀罗的幼苗、叶子混入菠菜等蔬菜中，在食用菠菜等蔬菜时，要挑除菜叶的杂草杂叶
	雪卡毒素	刺尾鱼、鹦嘴鱼、海鳝、石斑鱼等	2～10小时	恶心、呕吐、肌无力，出现神经系统症状、心血管系统症状或消化系统症状，个别严重者可能会瘫痪、昏迷甚至死亡	①避免进食1.5kg重以上的珊瑚礁鱼，切勿吃鱼的内脏、鱼头、鱼皮，尤其是卵巢 ②曾中毒过的人群，应忌食花生、果仁、芝麻，忌酒。控制3～6月不食海鱼
	河鲀毒素	河鲀	10分钟～3小时	口唇、舌尖以及肢端感觉麻木，进而全身麻木，严重时出现运动神经麻痹、四肢瘫痪、共济失调、言语不清、呼吸困难、循环衰竭、呼吸麻痹，还可有恶心、呕吐、腹痛、腹泻、血压下降、心律失常等；重症多在4～6小时内因心肺衰竭死亡，病死率40%～60%	①未经批准，禁止加工、出售河鲀鱼 ②不经营任何形式的河鲀（包括"巴鱼"）及其干制品 ③加强宣传，说明其毒性和危害性，不擅自食用
过敏症状（面部红痒）	大量维生素A	鲨鱼、鲟鱼、狗、熊等	0.5～12小时	头痛、皮肤潮红、恶心、呕吐、腹部不适、脱皮等	避免一次性进食大量动物肝脏
	变质产生的组胺	青皮红肉鱼	数分钟至数小时	皮肤潮红、头痛、头晕、口干、恶心、呕吐、腹痛、腹泻、荨麻疹、四肢麻木等	①尽量购买鲜鱼食用，储藏应冷藏或冷冻 ②运输、储存、加工都要注意低温保鲜
胃肠道和（或）神经系统症状	麻痹性贝毒	贝类	数分钟至20分钟	唇、舌、指尖、腿、颈麻木，运动失调、头痛、呕吐、呼吸困难，重症者呼吸肌麻痹死亡	①贝类生长的水域应进行藻类监测和贝类毒素含量测定，确保食用安全 ②赤潮预报，赤潮发生时禁止采食 ③加强宣传，不得采集、出售及贩运含毒贝类。食用贝类时应除去内脏
	神经性贝毒		数分钟至数小时	唇、舌、喉和手指麻木，肌肉疼痛、头痛、冷热感觉倒错、腹泻、呕吐	
	腹泻性贝毒		30分钟～3小时	恶心、呕吐、腹泻、腹痛、寒战、头痛、发热	
	健忘性贝毒		24～48小时	呕吐、腹泻、腹痛、神志不清、失忆、失去方向感、惊厥、昏迷	

续表

主要或最初症状	天然毒素	来源	潜伏期	主要临床表现	控制和预防措施
胃肠道和（或）神经系统症状	鹿花菌素	鹿花菌	6～12小时	初期出现反胃、呕吐及含血的腹泻。若呕吐及腹泻严重更会有脱水；眩晕、昏睡、运动失调、眼球震颤；头痛、发热。出现黄疸，肝脏及脾脏会胀大，引起肝毒，出现溶血症状，造成肾毒性或肾衰竭。严重中毒的可能会引起精神错乱、肌肉自发性收缩及眩晕、瞳孔放大演变至昏迷、循环性虚脱及呼吸停止。5～7天后可能会死亡	①制定食用蕈和毒蕈图谱，并广为宣传以提高群众鉴别毒蕈的能力 ②采集蘑菇时，由有经验的人进行指导 ③干燥后可以食用的蕈种，应明确规定其处理方法 ④毒蕈的鉴定必须慎重。最根本的办法是切勿采摘自己不认识的蘑菇食用
	呕吐毒素	霉变谷物	10分钟～7小时	恶心、呕吐、头疼、头晕、腹泻、腹痛、无力、口干、发热、面部潮红	①立即停止食用霉变食品 ②不得采购、供应霉变谷物 ③不吃发霉的谷物食品
	龙葵素	发芽马铃薯	1～12小时	咽喉部瘙痒和烧灼感、头晕、乏力、恶心、呕吐、上腹部疼痛、腹痛等，严重者有耳鸣、脱水、体温升高、烦躁不安、昏迷、瞳孔散大、脉搏细弱、全身抽搐，可因呼吸麻痹而死	①停止食用并销毁剩余的中毒食品 ②及时向社会宣传，教育人们不要购买和食用发芽的马铃薯 ③妥善保存马铃薯，防止发芽 ④加工轻微发芽的马铃薯，必须彻底挖去芽、芽眼及芽周部分
	皂苷、植物凝集素	菜豆	2～4小时	恶心、呕吐、腹痛、腹泻；部分可有头晕、头痛、胸闷、乏力、四肢麻木，甚至电解质紊乱等	烹调时一定把菜豆彻底加热后再食用，大锅加工菜豆更要注意翻炒均匀、煮熟焖透
	节菱孢霉菌、3-硝基丙酸	变质甘蔗	2～8小时	呕吐、头昏、视力障碍、眼球偏侧凝视、阵发性抽搐（表现为四肢强直、屈曲，手呈鸡爪状）、昏迷	①不成熟的甘蔗容易霉变，故甘蔗必须成熟后收割 ②甘蔗应随割随卖、随割随运、运到快卖，不要积压 ③甘蔗在贮存过程中应防止霉变，存放时间不能超过2周，防止节菱孢菌繁殖并产生3-硝基丙酸 ④坚持宣传教育工作，教育群众不买、不吃霉变甘蔗
	氰苷	苦杏仁、木薯、桃仁	30分钟～12小时	初觉苦涩，有流涎、恶心、呕吐、腹痛、腹泻、头痛、头晕、全身无力、呼吸困难、烦躁不安和恐惧感、心悸，严重者昏迷、意识丧失、发绀、瞳孔散大、惊厥，可因呼吸衰竭而死。部分患者还可出现多发性神经病，主要为双下肢肌肉迟缓无力、肢端麻木、触觉痛觉迟钝等症状	①加强宣传教育，不生吃各种苦味果仁，也不能食用炒过的苦杏仁 ②若食用果仁，必须用清水充分浸泡，再敞锅蒸煮，使氢氰酸挥发掉 ③不生吃木薯，食用时必须将木薯去皮，加水浸泡2天，再敞锅蒸煮后食用
	酮酸	桐油	30分钟～4小时	一般出现恶心、呕吐、腹泻、腹痛等，常伴有出汗、口干、手足麻木、全身乏力、抽搐，部分有发热轻度，胸闷、头晕。重度：肝、肾、肺、心等脏器损害，可出现蛋白尿、血尿、血便。肝肺功能异常：间质性肺水肿。血气分析异常：心慌、心肌酶升高、心电图异常，可因心脏停搏而死亡	①停止食用并销毁中毒食品 ②食品加工厂的食品污染桐油，必须召回并销毁受污染的食品 ③严禁把制油存放在食品生产经营场所 ④食用油加工厂应严格把关，严禁用盛桐油的容器或来源不明的容器盛食用油

续表

主要或最初症状	天然毒素	来源	潜伏期	主要临床表现	控制和预防措施
胃肠道和（或）神经系统症状	胆汁毒素	草鱼、青鱼、鲢鱼等	3～7天	恶心、呕吐、肝肾损伤，严重者出现多脏器功能障碍综合征，严重损伤肾、肝、心脏、胃肠道、脑、肺、血液系统，甚至发生多器官功能衰竭	①除净胆囊，不食用鱼胆 ②有过鱼胆中毒的人群，一定避免再次食用鱼胆，或者尽量避免食用没有做熟的鱼类
	甲状腺毒素、肾上腺毒素	牲畜甲状腺、肾上腺	—	胃肠炎症状、发热、抽搐等	牲畜屠宰后除净甲状腺、肾上腺

（2）农药残留

农药是指用于预防、控制、消灭危害农业、林业的病、虫、草、鼠和其他有害生物以及有目的地调节植物、昆虫生长的化学合成或者来源于生物、其他天然物质的一种物质或者几种物质的混合物及其制剂。农药残留指农药在使用后，其主要成分和代谢产物在农产品和环境中的存在数量和形式。

① 农药的类型。常见的农药种类按照农药的化学组成及结构，可分为有机氯类、有机磷类、氨基甲酸酯类、拟除虫菊酯类等；按照使用功能，可分为除草剂、杀虫剂、杀菌剂、杀鼠剂、植物生长调节剂等。

② 农药残留的来源。a.在动植物原料种植、养殖过程中喷洒农药导致食品的直接污染：动植物原料种植、养殖过程中农药施用后的直接污染是食品中农药残留的主要来源，以蔬菜和水果受农药污染最为严重。b.农产品从污染环境中吸收农药：喷洒农药过程中，有5%～30%药剂的农药微粒会散发到大气中，具有长久污染性。有40%～60%的药剂降落至土壤，其中性质稳定、半衰期长的农药可在土壤中残留较长时间。土壤中残留的农药不仅停留在土壤表层，还会渗透到地下，一定程度地污染地表水、地下水。农药污染环境后，农产品、畜产品和水产品受到环境的间接污染而导致产品中农药残留的问题。c.农药经过食物链的生物富集及生物放大作用致食品中农药残留：污染环境的农药经食物链传递时，可因生物富集作用及生物放大作用而导致水产品农药残留的问题。d.食品加工、贮藏、运输过程被农药污染：农产品贮藏过程，为防止霉变、腐烂或植物发芽，施用农药造成施用农产品直接污染；食品在加工、贮藏和运输中，施用被农药污染的容器、运输工具或者与农药混放均可造成农药污染。

③ 农药残留的危害。因摄入或长时间重复暴露农药残留而对人、畜以及有益生物产生急性中毒或慢性毒害，可分为急性毒性和慢性毒性。a.急性毒性：一次服用或接触药剂而表现出的毒性，以致死中量（LD_{50}）或致死中浓度（LC_{50}）表示。b.慢性毒性：农药在人畜体内的慢性累积性毒性，可致畸、致癌、致突变。其分为三种形式：对体内酶系统的影响，残留农药通过抑制或激活体内酶，影响人体的正常代谢，从而导致疾病；组织病变；引起癌症、致畸和突变作用，某些农药对人体的基因产生损伤、干扰遗传信息的传递，引起子细胞突变。

农药残留急性毒性分级及 LD_{50} 见表 3-10。常见的农药残留的毒性特点、急性毒性症状和慢性毒性症状见表 3-11。

表 3-10　农药残留急性毒性分级及 LD_{50}

毒性分级	大鼠急性毒性经口 $LD_{50}/(mg/kg)$	大鼠急性毒性经皮 $LD_{50}/(mg/kg)$	农药举例大鼠经口 LD_{50}
极度危害	<5	<50	甲拌磷、对硫磷
高度危害	5～50	50～200	六六六、林丹、敌敌畏
中度危害	50～2000	200～2000	氯丹、除虫菊
轻度危害	>2000	>2000	代森锌、福双美
正常使用无急性危害	≥5000		—

注：mg/kg 中 kg 为大鼠的体重。

表 3-11　常见的农药残留的毒性特点、急性毒性症状和慢性毒性症状

农药类别	常见种类	毒性特点	急性毒性症状	慢性毒性症状	食物残留
氨基甲酸酯类	克百威、硫双威、丁硫克百威等	经呼吸道、消化道侵入，也可经皮肤缓慢吸收；主要分布在肝、肾、脂肪和肌肉组织中，在体内代谢迅速，代谢产物可随尿排出，一般 24h 可排出摄入量的 70%～80%	头昏、头痛、肌肉痉挛、乏力、视物模糊、恶心、呕吐、流涎、流泪、颤动多汗及瞳孔缩小，少部分患者可出现面色苍白、上腹部不适和胸闷等症状。严重者出现肺水肿、脑水肿、昏迷和呼吸抑制症状	尚未完全明确	主要残留在植物性食品中，残留时间一般为 4 天，残留量一般不超过国家标准。在动物体内易分解不易蓄积
有机磷类	敌敌畏、敌百虫、乐果等	可经过消化道、呼吸道及皮肤黏膜侵入体内	轻度：头晕无力、胸闷、精神烦躁激动、站立不稳、肌肉有紧束感 中度：呕吐、腹痛、腹泻、轻度呼吸困难，血压和体温升高，高度眩晕和轻度意识障碍，肌肉纤颤 重度：呼吸极度困难、发绀、肺水肿、全身抽搐、大小便失禁、惊厥等	神经系统、血液系统和视觉损伤，可发生"迟发性周围神经炎"，甚至出现恢复期突然死亡	主要残留在植物类食物，尤其是含有芳香族物的植物（如蔬菜、水果）
有机氯类	六六六、艾氏剂、氯丹等	多属于低毒和中毒、稳定难降解、半衰期大于 10 年；可通过胃肠道、呼吸道和皮肤吸收，可透过胎盘、乳汁进入胎儿和婴儿；脂溶性强，蓄积脂肪和含脂肪高的组织器官	中枢神经系统症状，初期出现易激惹性，肌肉颤震，继之出现阵发性及强直性抽搐，全身麻痹而死亡	肝脏、肾脏等实质脏器受损，也常有神经细胞变性以及肌肉、心脏和血液系统损害。引起雄性动物雌性化、阻碍胚胎发育，引起子代死亡或发育不良；动物实验有致癌性（肝癌、白血病等）	动物性食品＞植物性食品；动物性食品中：肉类＞鱼类＞蛋类＞奶类。在植物性食品中：植物油＞粮食＞蔬菜＞水果
拟除虫菊酯类	溴氰菊酯、氟丙菊酯、联苯菊酯等	低毒，在自然环境中降解快，不易在生物体内残留，在农作物中残留期通常为 7～30 天	以神经系统症状为主，出现流涎、共济失调、痉挛等症状，可致感觉异常和迟发型超敏反应，但无胆碱酯酶抑制作用。对皮肤有刺激和致敏作用	较少见，个别有诱变和胚胎毒性	—

④ 食品中农药残留的控制

a. 源头控制。合理轮用、混用不同农药，采取病虫草害综合治理的措施，以控制农药污染，减少对农药的依赖。培育作物时，应选择抗病虫害的农作物品种，利用生物防虫等新型手段，利用自然天敌进行针对性防治工作，尽可能地减少施用农药导致的残留影响。

b. 合理的加工处理。通过洗涤除去农作物表面的农药残留，如直接使用清水可去除水溶性或极性较高的农药成分；使用适量碱水浸泡或使用果蔬清洗剂可同时去除水溶性和脂溶性的农药等。对于有果皮或者外壳的食品，通过剥皮或去壳清理也能达到降低农药残留的效果。在加工处理中使用研磨、发酵、过滤、稀释和澄清等工艺，可以去除食品原料中大部分农药残留。对热不稳定的农药，如氨基甲酸酯类农药和有机磷类农药等，可以通过加热、烫漂等方式加快该类的农药分解，以去除农药残留。

c. 在食品的贮存过程中，农药残留量也会发生变化。随贮存时间延长，谷物作物中的农药残留量会缓慢降低，但需要注意部分农药可能逐渐渗入谷物内部而致谷粒农药残留量增高。贮藏温度对易挥发的农药残留量影响很大。

（3）兽药残留

兽药是指用于预防、治疗、诊断畜禽等动物疾病，有目的地调节其生理机能并规定作用、用途、用法、用量的物质（包括饲料药物添加剂）。兽药残留是"兽药在动物源食品中的残留"的简称，是指动物产品的任何可食部分所含兽药的母体化合物及（或）其代谢物，以及与兽药有关的杂质。兽药残留既包括原药，也包括药物在动物体内的代谢产物和兽药生产中所伴生的杂质。

① 兽药的种类：常见的兽药种类可分为治疗用兽药、预防用兽药、促生长剂以及畜牧管理用兽药等，包括抗菌剂、抗寄生虫药和激素类药物等。

a. 治疗用兽药：指用来控制农场或家庭饲养动物传染性疾病的药物，包括治疗动物的致病菌、体内和体外的寄生虫和真菌。

b. 预防用兽药：主要用于预防大规模动物饲养过程中疾病流行，对高风险的禽肉和猪肉生产体系尤为重要。

c. 促生长剂：可分为抗菌剂和同化激素类药物两大类。抗菌剂通过抑制动物肠道内自身存在的某些细菌的活性，来改变动物肠道内的微生物菌群，从而更有利于提高饲料转化率和营养成分吸收率，促使动物体重加快增长。同化激素类促生长剂通过加快动物的新陈代谢发挥促生长的作用，包括天然和合成的类固醇类药物。

d. 畜牧管理用兽药：包括生育调节剂和镇静剂等。动物养殖场可以使用生育调节剂控制动物的生殖，通过调节生殖能力而控制动物的分娩，适量使用生育调节剂还可增加奶牛产奶量。镇静剂作为降低动物的兴奋和紧张情绪的药物，可以减少动物被运送到屠宰场的过程中产生的紧张或攻击行为。

② 兽药残留的来源

a. 使用违禁、淘汰或未经批准的药物。

b. 不按规定执行应有的休药期：休药期是指畜禽停止给药到允许屠宰或动物性食品（肉、蛋、奶等）允许上市的间隔时间。休药期的长短与药物在动物体内的消除率和残留量有关，休药期过短就会造成动物性食品兽药残留过量，危害消费者健康。

c. 滥用药物：不严格按照用药规范合理使用兽药，在用药剂量、用药部位和动物种类等方面不符合用药规定，会导致药物在动物体内残留量增大，存留时间延长，造成药物对动物性食品的污染。除此之外，将与目的无关的药物用于所饲养的动物、重复使用几种商品名不同但成分相同的药物、按错误的用药方法用药或未做用药记录，会造成动物体内残留下不该使用的药物，或同一种药物残留量严重超标。

d. 饲料加工过程受到污染：动物饲料贮藏、运输和加工过程中所接触的设备、容器和工具等被兽药污染，从而导致兽药进入饲料当中，进入动物体后引起动物性食品中的兽药残留。

e. 屠宰前使用兽药。在销售，屠宰前使用大剂量兽药，以掩饰有病畜禽的临床症状，逃避宰前检验。

③ 兽药残留的危害：兽药残留对人体的毒性包括急性毒性、慢性毒性、过敏症状和人体产生药物的耐受性。常见的兽药残留的毒性特点、急性毒性症状和慢性毒性症状见表 3-12。

表3-12 常见的兽药残留的毒性特点、急性毒性症状和慢性毒性症状

兽药类别	常见种类	急性毒性症状	慢性毒性症状
兴奋剂	克仑特罗、沙丁胺醇、西马特罗及其盐等	心跳加速、四肢颤抖、腹痛、头晕，伴有呼吸困难、恶心、呕吐等症状	致染色体畸变，诱发恶性肿瘤
磺胺类	含苯并咪唑类抗寄生虫药、磺胺二甲嘧啶	能损伤人体造血系统，造成溶血性贫血症、粒细胞缺乏症、血小板减少症等	引起潜在致癌性的可能
性激素类	己烯雌酚及其盐	—	①具有致癌、致畸、致突变作用 ②能引起女性早熟、男性女性化 ③诱发癌症等疾病，可引起子宫癌、乳腺癌、睾丸癌和白血病等 ④对人的肝脏等组织有一定损害作用
性激素类	甲基睾丸酮、丙酸睾酮、苯丙酸诺龙	—	能导致男性早熟、女性男性化等，诱发癌症
性激素类	苯甲酸雌二醇及其盐、酯及制剂	—	①能导致女性早熟、男性女性化等 ②诱发癌症，可引起子宫癌、乳腺癌、睾丸癌和白血病等 ③对人的肝脏等组织有一定损害作用
具有雌激素样作用的物质	去甲雄三烯醇酮、醋酸甲孕酮及制剂	能引起流产、死胎等生殖机能异常，导致生长下降、免疫抑制、不育、畸形等	
具有雌激素样作用的物质	玉米赤霉醇	—	①引起人体性激素机能紊乱及影响第二性征的正常发育 ②在外部条件诱导下，可能致癌

续表

兽药类别	常见种类	急性毒性症状	慢性毒性症状
氯霉素及其盐、酯及制剂	琥珀氯霉素	可逆性的血细胞减少和不可逆性的再生障碍性贫血	—
	氯霉素	—	①产生耐药并对同类药物有交叉耐药 ②引起胃肠道症状、肝功能异常和血液系统异常等 ③能导致严重的再生障碍性贫血 ④婴幼儿的代谢和排泄机能尚不完善，对氯霉素比较敏感，可出现致命的灰婴综合征
硝基化合物	硝基酚钠、硝呋烯腙及其制剂	低浓度引起对呼吸道及眼黏膜的局部刺激作用；高浓度引发全身性作用越明显，表现为中枢神经系统症状和窒息症状	①损害肝脏可引起中毒性肝炎，可引起肾脏实质性损害 ②损害神经系统 ③引起接触性皮炎及过敏性皮炎
氨苯砜及制剂	氨苯砜	引起人的溶血性贫血及高铁血红蛋白血症	—
β-内酰胺类抗生素	青霉素	轻者引起皮肤瘙痒、皮炎和荨麻疹；重者引起急性血管性水肿、休克甚至死亡	产生耐药并对同类药物有交叉耐药
用作杀虫剂、清塘剂、抗菌或杀螺剂的兽药	林丹	损害中枢神经系统和肝脏，导致神经中毒、肝脏肿大和坏死	影响造血功能，而且林丹是人类癌症的诱发剂
	呋喃丹	出现流泪、肌肉无力、震颤、痉挛、低血压、瞳孔缩小，甚至呼吸困难等胆碱酯酶抑制症状，重者心功能障碍甚至死亡	—
	杀虫脒	出现兴奋，后转入抑制，重症者呈深度昏迷，四肢或全身抽搐，面色苍白、瞳孔散大、呼吸浅表、反射消失，可由呼吸、循环衰竭而死亡	①长期大量使用杀虫脒地区显示肿瘤及女性膀胱癌患者有所增加 ②致突变
	酒石酸锑钾	引发过敏反应、胃肠道反应	出现实质性脏器受损，如心脏损害、肝损害等表现
	双甲脒	有头疼、哮喘、过敏、血糖升高等症状；出现心血管功能障碍，特别是严重心律失常	—
	锥虫砷胺	白细胞增多、胃肠紊乱、疲劳、发热、头痛、头晕、无力、水肿、低血糖或高血糖、酸中毒、呼吸困难、咳嗽、非特异性疼痛、过敏反应	—
	五氯酚酸钠	对皮肤、鼻、眼等黏膜刺激性强，接触可致接触性皮炎；乏力、头昏、恶心、呕吐、腹泻等，严重者体温高达40℃以上，大汗淋漓、口渴、呼吸增快、心动过速、烦躁不安、肌肉强直性痉挛、血压下降、昏迷，可致死	造成中枢神经系统、肝、肾等器官受损

a. 急性毒性：若一次摄入残留物的量过大，会出现急性中毒反应。动物体的注射部位和一些靶器官（如肝、肺）常含有高浓度的药物残留，人食用后出现急性中毒的机会将大大增加。

b. 慢性毒性：一般动物性食品中的兽药残留浓度很低，人们食用量有限，大多数兽药残留在体内的逐渐蓄积从而导致各种器官的病变，产生慢性毒性作用，甚至具有致癌、致畸、致突变作用。

c. 过敏反应：抗菌类药物被用作治疗药或药物添加剂，其中有些抗菌药物能使部分人群发生过敏反应，如青霉素类、磺胺类、四环素类和某些氨基糖苷类药物等，其中以青霉素及其代谢产物引起的过敏反应最为常见，也最为严重。当抗菌药残留于动物性食品中进入人体后，能使部分敏感人群致敏，产生抗体。当这些被致敏的个体再接触抗菌药或使用抗菌药治疗时，抗菌药就会与抗体结合生成抗原抗体复合物，发生过敏反应。

d. 细菌耐药性：抗菌类药物的大量应用，使得细菌中的耐药菌株不断增加。抗菌类药物残留于动物性食品中，与人体接触后会抑制或杀灭体内对抗菌药敏感的微生物族群，导致人体内耐药菌的增加，致使平衡破坏。一旦致病性强的细菌具有耐药性，且造成感染，将不易治疗甚至导致抗菌药物失效，出现无药可医的严重后果。

e. 破坏人体内微生物生态平衡：长期食用含有兽药残留的食品，杀死有益的微生物，耐药性的微生物增加，破坏体内微生物正常平衡，造成疾病感染。最常见的是在肠胃中的有益微生物受到抑制，发生消化功能障碍。

f. 激素样作用：应用同化剂后，动物的肝、肾和注射或埋植部位常有大量同化激素残留存在，一旦被人食用后可产生一系列激素样作用，造成发育毒性（儿童早熟）及女性男性化或男性女性化现象，如玉米赤霉醇等。

④ 动物性食品中兽药残留的控制

a. 合理使用兽药：养殖从业人员和企业应熟悉农业行政部门规定允许使用的兽药和饲料添加剂，和相应兽药规定的使用对象、期限、剂量，兽药在动物性食品中的允许残留量等信息。加强治疗性用药和预防性用药的区别使用管理，限制或禁止使用人畜共用的抗菌药物。对允许使用的兽药要遵守休药期规定，严格落实食品动物屠宰前的休药期以及产蛋、产乳期动物用药后蛋、乳上市期限等要求。如在产蛋期间应停止或慎用某些抗菌药物和添加剂，指定用于非泌乳牛的药物，不得用于泌乳牛，一些抗球虫药指明产蛋鸡禁用，只准用于肌内注射的药物不能通过其他途径给药。

b. 不得使用禁用兽药：养殖从业人员和企业不得使用农业行政部门禁止在饲料和动物饮用水中使用的物质名录中的药物，包括肾上腺素受体激动剂、性激素、蛋白同化激素、抗生素滤渣等。食品管理人员应掌握国家相关公告，了解对食品中可能违法添加的非食用物质，在原料采购环节索要票证和建立台账，选择正规供应商，做好信息追溯工作，杜绝食品中的兽药残留。

c. 规范养殖：针对饲养环境中兽药残留污染，养殖企业应推广良好的养殖规范、通过改善动物饲养环境卫生条件、改善营养等措施减少兽药的使用，提升畜牧业饲养管理水平，提高畜禽的机体抵抗能力，减少动物疾病的发生，减少用药机会或使用无残留或低残留的药物，从而有效地使畜产品中兽药残留量降到最低或无残留。

（4）重金属

重金属是指密度大于 $4.5g/cm^3$ 的金属，如铅、镉、汞、砷、锡、镍、铬等。重金属污染环境后，一般很难被微生物降解，重金属在自然中蓄积达到安全限值以上就会对人体产生危害。重金属可以通过食物链富集，产生生物放大作用，有些重金属进入人体后可转变为毒性更强的化合物。重金属对人体的危害隐蔽性高，不易在短时间内发现，过量保留可导致慢性中毒，甚至具有致癌、致畸和致突变作用。目前，影响食品安全的重金属主要是铅、镉、汞和砷等。对于重金属污染，控制手段主要是防止工矿业"三废"、交通运输业尾气排放等对空气、土壤、水体的污染而间接导致的食物重金属污染。

① 食品中重金属来源

a. 自然环境中的高本底含量：自然环境中通常含有各种金属，岩石或土壤中的可溶性有毒金属盐类广泛游离于天然水中。某些地区因其所处的地质地理条件特殊，如矿区，在其土壤、空气及水中某些金属元素的含量较高，即为高本底含量。因此，该地区活动或生长的动植物体内某金属元素含量显著地比一般的地区高。

b. 人为环境污染：未经处理的工业废水、废气、废渣的排放，是汞、镉、铅、砷等重金属元素及其化合物对食品造成污染的原因；农业上使用的含汞或砷的农药和化肥造成重金属污染环境，进而污染食品。近年来随着我国沿海经济的发展和人类活动的增加，大量的工业废水、废渣以及生活污水等排入海中，导致海洋水体环境和沉积物中重金属污染严重，由于重金属元素蓄积强的特点，海产品成为了污染严重的一类污染物。

c. 过程中的接触污染：食品生产、贮藏、运输及销售过程中使用或接触的机械、管道、容器及添加剂中含有的重金属元素均可造成对食品的污染。

② 食品中重金属的毒作用特点

a. 强蓄积性：重金属元素进入人体后排出缓慢，生物半衰期较长。生物半衰期是指由于生物的代谢作用，环境污染物在机体或器官内的量减少到原有量的一半所需要的时间。

b. 食物链的生物富集及生物放大作用使得生物体中蓄积达高浓度：生物富集作用是指生物体通过对环境中某些元素或难以分解的化合物的积累，使这些物质在生物体内的浓度超过环境中浓度的现象。生物放大作用是指在同一个食物链上，高位营养级生物体内来自环境的某些元素或难以分解的化合物的浓度，高于低位营养级生物的现象。

c. 对人体造成的危害：在人体蓄积造成慢性毒性，以致癌、致畸、致突变作用为主。食品中重金属的污染量通常较少，但食品食用的经常性和食用人群的广泛性，常导致大范围人群慢性中毒且不易及时发现，对健康存在潜在危害。意外事故污染或故意投毒等亦可引起急性中毒。常见的食品中重金属的毒性特点见表3-13。

d. 抑制体内酶的活动：作用于细胞，引起细胞膜通透性改变。

③ 影响食品中的重金属毒作用强度的因素

a. 金属元素的化学形态：化学形态是指元素的化学价态、元素的结合状态、元素所在化合物或化合物与基质的结合状态。金属元素的化学形态不同，其溶解性和吸收率不同，因此，在人体中表现出的毒性大小也有所不同。以有机形式存在的金属及水溶性较大的金属盐类，溶解性大，吸收快，毒性较大，如有机汞的毒性大于无机汞、甲基汞其毒性最强。

表 3-13　常见的食品中重金属的毒性特点

重金属	污染来源	生物半衰期	急性毒性	慢性毒性	预防措施
铅	①环境污染，如汽车等交通工具排放的废气造成污染农田及水源。②食品容器和包装材料。③含铅的食品添加剂，如皮蛋	人体：4年。骨骼：10年	引起人体急性铅中毒的最低剂量为5mg/kg，主要表现为口中有金属味、出汗、恶心呕吐、阵发性腹部绞痛、便秘或腹泻、头痛、血压升高，严重者出现抽搐、昏迷、瘫痪和循环衰竭	①对造血系统，神经系统和肾的损害明显，损伤消化系统、心血管系统和免疫系统等 ②造成孕妇流产、死产、早产，引起妇女不孕、停经。还能通过母体胎盘侵入胎儿体内及脑组织，损害大脑 ③儿童对铅更敏感，过量铅摄入可影响其生长发育，导致其智力低下 ④致畸、致癌、致突变作用	①工业生产中产生的"三废"应进行净化后再向环境中排放 ②酸性食品应避免用釉质破损的瓷质餐炊具的盛放，应依据食品性质选用适当的材料包装食品 ③食品的生产加工应严格执行食品添加剂的卫生标准
镉	①工业生产未经处理而排放的"三废"。②含镉元素量高的化肥。③食品容器及包装材料	15～30年	人体大量吸入镉蒸气后，10天内会出现呼吸道刺激症状，表现为咽喉干痛、流涕、干咳、胸闷、呼吸困难等。严重者出现支气管肺炎和肺水肿。误食会出现恶心、呕吐、腹泻、全身乏力等	①损害肾脏，出现多尿、蛋白尿等症状 ②引起骨骼损伤，使人体内的钙析出，从尿液中排出，补钙不及时，引起骨质疏松、关节疼痛等 ③引起神经系统功能，导致记忆力下降 ④引起贫血 ⑤有一定的致畸、致癌和致突变作用	①工业生产中产生的"三废"应进行净化后再向环境中排放 ②动物在饲喂含镉量较高的饲料时，可添加与镉有拮抗作用的元素如锌、铁等，降低镉对动物的毒性 ③尽量减少食用含镉量较高的贝类等
汞	①工业生产未经处理而排放的"三废"。②农业生产中使用含汞农药	人体：70天。脑内：180～250天	无机汞可导致肾组织坏死，发生尿毒症，严重时可引起死亡；有机汞主要造成胃肠系统的损害，严重者可导致虚脱而死亡	①甲基汞主要是神经毒性，可通过血脑屏障在脑组织中产生蓄积，导致脑和神经系统损伤 ②致畸性和致突变性。甲基汞可以通过胎盘屏障而对生物体产生致畸作用 ③胎儿对甲基汞比成人更敏感，其典型症状为反应迟钝、不爱笑，继而出现愚笨、痴呆	①工业生产中产生的"三废"应进行净化后再向环境中排放 ②禁止在污染水域捕捞及食用鱼、贝等水产品 ③建立健全含汞农药购销登记制度
砷	①工业"三废"含废水的排放。②农业生产中使用含砷农药	80～90天	胃肠炎症状，严重者可致中枢神经系统麻痹而死亡，并可出现七窍出血等现象	神经衰弱综合征、皮肤色素异常、皮肤过度角化、末梢神经炎症状和代谢障碍等。皮肤改变可以表现为脱色素和色素沉着加深，掌跖部出现点状或疣状角化。饮水型砷中毒患者，皮肤改变更为明显，表现为扩大的角化斑块或溃疡	①工业生产中产生的"三废"应进行净化后再向环境中排放 ②建立健全含砷农药购销登记制度，严防禁用的高毒无机砷农药流向市场 ③食品加工过程中加强质量控制，严格监控原料、添加剂及容器、包装材料等

b. 机体中肠道微生物的状况：肠道内微生物能分泌特殊的螯合剂，与重金属元素结合而形成可被微生物利用的物质，使得胃肠道的黏膜细胞难吸收这些重金属。在一定程度上体内微生物发挥了解毒作用。比如乳酸菌能与重金属结合，有效清除残留于液体中的重金属，且在胃肠道及重金属溶液中有较强的生存能力。

c. 机体的年龄：婴幼儿由于胃肠黏膜未发育成熟，危害作用大于成人，对铅、镉等有害元素的吸收率较高，对重金属元素的毒性较为敏感。

d. 食品中的营养成分：食品中的一些营养成分可以影响有害元素毒性的大小，例如，维生素 C 可将六价铬还原成三价铬，降低其毒性。食品中植酸、蛋白质、维生素 C 等均能影响镉、锌等的毒性。食品中的蛋白质可与有害元素螯合，延缓其在消化系统的吸收。

e. 元素间的相互作用：当体内摄入两种以上的元素时，它们有时表现出明显的相互作用。如铁元素可拮抗铅的毒作用，主要是由于铁与铅竞争肠黏膜载体蛋白和其他相关的吸收及转运载体，从而减少铅的吸收；锌可拮抗镉的毒作用，主要是由于锌可诱导肝中金属硫蛋白产生，肝中高浓度的金属硫蛋白可对镉金属产生一定的解毒作用；硒可拮抗汞、铅、镉，主要是由于硒能与这些金属形成硒蛋白络合物，使其毒性降低，并易于排除。另一方面，有些有毒金属元素之间也可产生协同作用。例如，砷和镉的协同作用可造成巯基酶的严重抑制而增加其毒性，汞和铅可共同作用于神经系统，从而加重其毒性作用。

④ 预防重金属污染食品的措施

a. 消除污染源：是降低有毒金属元素对食品污染的主要措施。如控制工业"三废"的排放，加强污水处理和水质检验，禁用含汞、砷、铅等农药和劣质食品添加剂；金属和陶瓷管道，其表面应做必要的处理；发展并推广无毒和低毒食品包装材料等。

b. 制订各类食品中有毒金属的最高允许限量标准，加大市场监督力度：我国制定了各类食品中污染物的限量标准。为有效防止有毒重金属超标的食品原料及其成品进入消费者体内，市场监督执法部门应加强对市场上食品的监督检测工作。

c. 妥善保管有毒金属及其化合物：防止误食误用因意外或人为污染的食品。

d. 对已污染食品的处理：应根据污染物种类、来源、毒性大小、污染方式、程度和范围、受污染食品的种类和数量等不同情况做不同的处理。处理原则是在确保食用人群安全性的基础上尽可能减少损失，如剔除污染部分，使用特殊化处理或食品加工方法破坏、去除污染物，限制性食用，稀释、改作他用、销毁。

（5）加工过程有毒有害物质

烧烤、烟熏，油炸、腌制等食品烹饪加工技术，能改善食品的外观和质地、增加风味及延长保质期等，但也会产生一些有毒有害的化学物质如 N-亚硝基化合物、多环芳烃化合物、杂环胺类化合物、丙烯酰胺等。若长期食用含有这些物质的食品将会对人体产生极大的危害。常见的加工过程中产生的有毒有害物质见表 3-14。

① N-亚硝基化合物：具对动物有较强致癌作用的一大类有机化合物。在动物体内、人体内、食品以及环境中皆可由其前体物质在一定条件下发生亚硝化反应而合成。N-亚硝基化合物的前体物包括 N-亚硝化剂和可亚硝化的含氮有机化合物。N-亚硝化剂主要是硝

酸盐和亚硝酸盐以及其他氮化物，可亚硝化的含氮有机化合物主要是胺类、酰胺类、氨基酸、多肽等。N-亚硝基化合物根据其化学结构可分为亚硝胺和N-亚硝基酰胺，均具有强致癌作用。

表3-14 常见的加工过程中产生的有毒有害物质危害

加工过程有毒有害物质	来源	危害	预防措施
N-亚硝基化合物及其前体，如亚硝酸盐、硝酸盐、亚硝基酰胺、亚硝胺等	腌制蔬菜及水果、经腌制烘烤、熏制加工后的鱼、肉制品、腐烂变质的食物、啤酒	头晕、乏力、肝大、腹腔积液、黄疸及肝实质病变，严重时可出现全身中毒症状；致癌、致畸、致突变作用	①防止微生物污染：食品加工过程应保证食品新鲜，防止食品的腐败变质 ②施用钼肥：土壤缺钼地区适量施用钼肥，减少硝酸盐在农作物中的富集 ③改进食品加工方法：利用烟液或烟发生器产生的锯屑冷烟取代燃烧木材、烟熏剂熏制食品、腌制鱼肉等产品是配料分别包装；肉制品加工时控制硝酸盐及亚硝酸盐的添加量 ④改变饮食习惯：多食用富含维生素C、维生素E及维生素A的水果、蔬菜等，减少食用腌制、发酵蔬菜、咸鱼肉制品，熏肉等亚硝化合物含量相对较高的食品 ⑤加强卫生管理、监督与检测
多环芳烃化合物，如苯并[a]芘	污染的环境、熏烤及煎炸食品、植物油、食品的加工、贮存、包装过程	在体内经代谢活化为多环芳烃氧化物后产生致癌作用	①加强环境治理，减少环境苯并[a]芘污染：综合治理工业"三废"以减少大气、土壤及水体污染 ②改进食品烹调方式，防止食品直接接触炭火，可对熏烟进行净化处理，避免使用长时间高温的煎炸油 ③改变饮食习惯：尽量少吃烧烤、熏制类肉制品，不食或去除烧焦部分；增加蔬菜、水果的摄入量 ④制订食品中允许含量标准，加强市场监督
杂环胺	经火烤、煎炸、烘制等方式加工的食品、蛋白质含量较高的食品	经代谢活化后具有致突变性和致癌性	①改进加工方法：避免明火直接接触食品；避免高温、长时间烧烤或油炸鱼和肉类；烹调肉和鱼等食品时添加适量抗坏血酸、抗氧化剂、膳食纤维、维生素及黄酮类物质，以减少杂环胺的生成 ②改善不良饮食习惯：尽量避免过多食用烧、烤、煎、炸的食品，不食或去除烧焦部分；增加蔬菜、水果的摄入量，对防止杂环胺的危害有积极作用 ③灭活处理：次氯酸、过氧化酶等处理可使杂环胺氧化失活，亚油酸可降低其诱变性 ④加强监测：制订食品中杂环胺的限量标准；建立和完善杂环胺的检测方法，加强食品中杂环胺含量监测
丙烯酰胺	油炸食品	神经毒性、生殖发育毒性、致癌性	①改变加工方式：避免过高温度和长时间的热加工；天冬酰胺含量高的食品原料加工温度尽可能控制在120℃以下；加工时添加天冬酰胺酶、盐类等抑制剂 ②改善饮食习惯：提倡平衡膳食，减少油炸和高脂肪食品的摄入，多吃蔬菜水果 ③油炸食品时降低食品中的水分含量

② 多环芳烃化合物：含有两个或两个以上苯环的碳氢化合物，是已知的环境致癌物，具有全球性广泛分布的特点。多环芳烃化合物来自于煤、石油、煤焦油、香烟及其他有机化合物燃料或不完全燃烧。目前已鉴定的致癌性多环芳烃化合物及其衍生物达到200多种。其中，苯并[a]芘是多环芳烃化合物的典型代表，致癌性强、分布广、性质稳定。

③ 杂环胺类化合物：当烹调、加工蛋白质食物时，由蛋白质、多肽、氨基酸的热解产物产生，具有较强致癌和致突变性。

④ 丙烯酰胺：富含碳水化合物的食品如炸薯条、炸薯片、谷物和面包等，经高温加工或油炸烹饪后都可能产生丙烯酰胺。丙烯酰胺的最佳生成温度约为140～180℃，烘烤和油炸食品的时间越长、温度越高，生成的丙烯酰胺越高。丙烯酰胺的主要前体物为游离氨基酸（天门冬氨酸）与还原糖，两者发生美拉德反应后产生。丙烯酰胺具有潜在的神经毒性、遗传毒性和致癌性。

（6）食品添加剂的滥用

食品添加剂是指为改善食品品质和色、香、味以及为防腐、保鲜和加工工艺的需要而加入食品中的人工合成或者天然物质，包括营养强化剂。食品添加剂是指在食品生产加工中可以合法使用的物质，我国可以使用的食品添加剂名单收录在《食品安全国家标准 食品添加剂使用标准》（GB 2760—2014）之中。营养强化剂是指为增加营养成分而加入食品中的天然的或人工合成的属于天然营养素范围的食品添加剂。

① 食品添加剂的特征。a. 食品添加剂是在食品生产加工过程中有意添加的，能够满足一定的工艺需求。b. 其本质是化学合成或者是天然存在的物质。c. 食品添加剂的定义和范畴是依据所在国或地区食品法律规范而规定的。

② 食品添加剂的分类。食品添加剂可按来源、功能和安全性评价不同进行分类见表3-15。

表3-15 食品添加剂的分类

类别		定义或功能
按来源	天然食品添加剂	利用分离提取的方法，从天然的动植物体等原料中分离纯化得到的食品添加剂，如色素中的辣椒红，香料中的天然香精油、薄荷等
	化学合成食品添加剂	利用无机物、有机物通过化学合成的方法而得到的添加剂，如防腐剂苯甲酸钠、着色剂胭脂红、日落黄等
	生物合成食品添加剂	以粮食为原料，利用微生物发酵代谢产生的添加剂，如味精、色素中的红曲红、酸度调节剂柠檬酸、乳酸等
按功能	酸度调节剂	用以维持或改变食品酸碱度的物质
单一品种食品添加剂（共23类）	抗结剂	用于防止颗粒或粉状食品聚集结块，保持其松散或自由流动的物质
	消泡剂	在食品加工过程中降低表面张力，消除泡沫的物质
	抗氧化剂	能防止或延缓油脂或食品成分氧化分解、变质，提高食品稳定性的物质
	漂白剂	能够破坏、抑制食品的发色因素，使其褪色或使食品免于褐变的物质
	膨松剂	在食品加工过程中加入的，能使产品发起形成致密多孔组织，从而使制品具有膨松、柔软或酥脆的物质
	胶基糖果中基础剂物质	赋予胶基糖果起泡、增塑、耐咀嚼等作用的物质
	着色剂	赋予食品色泽和改善食品色泽的物质
	护色剂	能与肉及肉制品中呈色物质作用，使之在食品加工、保藏等过程中不致分解、破坏，呈现良好色泽的物质

续表

类别			定义或功能
按功能	单一品种食品添加剂（共23类）	乳化剂	能改善乳化体中各构成相之间的表面张力，形成均匀分散液或乳化体的物质
		酶制剂	由动物或植物的可食或非可食部分直接提取，或由传统或通过基因修饰的微生物发酵、提取制得，用于食品加工，具有特殊催化功能的生物制品
		增味剂	补充或增强食品原有风味的物质
		面粉处理剂	促进面粉的熟化和提高制品质量的物质
		被膜剂	涂抹于食品外表，起保质、保鲜、上光、防止水分蒸发等作用的物质
		水分保持剂	有助于保持食品水分而加入的物质
		营养强化剂	为了增加食品的营养成分（价值）而加入食品中的天然或人工合成的营养素和其他营养成分
		防腐剂	防止食品腐败变质、延长食品储存期的物质
		稳定剂和凝固剂	使食品结构稳定或使食品组织结构不变，增强黏性固形物的物质
		甜味剂	赋予食品甜味的物质
		增稠剂	可以提高食品的黏稠度或形成凝胶，从而改变食品的物理性状、赋予食品黏润、适宜的口感，并兼有乳化、稳定或使呈悬浮状态作用的物质
		食品用香料	能够用于调配食品香精，并使食品增香的物质
		食品工业用加工助剂	有助于食品加工能顺利进行的各种物质，与食品本身无关。如助滤、澄清、吸附、脱模、脱色、脱皮、提取溶剂等
		其他	上述功能类别中不能涵盖的其他功能
	复配食品添加剂		为了改善食品品质、便于食品加工，将两种或两种以上单一品种的食品添加剂，添加或不添加辅料，经物理方法混匀而成的食品添加剂。由单一功能且功能相同的食品添加剂品种复配而成的，应按照其在终端食品中发挥的功能命名。即"复配"+"食品添加剂功能类别名称"，如复配着色剂、复配防腐剂等
按安全性评价	公认安全（generally recognized as safe，GRAS）物质		一般认为是安全的添加剂，可按正常需要使用，无须建立每人每天允许摄入量（ADI）值
	A类	A_1	毒理学资料清楚，已经制定出 ADI 值
		A_2	已经暂定 ADI 值，毒理学资料不完善，暂时许可用于食品
	B类	B_1	食品添加剂联合专家委员会（JECFA）进行过安全性评价，但未建立 ADI 值
		B_2	未进行安全性评价
	C类	C_1	JECFA 根据毒理学资料，认为在食品中使用不安全者，应禁止使用的添加剂
		C_2	JECFA 认为应该严格限制，作为某种特殊用途使用的添加剂

③ 食品添加剂的使用。《食品安全国家标准 食品添加剂使用标准》（GB 2760—2014）中明确规定了食品添加剂的种类、允许添加的范围和使用量。

④ 食品添加剂的使用原则。为保证消费者的健康，食品添加剂必须在安全监督管理下，按照我国食品添加剂卫生标准使用，避免滥用。一般来说，应遵循以下几个基本原则。a.食品添加剂必须经过一定的毒理学安全性评价，证明在限量内长期食用安全无害。b.在食品中所使用的添加剂，必须是食品添加剂名录中开列的。c.加入食品添加剂后不影响食品的感官理化性质、不破坏营养素。d.食品添加剂的使用不应掩盖食品腐败变质；不应掩盖食品本身或加工过程中的质量缺陷或以掺杂、掺假、伪造为目的。e.食品添加剂在达到一定的使用目的后，经加工、烹调或贮藏，能够被破坏、排除或有微量残留。f.在达

到预期效果的前提下尽可能降低在食品中的使用量。g. 进口食品添加剂必须符合我国规定的品种和质量的标准。h. 应按照我国《食品安全国家标准 食品添加剂使用标准》（GB 2760—2014）附录 A 的规定使用食品添加剂。i. 专供婴儿的主辅食品，除按规定可以加入食品营养强化剂外，不得加入人工甜味剂、色素、香精、谷氨酸钠等不适宜的食品添加剂。

⑤ 能使用食品添加剂的情况。a. 保持或提高食品本身的营养价值。b. 作为某些特殊膳食用食品的必要配料或成分。c. 提高食品的质量和稳定性，改进其感官特性。d. 便于食品的生产、加工、包装、运输或者贮藏。

食品中易滥用的食品添加剂见表 3-16。

表 3-16　食品中易滥用的食品添加剂

食品种类	可能易滥用的添加剂品种
渍菜（泡菜）、葡萄酒	着色剂（胭脂红、柠檬黄、诱惑红、日落黄等）
水果冻、蛋白胨类	着色剂、防腐剂、酸度调节剂
腌菜	着色剂、防腐剂、甜味剂（糖精钠、甜蜜素等）
面点、月饼	乳化剂（蔗糖脂肪酸酯等）、防腐剂、着色剂、甜味剂
面条、饺子皮	面粉处理剂
糕点	膨松剂（硫酸铝钾、硫酸铝铵等）、水分保持剂磷酸盐类（磷酸钙、焦磷酸二氢二钠等）、增稠剂（黄原胶、黄蜀葵胶等）、甜味剂（糖精钠、甜蜜素等）
馒头	漂白剂（硫黄）
油条	膨松剂（硫酸铝钾、硫酸铝铵）
肉制品和卤制熟食、腌肉料和嫩肉粉类产品牌	护色剂（硝酸盐、亚硝酸盐）
小麦粉	二氧化钛、硫酸铝钾、滑石粉
臭豆腐	硫酸亚铁
乳制品（除干酪外）	山梨酸、纳他霉素
酒类（配制酒除外）	甜蜜素、安赛蜜
面制品和膨化食品	硫酸铝钾、硫酸铝铵
鲜瘦肉	胭脂红
大、小黄鱼	柠檬黄
陈粮、米粉等	焦亚硫酸钠
烤鱼片、冷冻虾、烤虾、鱼干、鱿鱼丝、蟹肉、鱼糜等	亚硫酸钠

（7）非法添加物质

非法添加物质即非食用物质是按照国家相关法律、法规和标准等规定，不允许添加到食品中的物质。这些物质不属于传统上认为的食品原料、不属于批准使用的新资源食品、不属于国家卫生行政部门公布的食药两用物质、不作为普通食品管理，也未列入我国食品添加剂、营养强化剂公告中的新品种名单。这些物质主要由于食品从业人员缺失诚信而非法添加，以达到改善食品外观和口感、延长保质期、以次充好和掺假等目的。非食用物质有时通过常规检测方法不易被发现和追溯，对人体健康带来严重隐患。我国公布的非法添加物质见表 3-17。

表 3-17 我国公布的食品中非法添加的物质及危害

非法添加物质	可能添加的食品品种	危害
吊白块	面食、米粉、粉丝、粉条、豆腐皮、腐竹、红糖、冰糖、藕粉、面粉、竹笋、银耳、牛百叶、血豆腐、海产品等	损坏人体的皮肤黏膜、肾脏、肝脏及中枢神经系统；严重的会导致癌症和畸形病变；引起人体过敏、刺激肠道、食物中毒等疾患，严重者影响视力
苏丹红	辣椒粉、含辣椒类的食品（辣椒酱、辣味调味品）等辣椒产品（食品）及红心蛋等	具有致癌性，对人体的肝肾器官具有明显的毒性作用
碱性橙Ⅱ（王金黄、块黄）	腐皮、海鱼	对人体的神经系统和膀胱等有致癌作用
蛋白精、三聚氰胺	奶粉、酸奶、液态奶等乳制品	造成生殖、泌尿系统的损害，可导致膀胱结石、肾结石等尿路结石，并可进一步诱发膀胱癌
硫氰酸钠	乳及乳制品	出现恶心、呕吐、震颤等，可抑制甲状腺机能、使妇女经期延长而量多。以神经精神、消化系统和皮肤损害为主的全身性疾病，出现神经系统抑制、代谢性酸中毒及心血管系统不稳定等
玫瑰红 B（罗丹明 B）	调味品	致癌
铅铬绿（美术绿）	茶叶等	含有大量重金属，损害人体肝脏、肾脏、胃肠道、造血器官等
金胺有机化合物（碱性嫩黄）	豆制品	对皮肤黏膜有轻度刺激性；对人体肾脏、肝脏造成损害；致癌
工业用甲醛	海参、鱿鱼等干水产品、水产品、水发海产品、粉丝、腐竹、面条、啤酒、腌泡食品等	引起呼吸道刺激、水肿、眼刺痛、头痛等症状
工业用火碱（氢氧化钠）	鸡爪、牛肚、牛筋、海参、鱿鱼等干水产品、水发产品等	具有腐蚀性，含有铅、砷、汞等有毒物质，危害人体
罂粟壳	火锅、肉食品及小吃类食品	长期食用容易成瘾；对人体神经系统、消化系统造成损害，甚至会出现内分泌失调等症状
皮革水解物（皮革水解蛋白）	乳与乳制品、含乳饮料	含有重金属六价铬，导致人体中毒、关节肿大、关节疏松肿大等疾病
溴酸钾	小麦粉、面粉及其他面制品	引起头晕、神经衰弱等中毒症状。溴酸钾有毒，少量会引起呕吐和肾损伤；致癌
β-内酰胺酶（金玉兰酶制剂）	乳及乳制品	引起人体超敏反应，导致耐药性菌株的形成
富马酸二甲酯	糕点	损坏肝脏；引起消化系统不适、非传染性流行角膜炎以及免疫功能抑制等
废弃食用油脂	食用油脂	头晕、恶心、呕吐、腹泻等，长期食用造成营养不良，损坏肝脏；致癌
工业用矿物油	陈化大米	人体肠道无法吸收或消化的，妨碍水分的吸收；大量摄取可能导致大便不成形、腹泻；长期摄取可能导致消化功能异常，影响脂溶性维生素 A、维生素 D、维生素 K、钙、磷等的吸收
工业明胶	冰淇淋、肉皮冻等	含有重金属铬，蓄积在人体血液及骨骼中，致癌
工业酒精	假酒	影响人体神经系统和呼吸系统，对胃肠道有强烈的刺激作用

续表

非法添加物质	可能添加的食品品种	危害
敌敌畏	火腿、鱼干、咸鱼等制品	引起毒蕈碱样症状、烟碱样症状、中枢神经系统症状出现头晕、头痛、恶心呕吐、腹痛、腹泻、视线模糊、大量出汗、呼吸困难等症状，可能导致多器官功能衰竭和死亡
毛发水	酱油、食醋等	含有砷、铅等有害物质，对人体的肝、肾、血液系统、生殖系统等有毒副作用；致癌
工业用乙酸	食醋	具有腐蚀性，含有重金属和苯类物质，长期食用导致消化不良、腹泻等
肾上腺素受体激动剂类药物	猪肉、牛肉、羊肉及其肝脏等	头晕、恶心、心跳加速，甚至昏迷死亡，长期食用则有可能导致染色体畸变，会诱发恶性肿瘤
硝基呋喃类药物	猪肉、禽肉、动物性水产品	致畸、致突变和致癌
玉米赤霉醇	牛肉、羊肉及肝脏、牛奶	引起人体性激素机能紊乱，致癌
抗生素残渣	猪肉	出现过敏反应，如荨麻疹等；产生耐药性
镇静剂	猪肉	恶心、呕吐、口舌麻木等。如果残留的量比较大，还可能出现心动过速、呼吸抑制的症状，甚至有短时间的精神失常
荧光增白剂	双孢蘑菇、百灵菇、鸡腿菇、海鲜菇、杏孢菇等食用菌，面粉等	直接影响神经系统的冲动传导，对人体的肝、肾危害特别大；尤其容易导致儿童多动症，情绪不稳，行为怪癖，食欲减退；使细胞产生变异，毒性积累在肝脏或其他重要器官从而致癌
工业氯化镁	木耳	导致肾脏负担重，可能引起慢性肾衰竭和尿毒症；引起高镁血症；引起头痛、皮肤潮红、呼吸肌瘫痪等不良反应，严重者甚至有窒息风险；引起腹痛和消化道出血
磷化铝	木耳	出现恶心呕吐、腹泻、乏力等症状，并且会对大脑造成伤害；严重者还有呼吸困难；影响神经系统
馅料原料漂白剂	焙烤食品	对人体的肠道、胃黏膜造成损害，影响消化和营养吸收，也可能诱发呼吸系疾病，如气喘、呼吸急促、咳嗽等症状
酸性橙Ⅱ	卤肉、卤菜等卤制熟食	引发不孕或者畸形儿，致癌、致突变
喹诺酮类	麻辣烫类食品	长期食用大量杀死体内白细胞，降低人体免疫力，诱发各种疾病，产生耐药性
水玻璃	面制品	腐蚀消化道，引起呕吐、腹泻，损害肝脏
孔雀石绿	鱼类	剧毒，致癌、致畸、致突变
乌洛托品	腐竹、米线等	引发过敏，导致皮肤红肿、瘙痒、有灼烧感；引起肠胃不适，肝肾功能损伤
喹乙醇	水产养殖饲料	致癌、致畸、致突变
敌百虫	干海产品等水产品、腌制食品	导致出现皮肤瘙痒；引起恶心、呕吐、头痛、头晕等
邻苯二甲酸酯类物质（17种）	乳化剂类食品添加剂、使用乳化剂的其他类食品添加剂等	对人体生殖、免疫、神经造成毒害；影响内分泌，性早熟
藏花精	虾、肉制品等食品	引发过敏，如荨麻疹等；造成内分泌失调
硫酸铜	木耳、蕨菜、杏仁等	腹部疼痛、呕吐，对胃肠道有强刺激作用，造成严重肾损害和溶血，出现黄疸、贫血、肝大、血红蛋白尿等
金黄粉	小米、玉米粉、熟肉制品等	引起恶心、呕吐，引起食物中毒；致突变、致癌
连二亚硫酸钠	食用菌、海带等	含有的重金属有可能长期残留在人体内难以排除并致癌
漂白粉	豆芽及米面制品中面条、米粉、粉丝、粉条、小麦面粉等	刺激侵蚀胃肠道黏膜；其分解产物氯气是腐蚀性强的有毒气体，能刺激呼吸道和皮肤，能引起咳嗽和影响视力
焦亚硝酸钠	酱菜等	损害呼吸道和消化道等

续表

非法添加物质	可能添加的食品品种	危害
一氧化碳	水产品	致急性肠道疾病，严重的还会引起食物中毒，多食甚至能损伤肾功能
硼砂、硼酸	面条、饺子皮、粽子、糕点、凉粉、凉皮、肉丸等肉制品、腐竹等	引起食欲减退，抑制营养素吸收，严重的还会导致癌症和畸形病变
工业硫黄	砂糖、辣椒、蜜饯、银耳、红枣等食品	硫黄中含有大量重金属，少量食用会损害人体内脏造，大剂量食用不仅会造成智力衰退等现象，还会对人的神经系统、胃肠系统造成损害，轻者出现头昏、眼花、全身乏力等症状
工业石蜡	水果、板栗、核桃、蔬菜等	人体吸入会导致记忆力下降、贫血等病症
工业滑石粉	面粉、瓜子、腐竹、年糕及豆制品等食品	含有重金属成分，引起口腔溃疡、牙龈出血等症状，严重者会损伤肝脏；对人体神经系统造成损伤，导致记忆力下降、失眠、神经衰弱等症状；诱发肺癌
硫酸	喷淋、浸泡荔枝等	硫酸具有强烈的腐蚀性，可以烧伤人体的消化道，使消费者的黏膜受损，容易引发感冒、腹泻及强烈咳嗽等
乙烯利	在未成熟的桃子、山楂、葡萄、草莓、西瓜、猕猴桃、荔枝和番茄等水果、蔬菜	会干扰人的内分泌系统，也会对肝脏造成直接的损害

（8）食品包装材料

食品容器包装材料是指包装、盛放食品用的纸、竹、金属、搪瓷、陶瓷、塑料、橡胶、天然纤维、化学纤维、玻璃等制品和接触食品的涂料。对于食品包装材料和容器的要求是能满足食品的耐冷冻、耐高温、防渗漏、抗酸碱、防潮等功能，此外不能向食品中释放有害物质，不得与食品中营养成分发生反应。

按照材质可将食品容器、包装材料大致可分为七类：塑料容器和包装材料、橡胶容器和包装材料、搪瓷及陶瓷容器和包装材料、金属容器和包装材料、玻璃容器和包装材料、纸质容器和包装材料及天然材料（竹子、木头）等容器及包装材料。涉及食品安全问题较多的塑料容器和包装材料、橡胶容器和包装材料两类。

① 塑料容器和包装材料。塑料是一种高分子聚合物树脂为基本成分，再加入一些用来改善性能的各种化学物质制成的高分子材料。

根据塑料在加热、冷却时呈现性质的不同，可将其分为热塑性塑料和热固性塑料。

热塑性塑料主要以加成聚合树脂为基料，加入少量添加剂而制成，用于食品包装及容器的热塑性塑料主要有聚乙烯、聚丙烯、聚苯乙烯、聚氯乙烯等。其优点是成型加工简单，包装性能良好，废料可回收再利用；缺点是刚硬性低、耐热性不高。

热固性塑料主要以热固性树脂为基料，加入添加剂、固化剂等而形成，如脲醛树脂及三聚氰胺等。其优点是耐热性高、刚硬、不溶、不熔等；缺点为性脆，成型加工效率低，废弃物不能回收再利用。

塑料中有害物质的来源如下。

a. 树脂本身具有一定的毒性，且树脂中残留有毒单体、裂解物及老化产生的有毒物质。

b. 塑料容器表面的微尘杂质及微生物污染。

c. 塑料制品在制作过程中添加的稳定剂、增塑剂、着色剂等。

d. 塑料回收料再利用时附着的一些污染物和添加的色素。

e. 塑料包装材料表面印刷的油墨所产生的有毒物质。

常见塑料包装的危害见表3-18。

表3-18 常见塑料包装的危害

塑料	用途	危害来源
聚乙烯	食品塑料容器、塑料管、食品塑料袋、保鲜膜等	本身无毒，但回收再利用时残留的有毒有害物质难以去除
聚丙烯	食品塑料袋薄膜、保鲜盒以及市场上常见的豆浆瓶、果汁饮料瓶、微波炉餐盒等	
聚氯乙烯	雨衣、建材、塑料膜、塑料盒等	其原料单体氯乙烯具有麻醉作用，可引起人体四肢血管的收缩而产生痛感，具有致癌和致畸作用
聚苯乙烯	收缩膜、食品盒等	含有苯乙烯单体及甲苯、乙苯和异丙苯等可向食品中转移，具有一定毒性，会产生异味
聚碳酸酯	水壶、太空杯、奶瓶等具有抗冲击性能和一定透明度要求的食品容器	具有一定毒性，会产生异味；导致内分泌失调

② 橡胶容器和包装材料

橡胶是一种高分子化合物，可用于制作奶嘴、瓶盖、高压锅垫圈及输送食品原辅料、水的管道，可分为天然橡胶和合成橡胶。

a. 天然橡胶：本身既不分解也不被人体吸收，一般对人体无害，但由于加工的需要，加入多种助剂，引发食品安全问题。

b. 合成橡胶：由单体聚合而成的高分子化合物。其安全问题主要是单体和添加剂残留，部分单体具有强毒性，可引起出血并致畸。

第 4 章

餐饮食品安全风险来源

4.1 餐饮人员因素食品安全风险来源

对于餐饮企业而言，食品安全风险至关重要。食品安全各项措施能否真正落实到位，首先取决于企业的负责人是否真正重视和认识到这一工作的重要性，是否建立健全食品安全管理部门，开展自身管理，从业人员是否严格按照相关法律、法规要求进行操作。《食品安全法》要求食品生产企业需要配备专职或者兼职的食品安全专业技术人员、食品安全管理人员，并需要对其进行食品安全知识的培训和考核。婴幼儿配方食品生产企业等高风险食品生产企业应配备专职的食品安全管理人员，负责食品质量安全管理制度的建立、实施和持续改进。餐饮人员引入的食品安全危害与餐饮从业人员的个人健康和卫生状况密切相关。常见的餐饮人员引入的食品安全危害可分为生物危害、物理危害和化学危害，具体见表 4-1。

表 4-1 常见的餐饮人员引入的食品安全危害

危害类别		危害种类	危害来源
生物	细菌	金黄色葡萄球菌、铜绿假单胞菌	皮肤、鼻子、伤口、口腔、炎症部位等以及患有化脓性或者渗出性皮肤病的人员；被污染的食品原料
		霍乱弧菌	患有霍乱的人员；被污染的食品原料
		志贺氏菌	患有细菌性痢疾的人员；被污染的食品原料
		伤寒杆菌	患有伤寒和副伤寒的人员
		结核分枝杆菌	患有活动性肺结核的人员
		痢疾杆菌	患有细菌性痢疾的人员
		化脓性链球菌	皮肤、鼻子、伤口、口腔、炎症部位等以及患有化脓性或者渗出性皮肤病的人员
		沙门氏菌、副溶血性弧菌	被污染的食品
	病毒	病毒性肝炎	患有或携带甲型、戊型肝炎的人员；被污染的食品
		诺如病毒	患有或携带诺如病毒的人员；被污染的食品
	寄生虫	溶组织阿米巴（痢疾阿米巴）	患有阿米巴性痢疾的人员

续表

危害类别	危害种类	危害来源
物理	毛发、指甲、创可贴	餐饮从业人员未按照规定佩戴工作帽或发网、手套等
	首饰	餐饮从业人员佩戴手表、手镯、手链、戒指、耳环等饰物掉落；工作服上配有珠宝、金属饰品等装饰品掉落
	纽扣、标牌、线头	工作服纽扣、标牌松动掉落；工作服破旧有线头掉落
化学	化妆品、香水	餐饮从业人员的化妆和喷洒香水

由餐饮人员引入的食品安全风险预防措施如下：

（1）从业人员须持证上岗

健康证明是食品从业人员经过健康体检后取得的书面证明文件。从事接触直接入口食品的从业人员应每年健康体检，只有取得健康证明后才能上岗工作。健康证明过期应当立即停止食品生产活动，待重新进行健康体检后，才能继续上岗。

（2）从业人员健康检查

①企业应关注从业人员的动态健康状况，建立每日"晨检"制度。按照规定体检确认患有国务院卫生行政部门规定的有碍食品安全疾病的人员均不得从事接触直接入口食品的工作。从业人员有发热、腹泻、手外伤、皮肤湿疹、长疖子、呕吐、流眼泪、流口水、咽喉痛、皮肤伤口或感染、咽部炎症等症状时，应当及时采取调整工作岗位、治疗等措施。待查明原因、排除有碍食品安全的病症或治愈后，方可重新上岗。②从业人员应随时进行自我医学观察，不得带病工作。

（3）建立健康档案

①企业应建立健全食品安全管理档案，为员工建立健康档案，并由专门人员进行管理。留存的从业人员健康档案，包括：从业人员基本情况；从业人员的健康证明及其体检日期；每日上岗前从业人员健康状况检查记录。从业人员健康档案至少应保存12个月。②餐饮生产经营单位食品安全管理人员制订从业人员健康检查、食品安全培训考核及食品安全自查等计划，并定期开展。

（4）食品从业人员个人卫生

①食品生产加工人员进入食品生产场所前应保持个人卫生，避免污染食品。②进入作业区域应规范穿着洁净的工作服，并按要求洗手、消毒，头发应置于工作帽内或使用发网约束。③进入作业区域不应佩戴饰物、手表，不应化妆、染指甲、喷洒香水，不得携带或存放与食品生产无关的个人用品。④使用卫生间、接触可能污染食品的其他物品，或从事与正常食品生产无关的活动后，接着从事直接接触食品、食品工器具和食品设备等与食品生产相关的活动前应洗手消毒。

(5) 培训与考核

①食品生产企业应当对职工进行食品安全知识培训，食品生产企业应当配备食品安全管理人员，加强对其培训和考核。经考核不具备食品安全管理能力的，不得上岗。②食品安全监督管理部门应对餐饮企业食品安全管理人员进行随机监督考核并公布抽查考核结果。

4.2 餐饮设施设备因素食品安全风险来源

餐饮加工场所的设施主要包括建筑结构一般设施、库房和专间设施、更衣场所及洗手消毒设施、餐用具清洗消毒和保洁设施、"三防"设施（防尘、防鼠、防虫害）、通风排烟设施、采光照明设施、供水设施和废弃物暂存设施等。餐饮设施设备在布局上要求：①要便于清洁卫生，能防虫鼠，无死角。②方便使用和操作。③各种设施要专用，不得用作与食品加工无关的用途。④要有清洁制度和维修保养制度，随时保持设施清洁卫生和处于良好状态。⑤达到相应的卫生要求，装饰材料应是绿色、环保、无毒的。

餐饮设施设备食品安全风险来源见表 4-2～表 4-4。

表 4-2　餐饮设施设备生物危害来源、预防控制措施

设施设备名称		来源	危害	预防及控制措施
供水设施	水处理设施	食品加工用水与其他不与食品接触的用水交叉污染	细菌	①食品加工用水与其他不与食品接触的用水（如冷却水、污水或废水等）应以完全独立的管路输送，避免交叉污染 ②各管路系统应明确标识以便区分，自备水源及供水设施应符合相关规定，供水设施中使用的涉及饮用水卫生安全的产品还需要符合国家相关规定
	管道		病毒	
	储水设备			
排水设施	排水系统入口	未安装地漏等装置	细菌	排水系统入口处应安装配有水封的地漏等隔离装置，以避免固体废弃物进入或者浊气逸出
	排水管出口	未安装防护措施	昆虫、啮齿类动物	排水管道出水口处安装的笼子（金属材料制成为宜），其网眼应小于 10 毫米
	下水道	未设置防逆流装置	病毒	排水应通畅，下水道可采用 U 形管等形式，防止逆流
			细菌	
			昆虫、啮齿类动物	
清洁消毒设施	专用清洗消毒设施	未配备足够的专用清洁消毒设施，交叉污染；专用清洁消毒设施无标识	细菌	①餐饮企业应配备足够的食品、工器具和设备的专用清洁消毒设施，应采取措施避免清洁、消毒工器具带来的交叉污染 ②专用清洁消毒设施应有标识
			真菌	
			病毒	
	餐用具存放保洁设施	未设置密闭的保洁设施；无明显标识	细菌	①应设置存放消毒后餐用具的保洁设施 ②已消毒的餐用具应及时放入保洁设施中 ③保洁设施结构应密封、易清洁，有标识
			病毒	

续表

设施设备名称		来源	危害	预防及控制措施
个人卫生设施	更衣区	工作服与个人服装及其他物品混放	细菌	更衣室应保证工作服与个人服装及其他物品分开放置
			病毒	
		未设置换鞋区	细菌	应按需设置换鞋（穿戴鞋套）设施或工作鞋（靴）消毒设施；设置工作鞋（靴）消毒设施，其规格尺寸应能满足消毒需要
			真菌	
	风淋室、淋浴室等设施	清洁度要求较高区域未设置风淋室、淋浴室等设施人员带入	细菌	清洁度要求较高区域应设置风淋室、淋浴室等设施，避免人员交叉污染
			真菌	
			病毒	
	洗手及消毒设施	手动式洗手设施	细菌	①洗手与消毒设施配套的水龙头其开关应为非手动式，如脚踩式、感应式等
		洗手池材质不易清洁	病毒	②洗手池应采用光滑、不透水且易清洁的材料制成，其结构应易于清洁和消毒
通风排烟设施	进、排气口	未安装防虫网罩	昆虫	应装有防止虫害侵入的网罩等
		进与排气口等位置设置不合理，交叉污染	细菌	进气口和排气口须与户外垃圾存放设备等污染源保持适宜的角度和距离
			真菌	
	空气流向	通风设施冷空气流向不合理	细菌	通风设施应防止空气从清洁度要求低的作业区流向清洁度要求高的作业区
			真菌	
仓储设施	布局	布局设计不合理；未配备防治昆虫等装置	昆虫、啮齿类动物	仓库的结构应易于维护和清洁，防止虫害藏匿，并有防止虫害侵入的设备
	温、湿度控制设施	无温、湿度控制设施；未按照原料要求分温度存放	细菌	①贮存物品应与墙壁和地面保持适当的距离，以利于空气流通及物品搬运 ②仓库应设有温、湿度控制设施 ③原料、半成品、成品以及包装材料等应根据物品的不同性质分设场所贮存或分区域堆放，并应有明确标识，以防止交叉污染
			真菌	
废弃物存放设施	临时存放设施	无临时存放设施造成交叉污染	细菌	必要时应在合适位置设置废弃物临时存放的设备，并依废弃物性质分类存放
			真菌	
			昆虫、啮齿类动物	

表4-3 餐饮设施设备物理危害来源、预防控制措施

设施设备名称		来源	危害	预防及控制措施
供水设施	水处理设施	食品加工用水与其他不与食品接触的用水交叉污染	泥沙等	食品加工用水与其他不与食品接触的用水（如冷却水、污水或废水等）应以完全独立的管路输送，避免交叉污染
	管道			
	储水设备			
排水设施	排水系统入口	未安装地漏等装置	固体废弃物	排水系统入口需安装带有水封的地漏等阻隔装置，可以避免固体废弃物渗入和浊气逸出
通风排烟设施	进、排气口	未设置机械排风、排汽及油烟过滤装置	油及油烟	①食品处理区和就餐区应保持良好通风，及时排除潮湿和污浊的空气 ②专间应设立独立的空调设施 ③产生油烟的设备需要配套安装机械排风和油烟过滤装置，并且过滤器便于清洁与更换 ④产生大量水蒸气设备的上方应该配置机械排风排气设备，同时也需引泄凝结水
			悬浮颗粒物	
			设备零部件	

设施设备名称	来源	危害	预防及控制措施
照明设施	照明设施未安装防护设施	灯泡碎片	①食品上方的照明灯应配备防护装置，防止因照明灯爆裂后的玻璃渣污染食品 ②冷冻（藏）库应使用防爆灯

表4-4 餐饮设施设备化学危害来源、预防控制措施

设施设备名称		来源	危害	预防及控制措施
供水设施	水处理设施	食品加工用水与其他不与食品接触的用水交叉污染	重金属等有毒有害物质	①食品加工用水与其他不与食品接触的用水（如冷却水、污水或废水等）应以完全独立的管路输送，避免交叉污染 ②各管路系统应明确标识，自备水源与供水设施需符合有关标准，供水设施中使用的涉及饮用水安全的产品还需要符合国家相关标准
	管道			
	储水设备			
排水设施	排水系统入口	未安装地漏等装置	固体废弃物进入及浊气	排水系统的入口处应安装带水封的地漏等隔离装置，以避免固体废弃物进入或者浊气逸出
	下水道	未设置防逆流装置	污水	排水应通畅，下水道可采用U形管等形式，防止逆流
清洁消毒设施	专用清洗消毒设施	未配备足够的食品、工器具和设备的专用清洗消毒设施，交叉污染；专用清洁消毒设施无明显标识	消毒剂或清洗剂残留	①采用化学消毒的，至少设有3个专用水池，提倡设置4个专用水池，分别用于为餐用具初洗、清洗、浸泡消毒和消毒液残留冲洗，各类水池应以明显标识标明其用途 ②提倡用热力方法进行消毒，由于热力消毒方法效果可靠、安全、无药物残留且物体表面干燥，因此餐用具
通风排烟设施	进、排气口	未设置机械排风、排汽及油烟过滤装置	加工过程中产生的杂环胺等	①食品处理区和就餐区应保持良好通风 ②在产油烟设施的上方应安装排风和油烟过滤设备，且过滤器要便于清洁与更换 ③产生大量水蒸气设备的上方需配有机械排风排气装置，并且能做好凝结水引泄
仓储设施	布局分区	清洁剂、消毒剂、杀虫剂、润滑剂、燃料等物质混放交叉污染		清洁剂、杀虫剂、消毒剂等物质应该分别安全包装且明确标识，并需与原料、半成品和成品等物品分隔放置
	温、湿度控制设施	无温、湿度控制设施；未按照原料要求分温度存放	组胺	①贮存的物料应该与墙壁和地面保持适宜的距离，防止虫害孳生，也利于空气流通与物品搬运 ②仓库应设有温、湿度控制设施 ③原料、半成品、成品和包装材料等应根据其性质差异而分不同场所贮存，或分区域堆放，并需要有明确标识，来防止交叉污染
废弃物存放设施	临时存放设施	无临时存放设施造成交叉污染	污水等	必要时需在适宜的地点安置废弃物临时存放装置，并且依据废弃物的特点而分类存放

由餐饮设备设施引入的食品安全风险预防措施如下：

（1）餐饮设备的要求

根据《食品安全国家标准 食品生产通用卫生规范》（GB 14881—2013）和《食品生产

许可审查通则》的要求，食品生产者应配备与生产能力相适应的生产设备，并按工艺流程有序排列、合理布局，避免引起交叉污染。与原料、半成品、成品直接接触的设备和用具，应使用抗腐蚀、无毒、无味且不易脱落的材料制成，并应易于清洁和消毒，具体见表4-5。

表4-5 餐饮设备要求

项目	要求
设备材质和结构	设备和加工器具等与食品直接接触的表面应用光滑、无吸收性、易于清洁消毒的材料制成，在正常生产条件下不会与食品、清洁剂和消毒剂发生反应，并应保持完好
	生产设备应避免零部件、金属碎屑、润滑油等可能污染食品的因素混入，并且这些设备应易于清洁、消毒、检查和维护
设备安装	设备应不留空隙地固定在墙壁或地板上，或在安装时与地面和墙壁间保留适度的空间，以便于清洁和维护
设备保养维修	应建立设备保养和维修制度，加强日常维护，定期检修，消除隐患，及时记录
特殊要求	根据产品工艺需要，有些产品的生产许可审查细则或生产规范对生产设备的要求或精度有更明确的规定

（2）食品生产设施的要求

食品生产设施主要指供水设施、排水设施、清洁消毒设施、废弃物存放设施、个人卫生设施、通风设施、照明设施、仓储设施、温控设施以及检验设备设施等。根据《食品安全国家标准 食品生产通用卫生规范》（GB 14881—2013）和《食品生产许可审查通则》的要求，见表4-6。

表4-6 食品生产设施分类及要求

设备设施	要求
供水设施	供水设施应能保证水质、水压、水量及其他要求符合生产需要
	食品加工用水应当符合《生活饮用水卫生标准》（GB 5749—2022），对加工用水质量有其他特殊要求应符合其他相应规定
	间接冷却水、锅炉用水等食品生产用水的水质应符合生产需要
	食品加工用水与其他不与食品接触的用水（如间接冷却水、污水或废水等）应以完全分离的管路输送，避免交叉污染，各管路系统应明确标识以便于区分，自备水源及供水设施应符合有关规定，供水设施中使用的涉及饮用水卫生安全产品还应符合国家相关规定
排水设施	排水系统的设计和建造应保证排水畅通、便于清洁维护
	应适应食品生产的需要，保证食品及生产、清洗用水不受污染
	排水系统入口需安装带水封的地漏等隔离装置，以避免废弃物进入以及浊气逸出
清洁消毒设施	餐饮企业应配备数量足够的用于食品、器具和设备等的专用清洁设备，必要时还应配备合适的消毒设备
	应采取措施避免清洁、消毒工器具带来的交叉污染
废弃物存放设施	食品生产设施应配备设计合理、防止渗漏、易于清洁的用于存放废弃物的专用设施
	车间内存放废弃物的设施和容器应标识清晰
	必要时应在适当区域配置废弃物临时存放设备，根据废弃物特性分类存放

续表

设备设施	要求
个人卫生设施	应设置更衣室，必要时特定的作业区入口处可按需要设置更衣室。更衣室应保证工作服与个人服装及其他物品分开放置
	必要处，应按需设置需要的换鞋（穿戴鞋套）设施或工作鞋（靴）消毒设施。如设置工作鞋（靴）消毒设施，其规格尺寸应能满足消毒需要
	清洁区域入口设置洗手、干手和消毒设施，如有需要，应在作业区内适当位置加设洗手及消毒设施，与消毒设施配套的水龙头其开关应为非手动式
	洗手设施的水龙头数量应与同班次从业人员数量相匹配，必要时需设置冷热水混合器。洗手池的材质和结构应该光滑、不透水且易于清洁消毒
	应在邻近洗手设施的显著位置标示简明易懂的洗手方法
	根据对从业人员清洁程度的要求规定，建议设置风淋室和淋浴室等设施
通风设施	应具有适宜的自然通风或人工通风措施，必要时应通过自然通风或机械设施有效控制生产环境的温度和湿度
	通风设备应避免空气从清洁度要求低的作业区流向清洁度要求高的作业区
	应合理安装进气口位置，进气口和排气口的位置应与户外垃圾储存设施等污染源保持合适的角度和距离。进气口和排气口应装有防止虫害侵入的网罩等装置
	通风排气设施应易于清洁、维修或更换。如果生产环境需对空气净化处理，应安装空气过滤装置并要定期清洁。根据生产需要，必要时应安装除尘设施
照明设施	应有充足的自然采光或人工照明，光泽和亮度应能满足生产和操作需要，工作面的光照强度不得低于220lux（相当于一般晴天时室外无遮挡漫射光亮度），其他场所的光照强度不宜低于110lux（相当于一般阴天时室外无遮挡漫射光亮度）
	光源应使食品呈现真实的颜色。如需在暴露食品和原料的上方安装照明装置，应使用安全型照明装置或采取防护措施
	光源不得改变食品的感官颜色，如红光、蓝光、紫色光，避免使菜肴色调发生改变
	暴露在食品上方的照明灯需装配防护装置，以防止照明灯爆裂而污染食品。冷冻（藏）库应使用防爆灯
仓储设施	应具有与所生产产品的数量、贮存要求相适应的仓储设施
	仓库应以无毒、坚固的材料建成
	仓库的设计应易于清洁，防止虫害藏匿，并应有避免虫害侵入的设备
	仓库地面应平整，便于通风换气
	原料、半成品、成品和包装材料等物品应依据性质差异而分设贮存场所或分区域堆放，并且应该标识明确，以防止交叉污染
	杀虫剂、清洁剂、消毒剂、润滑剂、燃料等物质应分别安全包装，标识明确，并应与原料、半成品、成品和包装材料等分隔存放
	必要时仓库应设有温、湿度控制设施。贮存物品应与墙壁、地面保持适当距离，便于空气流通和物品搬运
温度设施	应根据食品生产的特点，配备合适的加热、冷却和冷冻等设施，以及温度监测装置
	根据生产需要，可设置控制室温的设施
检验设备设施	自行检验的企业，食品生产设施应当具备与所检项目相适应的检验室和检验设备
	检验室应当布局合理，检验设备的数量、性能、精度应当满足相应的检验需求

4.3 餐饮原料因素食品安全风险来源

食品原料是食品生产和流通的源头。对食品原料、食品添加剂和食品相关产品等物料的采购和使用过程进行科学管理，确保物料质量合格是食品安全的重要基础。餐饮食品原料主要包括未加工食品（如蔬果）、半成品（如未煮熟的豆浆、速冻肉制品）以及加工制成品（如食用油、调味品），也包括食品添加剂。食品相关产品指食品的包装材料、容器、洗涤剂、消毒剂和用于食品生产经营的工具、设备。餐饮食品相关产品都是直接或间接接触食物的，因此直接关系到餐饮食品的安全性。

餐饮食品原料的主要食品安全问题集中在采购和餐饮食品原料在运输、贮存过程。采购环节中原料不符合食品安全标准或要求，甚至有掺杂使假；餐饮食品原料在运输、贮存过程中发生卫生质量恶化。餐饮原料可能的食品安全危害分为生物危害、物理危害和化学危害，见表 4-7、表 4-8、表 4-9。

表 4-7 餐饮原料生物危害类别来源

餐饮原料种类		危害类别	危害类别	危害来源
水	食品加工用水	细菌	大肠埃希氏菌、铜绿假单胞菌	被污染的水源
		寄生虫	隐孢子虫、蓝氏贾第鞭毛虫	
食品加工原料	果蔬	细菌	沙门氏菌、单核细胞增生李斯特氏菌、金黄色葡萄球菌、大肠埃希氏菌	从土壤中带出；采收、贮运过程中污染
		真菌	曲霉属、青霉属和镰刀菌	
		寄生虫	布氏姜片吸虫、肝片形吸虫	
	粮食加工品	真菌	曲霉属、青霉属和镰刀菌	采收、贮运过程中污染
		昆虫	甲虫、螨虫等	
	水产	细菌	副溶血性弧菌、霍乱弧菌、沙门氏菌、大肠埃希氏菌、产气荚膜梭菌、李斯特氏菌	分布于海域的自身原有细菌；生活污水等水污染造成水产品污染细菌
		病毒	诺如病毒、甲型肝炎病毒	生活污水等水污染造成水产品富集病毒
		寄生虫	华支睾吸虫、广州管圆线虫、异尖线虫、卫氏与斯氏并殖吸虫、棘口吸虫	水中寄生虫，被寄生虫污染的鱼、蟹、螺等
	畜禽肉	细菌	沙门氏菌、金黄色葡萄球菌、变形杆菌、产气荚膜梭菌、李斯特氏菌、小肠结肠炎耶尔森菌	病畜；屠宰、运输、贮存过程中被污染
		病毒	朊病毒、禽流感病毒	
		寄生虫	猪带绦虫、牛带绦虫、旋毛虫和弓形虫	
	禽蛋	细菌	沙门氏菌	产蛋过程蛋壳受到污染并侵入蛋内；蛋贮存、运输、销售等环节受到致病菌污染
	干货类	真菌	曲霉属、青霉属和镰刀菌	生产及贮存过程中受到污染；产品包装破坏、产品超过保质期
		昆虫	甲虫、螨虫等	
		啮齿类动物	老鼠	
	奶及奶制品	细菌	沙门氏菌、大肠埃希氏菌、金黄色葡萄球菌、李斯特氏菌、小肠结肠炎耶尔森菌	病畜；运输、贮存过程中被污染
		真菌	黄曲霉毒素	运输、贮存过程中被污染

续表

餐饮原料种类		危害类别		危害来源
食品加工原料	豆制品	细菌	大肠埃希氏菌、变形杆菌	制作过程；贮存不当
	调料	细菌	大肠埃希氏菌	调味品放置时间过长造成微生物污染
	泡菜等酱腌菜	细菌	副溶血性弧菌	泡菜原料本身带有细菌或寄生虫
		寄生虫	布氏姜片吸虫、肝片形吸虫	
	熟肉类	细菌	肉毒梭菌、变形杆菌	带菌土壤、尘埃及粪便
	发酵豆、谷制品	细菌	肉毒梭菌	
	食用油、油脂及其制品	真菌	曲霉属、青霉属和镰刀菌	油料籽被污染

表4-8　餐饮原料物理危害类别来源

餐饮原料种类		危害种类	危害来源
水	食品加工用水	泥沙、碎石等	收货、贮存、运输、加工过程中混入
	不与食品接触的用水		
食品加工原料	果蔬		
	粮油		
	水产	鱼刺、碎石、碎玻璃等	鱼本身带有鱼刺；贮存及运输过程中受到污染
	畜禽肉	碎石、碎玻璃等	贮存及运输过程中受到污染
	粮豆类	泥土、沙石、金属	粮食在加工、贮存、运输过程中带入
	干货类	混有杂物	生产、贮存及运输过程中受到污染
	豆制品	沾染异物	制作、贮存过程中产生
	泡菜腌制	头发、纽扣等	员工操作污染

表4-9　餐饮原料化学危害类别及来源

餐饮原料种类		危害类别		危害来源
水（食品加工用水）		重金属	铅、镉、砷	水体被污染；装成加工用水的容器被污染
		消毒剂	次氯酸	消毒后水未处理
食品加工原料	果蔬	农药残留	有机磷、氨基甲酸酯类、有机氯、拟除虫菊酯类等农药	过量使用农药；未遵守休药期；非法使用禁用农药
		重金属	铅、镉、砷	土壤被污染，植物体内富集
	粮食加工品	天然毒素	黄曲霉毒素 B_1	小麦、玉米等霉变
		农药残留	有机磷、氨基甲酸酯类、有机氯、拟除虫菊酯类等农药	过量使用农药；未遵守休药期；非法使用禁用农药
		重金属	镉、铅、砷	土壤被污染，植物体内富集
		食品添加剂滥用	铝	过量使用添加剂
		非法添加	增白剂（过氧化苯甲酰）、吊白块、硼砂	人为非法添加

续表

餐饮原料种类		危害类别	危害来源
食品加工原料	水产	天然毒素	贝类毒素、组胺	水产品自身带有；某些鱼类组氨酸含量高；鱼类不新鲜造成

餐饮原料种类		危害类别		危害来源
食品加工原料	水产	天然毒素	贝类毒素、组胺	水产品自身带有；某些鱼类组氨酸含量高；鱼类不新鲜造成
		重金属	铅、砷、镉、汞	水产品生产的水域受到污染；生物从被污染的水环境富集
		兽药残留	磺胺类、硝基呋喃类、氯霉素等	过量使用兽药；未遵守休药期；非法使用禁用兽药
		非法添加	孔雀石绿	人为非法添加
	畜禽肉、禽蛋	重金属	铅、砷、镉、汞	贮存及运输过程中受到污染
		兽药残留	克仑特罗、沙丁胺醇等兴奋剂；磺胺类、硝基呋喃类、四环素类等	过量使用兽药；未遵守休药期；非法使用禁用兽药
	奶及奶制品	兽药残留	磺胺类、硝基呋喃类、四环素类等	过量使用兽药；未遵守休药期；非法使用禁用兽药
		重金属	铅、砷、镉、汞	贮存及运输过程中受到污染
	调料	非法添加	罂粟壳、苏丹红	人为非法添加
	泡菜等酱腌菜、熟肉类	食品添加剂滥用	亚硝酸盐	人为非法添加
	食用油、油脂及其制品	天然毒素	黄曲霉毒素 B_1	小麦、玉米等霉变
		重金属	铅、砷、镉、汞	贮存及运输过程中受到污染

对食品原料、食品添加剂和食品相关产品等物料的采购过程的规范管理是保证餐饮食品安全的重要前提。根据《食品安全法》第五十条第一款要求，食品生产者采购食品原料、食品添加剂、食品相关产品，应当查验供货者的许可证和产品合格证明；对无法提供合格证明的食品原料，应当按照食品安全标准进行检验；不得采购或者使用不符合食品安全标准食品原料、食品添加剂、食品相关的产品。餐饮企业应当就下列事项制订并实施控制要求，保证所生产的食品符合食品安全标准：原料采购、原料验收等原料控制；生产工序、设备、贮存、包装等生产关键环节控制；原料检验、半成品检验、成品出厂检验等检验控制；运输和交付控制。

由餐饮原料引入的食品安全风险预防措施如下：

（1）原料采购

①选择的供货者应具有相关合法资质。②特定餐饮服务提供者应建立供货者评价和退出机制，对供货者的食品安全状况等进行评价，将符合食品安全管理要求的列入供货者名录，及时更换不符合要求的供货者。③特定餐饮服务提供者应自行或委托第三方机构定期对供货者食品安全状况进行现场评价。④鼓励建立固定的供货渠道，与固定供货者签订供货协议，明确各自的食品安全责任和义务。鼓励根据每种原料的安全特性、风险高低及预期用途，确定对其供货者的管控力度。

(2) 原料验收

①食品的采购需要查验其食品生产许可证和产品合格证明文件等；采购食品添加剂和食品相关产品需查验其营业执照和产品合格证明文件等。②从食品销售者（商场、超市和便利店等）采购食品需查验其食品经营许可证等；采购食品添加剂和食品相关产品需要查验其营业执照等。③从食用农产品个体生产者直接采购食用农产品还需查验其有效身份证明。④从食用农产品生产企业和农民专业合作经济组织采购食用农产品的，查验其社会信用代码和产品合格证明文件。⑤从集中交易市场采购食用农产品的，索取并留存市场管理部门或经营者加盖公章（或负责人签字）的购货凭证。⑥采购畜禽肉类的，还应查验动物产品检疫合格证明；采购猪肉的，还应查验肉品品质检验合格证明。⑦实行统一配送经营方式的，可由企业总部统一查验供货者的相关资质证明及产品合格证明文件，留存每笔购物或送货凭证。各门店能及时查询、获取相关证明文件复印件或凭证。⑧采购食品、食品添加剂和食品相关产品应留存每笔购物或送货凭证，见表4-10。

表4-10 进货查验相关证明材料

分类	产品		具体文件
证明生产者或经营者资质的文件	—		《食品生产许可证》《食品经营许可证》《营业执照》以及身份证明、购货凭证、送货凭证
证明食品质量的文件	食品、食品添加剂、食品相关产品		产品合格证明文件等
	鲜（冻）畜禽肉或活禽		检疫合格证明（畜牧兽医部门）、肉品品质检验合格证明（猪肉）
	进口食品	食品原料、食品添加剂	检验合格证明（进口食品卫生证书）（口岸进口食品卫生监督检验机构）
		鲜（冻）畜禽肉	卫生检疫合格证（进口检疫机构）
	需特殊批准产品	保健食品、新资源食品等	批准证书或其他相关文件

(3) 入库查验和记录

①外观查验：预包装食品的包装完整、清洁、无破损，标识与内容物一致；冷冻食品无解冻后再次冷冻情形；具有正常的感官性状；食品标签符合相关要求；食品在保质期内。②温度查验：查验期间，尽可能减少食品的温度变化。冷藏食品的表面温度应该与标签所标示的温度要求不能超过+3℃，而冷冻食品的表面温度不应高于-9℃。无具体要求且需冷冻或冷藏的食品，其温度可参考见表4-11。

表4-11 常见食品原料适宜保存温度

种类		环境温度	涉及产品范围
蔬菜	根茎菜类	0～5℃	蒜薹、大蒜、长柱山药、马铃薯、辣根、芜菁、胡萝卜、萝卜、竹笋、芦笋、芹菜
		10～15℃	扁块山药、生姜、甘薯、芋头

续表

种类		环境温度	涉及产品范围
蔬菜	叶菜类	0～3℃	结球生菜、直立生菜、紫叶生菜、油菜、奶白菜、菠菜（尖叶型）、茼蒿、小青葱、韭菜、甘蓝、抱子甘蓝、菊苣、乌塌菜、小白菜、芥蓝、菜心、大白菜、羽衣甘蓝、莴笋、欧芹、茭白、牛皮菜
	瓜菜类	5～10℃	佛手瓜和丝瓜
		10～15℃	黄瓜、南瓜、冬瓜、冬西葫芦（笋瓜）、矮生西葫芦、苦瓜
	茄果类	0～5℃	红熟番茄和甜玉米
		9～13℃	茄子、绿熟番茄、青椒
	食用菌类	0～3℃	白灵菇、金针菇、平菇、香菇、双孢菇
		11～13℃	草菇
	菜用豆类	0～3℃	甜豆、荷兰豆、豌豆
		6～12℃	四棱豆、扁豆、芸豆、豇豆、豆角、毛豆荚
水果类	核果类	0～3℃	杨梅、枣、李、杏、樱桃、桃
		5～10℃	橄榄、芒果（催熟果）
		13～15℃	芒果（生果实）
	仁果类	0～4℃	苹果、梨、山楂
	浆果类	0～3℃	葡萄、猕猴桃、石榴、蓝莓、柿子、草莓
	柑橘类	5～10℃	柚类、宽皮柑橘类、甜橙类
		12～15℃	柠檬
	瓜类	0～10℃	西瓜、哈密瓜、甜瓜和香瓜
	热带、亚热带水果	4～8℃	椰子、龙眼、荔枝
		11～16℃	红毛丹、菠萝（绿色果）、番荔枝、木菠萝、香蕉
畜禽肉类	畜禽肉（冷藏）	-1～4℃	猪、牛、羊和鸡、鸭、鹅等肉制品
	畜禽肉（冷冻）	-12℃以下	猪、牛、羊和鸡、鸭、鹅等肉制品
水产品	水产品（冷藏）	0～4℃	罐装冷藏蟹肉、鲜海水鱼
	水产品（冷冻）	-15℃以下	冻鱼、冻虾、冻扇贝、冻裹面包屑鱼虾、冷冻鱼糜、冷冻银鱼
	水产品（冷冻）	-18℃以下	冻罗非鱼片、冻烤鳗、养殖红鳍东方鲀
	水产品（冷冻生食）	-35℃以下	养殖红鳍东方鲀

4.4 餐饮加工方法因素食品安全风险来源

食品原料来源广泛，种类繁多，大多不能直接进行烹调，必须根据原料的种类和菜点要求进行初步处理，才能符合烹饪工艺要求。菜点加工食品安全风险涉及初加工、菜品调配、加热烹调以及菜品供应等过程。

(1) 烹饪原料初加工

烹饪原料初加工主要指对烹饪原料进行挑拣、整理、解冻、清洗、剔除不可食用部分等的加工制作。各类原料购进时大多带有泥土杂物、微生物、虫卵等，初加工安全控制，有助于最大限度减少食品安全风险，满足烹饪要求，保持原料的营养成分，充分合理利用原料，降低原料浪费。常见烹饪原料初加工见表4-12。

表4-12 常见烹饪原料初加工步骤

原料类别			初加工步骤	
植物性原料	果蔬	去皮→浸泡清洗→洗净装筐→切配备用→腌制	去皮：除去外皮、粗老组织及不可食用部分	
			浸泡清洗：浸泡10～15min除去残留农药、泥沙、微生物、寄生虫卵等	
			洗净装筐：与动物性原料容器区分，防止交叉污染，不可直接放置地面	
			切配备用：先洗后切，避免污水污染	
			腌制	盐腌：注意食盐浓度、腌制温度及时间
				糖渍：糖液浓度达到60%～65%才能抑制微生物生长繁殖
				醋渍：1.7%～2.0%浓度的醋酸可抑制或杀死大部分细菌，5%～6%浓度的醋酸可杀死大部分芽孢菌
	干货原料		采用饮用水涨发，不同原料按照烹饪工艺要求，使用不同温度的水涨发，定期换水	
动物性原料	冻结原料	解冻→清洗→去骨、配切→装盆备用→腌制	解冻	自然解冻：以空气为传热介质，可分为室温解冻和冷藏解冻（0～10℃）
				优点：缓慢解冻能使细胞重新吸收解冻形成的液汁，较好地恢复原料原有品质，减少营养素损失
				缺点：耗时长，微生物繁殖机会增多，风险大，不便于计划生产
				水解冻法：以水作为介质，可分为浸泡解冻和流水解冻
				优点：肉品在水中解冻速度比在空气中快；水的浸洗作用会除去原料表面的杂质和微生物
				缺点：水中解冻的原料，由于其组织细胞的破坏，恢复原有品质的性能较差，色素、香味成分及营养都可能发生流失
				微波解冻法：原料分子在微波电磁场中高频振荡，分子相互摩擦，产生热能，随着温度的上升，逐渐解冻
				优点：加热均匀，热能利用率高，解冻速度快，且微生物污染少
				缺点：耗电量大，费用高
			清洗：解冻后的动物性原料应除去残毛、污物、结缔组织、淋巴结、血污肉等异物	
			去骨和配切：按需要去骨分段，切成烹调需要的形状，发现异常部位应废弃	
			装盆备用：烹饪前冷藏备用	
			腌制	盐腌：食盐浓度达18%～25%才能抑制细菌生长，应合理使用添加剂
				醉制：酒的用量应高于原料重的50%，起到杀死细菌及致病菌
	干货原料	水发	可除去原料中的水溶性污染物，高温水发有助于杀灭微生物	
		碱发	利用1%～10%浓度的碳酸钠涨发，比水发时间短；碱性溶液对微生物有抑制作用，碱发后需用清水将碱液充分漂洗干净，且禁止添加硼砂	
		油发	不能使用高温或反复加热过的油脂，防止油脂分解产物污染原料	
		盐发	食盐高温炒制，有助于除去原料表面的杂质和微生物	

（2）烹饪热加工过程

烹饪是将食品原料转化为食物的加工过程，是一种复杂而有规律的处理方式。烹饪热加工具有杀菌、杀虫及降解有毒物质减少污染的作用。温度、时间以及烹饪方式是热加工过程中食品安全风险来源。常见的热加工方式见表4-13。

表4-13 常见加热方式及特点

加热介质	类型	特点
水	焯水、烧、煮等	常压下加热温度不超过100℃，方法多样，加工时间可长可短
蒸汽	蒸	封闭状态下利用水蒸气进行蒸制，不宜翻动，可保持原料的营养素和原汁原味
油	过油	将加工成型原料拌上不同性质的糊浆，采用中或大油量、不同油温加热，获得不同质感的半成品
油	炒、爆、熘等	原料多以小块为主，油量中或少，油温高，快速烹制成菜
油	炸	油量大，完全淹没原料，油温高，可达230℃左右
油	煎贴	油量少，成菜时间短，原料多呈饼状或挂糊的片形
不同热源	暗炉烤	以煤、木炭、煤气、电作为热源，将原料放于封闭的烤炉内烘烤至熟
不同热源	明火烤	将原料放于敞口的火炉或火盆上，反复烤制熟透

烹饪过程产生的食品安全危害可分为生物性、物理性及化学性，见表4-14、表4-15、表4-16。

表4-14 餐饮加工方法生物危害来源及预防控制措施

加工方法		危害	危害来源	预防及控制措施
初加工	清洗	细菌	原料未清洗；未采用符合饮用标准的水清洗	①所有原料需按照要求清洗 ②采用符合饮用水标准的净水清洗 ③采用紫外灯或果蔬原料清洗机清洗
初加工	清洗	寄生虫虫卵	未采用2%食盐水浸泡	
初加工	装筐	细菌	清洗后植物性和动物性原料存放容器交叉使用；清洗后存放不当	①采用不同颜色的容器或容器上有标签标识 ②固定清洗后存放区域
初加工	装盆备用	细菌	肉类装盆备用后未冷藏	动物性原料装盆备用时及时冷藏
初加工	解冻	李斯特氏菌等细菌	自然解冻时室温下解冻时间过程；水解冻时未定时更换清水	①采用微波解冻或流水解冻等方式 ②严格控制解冻时间和温度，及时换水
初加工	腌制	副溶血性弧菌、金黄色葡萄球菌等细菌	腌制浓度不当	①糖渍：糖液浓度达到60%～65% ②醋渍：1.7%～2.0%的醋酸可抑制或杀死大部分细菌，5%～6%的醋酸可杀死大部分芽孢菌 ③盐腌：食盐浓度达18%～25% ④醉腌：酒的用量应高于原料重的50%
初加工	涨发	椰毒假单胞菌酵米面亚种（米酵菌酸）等其他细菌	涨发时间或温度不当；未经常更换水	①严禁用浸泡的玉米、霉变的玉米制作食品 ②发酵谷类食品时要勤换水，保持卫生，无异味产生

续表

加工方法		危害	危害来源	预防及控制措施
热加工	焯水、烧、煮、蒸、炒、爆、熘炸、煎贴等	细菌	加热时间过短；加热不彻底	①确保加热时间足够，断生熟透 ②掌握食物的性状、蒸制火候、时间、原料摆放等，严格按照规定蒸制
冷却		细菌	在 10～60℃范围内放置时间超过 4 h	①可利用冰水浸泡，当冰块体积大于水时，其冷却速度可比水效率高 70% ②使用传热快的容器存放，铝制品传热最快，其次为不锈钢，禁止使用塑料容器 ③使用高度在 8cm 以下的浅盘存放食品；豆类、米饭等食品容器的深度小于 5cm ④尽可能平铺食品，食品体积尽可能小 ⑤可采用搅拌的方式加速冷却，搅拌的器具应保持清洁卫生
再加热		细菌	中心温度未达到 70℃；加热时间不足	所有再加热食品在 2h 内中心温度达到 70℃

表 4-15　餐饮加工方法物理危害来源及预防控制措施

加工方法		危害	危害来源	预防及控制措施
初加工	清洗	泥土、沙、碎石等	原料未清洗或清洗不完全；未采用符合饮用标准的水清洗	①所有原料需按照要求清洗 ②采用符合饮用水标准的净水清洗
	装框		清洗后存放不当，放置在地面等易受污染位置	固定清洗后存放区域
	去骨	骨头及其碎渣	剔骨后分装混入	剔骨后注意检查
冷却		灰尘	使用大风扇对着食品吹冷风，将灰尘、污物吹到食品上	①对于浓缩食品，可采用直接加冰的方式加速降温 ②冷却时，禁止使用大风扇对着食品吹冷风

表 4-16　餐饮加工方法化学危害来源及预防控制措施

加工方法		危害	危害来源	预防及控制措施
初加工	清洗	农药残留	原料未清洗或清洗不完全；浸泡时间过短；未采用符合饮用标准的水清洗	①所有原料需按照要求清洗 ②采用符合饮用水标准的净水清洗 ③采用果蔬专用洗涤剂浸泡 10～15 分钟
		洗涤剂残留	采用清洗剂浸泡后未清洗干净	采洗涤剂浸泡后必须反复清洗
	腌制	N-亚硝基化合物	腌制浓度过低或过高；腌制时间过长	①果蔬制品腌制时严格把控食盐的添加量 ②注意腌制时间 ③肉制品腌制时应严格遵守国家食品安全标准，硝酸盐的使用量不得超过 0.5g/kg，亚硝酸盐的使用量不得超过 0.15g/kg ④在肉、鱼腌制前，最好不要将各类腌制调料事先混合
		着色剂	过量使用	严格按照《食品安全国家标准食品添加剂使用标准》（GB 2760—2014）使用添加剂

续表

加工方法		危害	危害来源	预防及控制措施
初加工	涨发	Na_2CO_3	碱发后未清水漂洗或漂洗不充分	①碱发是利用1%～10%的碳酸钠涨发，比水发时间短效率高，碱性溶液对微生物有抑制作用，碱发后需用清水将碱液充分漂洗干净 ②严禁非法添加硼砂
		硼砂	碱发过程非法添加硼砂	
热加工	焯水、烧、煮等	天然有毒有害物质	天然有毒有害物质未能降解或消除，如菌类、豆类等	确保加热时间足够，断生熟透
	炒、爆、熘等	杂环胺类化合物、丙烯酰胺	加工温度过高；原料受热不均匀	①严格控制油温，控制好投料数量和油量比例，充分滤用过的油脂，减少其反复使用的次数 ②控制食物原料性状、数量及加热油温和时间
	炸、煎贴等	杂环胺类化合物、丙烯酰胺		①严格控制油温和反复使用的次数 ②控制食物原料性状、数量及加热油温和时间
		油脂酸败	重复用油	减少反复使用次数，随时添加新油，充分过滤
	暗炉烤	多环芳烃化合物、杂环胺类化合物、丙烯酰胺	加工温度过高；原料受热不均匀；原料与炭火直接接触	①严格控制油温和使用的次数 ②控制食物原料性状、数量及加热油温和时间 ③选用电炉或无烟染料，改良食品烟熏剂，不使食品与炭火直接接触
	明火烤			

4.5 餐饮环境因素食品安全风险来源

餐饮加工环境主要指食品加工经营直接或间接相关的场所，包括食品加工处理区、非食品加工处理区和就餐场所。设计、布局合理的餐饮加工场所是保证餐饮食品安全的必要条件。根据《中华人民共和国食品安全法》第33条（食品生产经营要求）第1款第1项和第2项内容要求，对加工贮藏场所、污染源、洗涤消毒更衣、防尘、防蝇、防鼠、防虫、处理废水和垃圾存放等环境因素都有明确要求。

（1）选址卫生要求

餐饮服务场所应选择与经营的餐食相适应的地点，保持餐饮服务场所环境清洁。①不得选择易受到污染的区域。应距离粪坑、污水池、暴露垃圾场（站）和旱厕等污染源25m以上，并位于粉尘、有害气体、放射性物质和其他扩散性污染源的影响范围外，以确保饭店周围的空气和水源清洁，无生物性、化学性污染物。②餐饮服务场所周围不应有可导致虫害大量孳生的场所，应采取必要的防控措施。③餐饮企业周围基础设施良好，交通便利，给排水、电力、气、通信、宽带、光纤、排污等条件应齐备。地势干燥并且高于排污管道，以利排污。同时符合规划、环保和消防的有关要求。

（2）餐饮加工场所功能区的划分

餐饮加工场所分为食品处理区、非食品处理区和就餐场所，见图4-1。

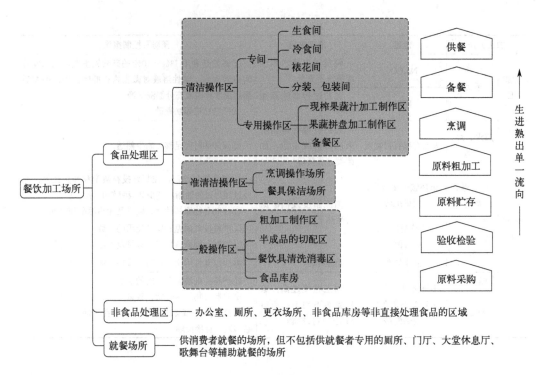

图 4-1 餐饮加工场所功能分区图

食品处理区指贮存、整理、加工（包括烹饪）、分装以及餐用具的清洗、消毒、保洁等场所，是餐饮业加工操作最集中的场所，按照对清洁程度的不同要求，分为清洁操作区、准清洁操作区、一般操作区。①清洁操作区：防止食品被环境污染，清洁要求较高的操作场所，通常用于加工高风险食品（即富含碳水化合物、蛋白质、水分等，常温存放容易腐败），是餐饮业食品安全管理的重点场所。②专间：为防止食品受到污染，以分隔方式设置的清洁程度要求较高的加工直接入口食品的专用操作间。③专用操作区：为防止食品受到污染，以分离方式设置的清洁程度要求较高的加工直接入口食品的专用操作区域。④准清洁操作区：清洁要求次于清洁操作区的操作场所，避免生食品对熟食品或洁净餐用具的污染，是该区域食品安全管理的重要内容之一。⑤一般操作区：食品处理区对清洁程度要求最低的区域，除清洁操作区、准清洁操作区外的其他操作场所都属于一般操作区。一般操作区通常不涉及食物成品，因此对清洁度要求相对较低，但并不意味该区域可以不讲究卫生，一般的清洁卫生要求同样适用于该区域。

（3）餐饮加工场所建筑要求

根据《食品安全国家标准食品生产通用卫生规范》（GB 14881—2013）的要求，建筑内部结构应易于维护、清洁或消毒，应采用适当的耐用材料建造。①顶棚：应使用无毒、无味，与生产需求相适应，易于观察清洁状况的材料建造；若直接在屋顶内层喷涂涂料作为顶棚，应使用无毒、无味，防霉、不易脱落、易于清洁的涂料。顶棚应易于清洁、消毒，在结构上不利于冷凝水垂直滴下，防止虫害和霉菌孳生。蒸汽、水、电等配件管路应避免设置在暴露食品的上方；如确需设置，应有能防止灰尘散落及水滴掉落的装置或措施。②墙面、隔断：应使用无毒、无味的防渗透材料建造，在操作高度范围内的墙面应光滑、不易积累污垢且易于清洁；若使用涂料，应无毒、无味、防霉、不易脱落、易于清洁。墙壁、隔断和地面交界处应结构合理、易于清洁，能有效避免污垢积存，例如设置漫弯形交界面等。③门窗：应闭合严密。门的表面应平滑、防吸附、不渗透，并易于清洁、消毒，应使用不透水、坚固、不变形的材料制成。清洁作业区和准清洁作业区与其他区域之间的门应能及时关闭。窗户玻璃应使用不易碎材料。若使用普通玻璃，应采取必要的措施防止玻璃破碎后对原料、包装材料及食品造成污染。窗户如设置窗台，其结构应能避免灰尘积存且易于清洁。可开启的窗户应装有易于清洁的防虫害窗纱。

（4）餐饮环境引入食品安全危害

餐饮环境引入的食品安全危害可分为生物性、物理性和化学性。餐饮环境生物性危害主要来源于虫害和鼠害。化学性危害主要来源于对虫害、鼠害消杀过程中，药物喷洒到食品或食品原料上或药物存放位置不当交叉污染（表4-17）。物理性危害主要源于环境中的异物混入食品或食品原料中。

表4-17　常见的餐饮环境引入的食品安全危害

危害类别	危害种类		预防及控制措施
生物性	昆虫	苍蝇	安装空气门帘或是能将苍蝇阻隔在收货口之外的灭蝇扇
		蟑螂	蟑螂喜暗怕光，一般白天隐蔽，晚上活动，要抓住蟑螂的活动特点进行灭杀
	老鼠		①堵：经常清除杂物，做好室内外卫生；在仓库等地加放防鼠板，沟渠处放防鼠网；把室内鼠洞堵死，墙根压实使老鼠无藏身之地，便于捕杀 ②查：查鼠洞，摸清老鼠常走的鼠道和活动场所，为下饵、放灭鼠器提供线索 ③饿：保管好食品，断绝鼠粮，清除垃圾和粪便，迫使老鼠食诱饵 ④捕：用特制捕鼠用具如鼠笼、鼠夹、电猫、粘鼠胶等诱捕
化学性	杀消药物、消毒剂等		①应尽量使用速效药物，中长效药物的使用应有选择性，且所用药品均应符合国家的相关规定，以确保食品的安全 ②药物一定不能放在食品加工区的上方及每天清扫的区域。工具应尽量使用对人体无害作用的粘鼠板、挡鼠板等

（5）由餐饮环境引入的食品安全风险预防措施

① 保持餐饮环境良好卫生是降低食品安全风险的基础，推荐的餐饮服务场所、设施、设备及工具清洁方法见表4-18。

② 制订餐饮加工场所虫害、鼠害综合治理计划，定期检查餐饮经营场所虫、鼠能进入的途径并及时处理。门、窗和通风口保证封闭严实、完好；封闭所有电线、排污管道、通风口和烟道口周围的开口处；用至少16目的金属筛网来封盖窗户和通风口，修补所有向外开的门和外墙上的裂缝；安装空气门帘或是能将苍蝇阻隔在收货口之外的灭蝇扇。

表 4-18　餐饮服务场所、设施、设备及工具清洁方法

场所、设施、设备及工具	频率	使用物品	方法
地面	每天完工或有需要时	扫帚、拖把、刷子、清洁剂	用扫帚扫地→用拖把以清洁剂拖地→用刷子刷去余下污物→用水冲洗干净→用干拖把拖干地面
排水沟	每天完工或有需要时	铲子、刷子、清洁剂	用铲子铲去沟内大部分污物→清洁剂洗净排水沟→用刷子刷去余下污物→用水冲洗干净
墙壁、门窗及天花板（包括照明设施）	每月 1 次或有需要时	抹布、刷子、清洁剂	用干抹布擦去干污物→用湿抹布擦洗或用水冲刷→用清洁剂清洗→用湿抹布擦净或用水冲洗干净→用干净的抹布擦干或风干
冷冻（藏）库	每周 1 次或有需要时	抹布、刷子、清洁剂	参考地面和墙壁等保洁方法
排烟设施	表面每周 1 次，内部每年 2 次以上	抹布、刷子、清洁剂	清洁剂清洗→刷子或抹布去除油污→湿抹布抹净或用水冲洗干净→风干
工作台及洗涤盆	每次使用后	抹布、刷子、清洁剂、消毒剂	清除食物残渣及污物→用湿抹布擦抹或用水冲刷→用清洁剂清洗→用湿抹布擦净或用水冲洗干净→用消毒剂消毒→用水冲洗干净→风干
餐厨废弃物存放容器	每天完工或有需要时	刷子、清洁剂、消毒剂	清除食物残渣及污物→用水冲刷→用清洁剂清洗→用水冲洗干净→用消毒剂消毒→风干
设备、工具	每次使用后	抹布、刷子、清洁剂、消毒剂	清除食物残渣及污物→用水冲刷→用清洁剂清洗→用水冲洗干净→用消毒剂消毒→用水冲洗干净→风干
卫生间	定时或有需要时	扫帚、拖把、刷子、抹布、清洁剂、消毒剂	清除地面、便池、洗手池及台面、废弃物存放容器等的污物、废弃物→用刷子刷去余下污物→用扫帚扫地→用拖把以清洁剂拖地→用刷子、清洁剂清洗便池、洗手池及台面、废弃物存放容器→用消毒剂消毒便池→用水冲洗干净地面、便池、洗手池及台面、废弃物存放容器→用干拖把拖干地面→用湿抹布抹净洗手池及台面、废弃物存放容器→风干

③ 地板和墙面：及时修补受损的地板，地板要使用防水材料，如瓷砖；保持地面排水管畅通，不被食品残渣和其他碎屑阻塞；照明灯的安装要离开向外开的门，因为灯光会吸引很多种飞虫，电灯开关、公告牌和通风孔旁的缝隙要仔细填塞；保持建筑物外墙及周围的清洁和整洁，清除杂物，不给鼠类和其他害虫留有栖息之所；用金属丝网（铜丝网）封堵所有的管道和电线；所有的垃圾都装在封口塑料袋里，投入有盖的容器中。

④ 预防垃圾和废物变成微生物和昆虫的滋养地，应该做到以下几点进行预防：用容易清洗，并且有紧实盖子的容器来装垃圾，可以防止苍蝇进入；垃圾桶里使用塑料衬垫，以便易于清洁；每天都用热的肥皂水清洗垃圾桶的内外，保持垃圾桶周围的清洁；在垃圾和废物区附近使用喷雾杀虫剂和捕鼠夹；把可回收的废物存放在清洁的、防虫的容器内，该类容器置放于尽量远离餐馆且法规允许摆放的位置；部分食品如面粉、白糖、煎饼粉等从原包装里拿出后，放到经认可且封盖严密的容器中，容器外要有正确的标签。

4.6 餐饮检测因素食品安全风险来源

食品生产企业依据《中华人民共和国食品安全法》《食品安全国家标准 食品生产通用卫生规范》(GB 14881—2013)及《食品生产许可审查通则》《食品生产许可管理办法》等，应通过自行检验或委托具备中国计量认证的食品检验机构对原料和产品进行检验，建立完善的出厂检验管理制度，不断改进提升检验水平，保障产品质量。

（1）自行检验

食品生产企业自行检验的，应当具备与食品生产许可审查细则规定的必检的出厂检验项目相适应的检验室和检验设备设施，其性能和准确度应能达到规定的要求，实验室布局合理，能满足相应检验条件。微生物检验应符合 GB 4789.1—2016《食品安全国家标准 食品微生物学检验 总则》的要求，理化检测应符合 GB/T 5009.1—2003《食品卫生检验方法 理化部分 总则》的要求；由具有相应资质的检验人员按规定的检验方法检验；检验仪器设备应按期检定。

（2）委托检验

食品生产企业实行委托检验的，应当委托具备与所检项目相适应并通过中国计量认证的食品检验机构对原料和产品进行检验，签订合法的委托合同或协议，合同书中应载明：检验项目符合食品安全标准、检验机构出具的出厂检验报告对企业生产批次负责。

（3）食品快速检测

食品快速检测指利用快速检测设施设备（包括快检车、室、仪、箱等），按照现市场监督管理总局或国务院其他有关部门规定的快检方法，对食品（含食用农产品）进行某种特定物质或指标的快速定性检测的行为。

随着人们对食品安全的关注日益增加，食品快速检测行业也得到了迅速发展。目前，食品快速检测行业的质量现状主要表现在以下几个方面。①技术水平较高：目前，聚合酶链式反应（PCR）、酶免疫吸附试验（ELISA）等分子生物学方法已广泛应用于食品快速检测领域，能够迅速检测出食品中的致病性微生物和重金属等有害物质。②检测手段丰富：除了传统的实验室检测，便携式检测设备和试纸等快速检测工具，能够在现场快速检测出食品中的有害物质。③质量控制要求严格：食品快速检测行业出台了一系列国家标准和检测方法来规范检测过程，确保检测结果的准确性和可靠性。目前相继出台了快速检测标准 49 项。④行业监管体系不完善：监管部门对于食品快速检测行业的监管力度相对较弱，存在监管缺位的现象。⑤从业人员素质参差不齐：大多为兼职人员，且文化程度较低。

4.7 餐饮食品安全代表性案例

部分食品安全事件解析见表 4-19。

表 4-19 食品安全事件解析

主体		食品安全风险					处罚
		人员	设备	原料	加工方式	环境	
餐饮企业	某石锅鱼店	后厨员工未办理健康证	设施设备较为陈旧；冰箱内食材血渍清理不及时	冰箱贮存的食品原材料生熟混放	—	地面排水设施不畅造成积水；清洗水池不符合标准要求；加工区域台面及墙面油污沉积	依法对该店铺进行查封处理，现场开具责令整改通知书，责令该店铺停业整改，并已立案调查
	某快餐店	工作人员未戴口罩	在炸鸡的油锅上方清洗抽油烟机	炸鸡掉地继续用	—	—	依法吊销涉事门店食品经营许可证，对门店主要负责人罚款 19.57 万元，对直接负责人罚款 3.68 万元
	某连锁火锅店	—	—	使用黑作坊加工假冒"鲜鸭血"	—	—	已责令改正 317 家次，立案查处 36 件，对"黑窝点"的 2 名犯罪嫌疑人和餐饮服务单位的 15 名从业人员依法追究法律责任；对 20 家违法餐饮服务单位实行顶格处罚，拟罚款 250.6 万元
	某连锁披萨门店		冷库内员工衣物与食品被堆放在一起	过期食品原材料更换标签	烹炸油长期不更换	地面油腻湿滑、洗消间脏乱	依法罚款 20 万元，没收违法所得 1865 元，并被吊销许可证
	某奶茶连锁门店	—	—	使用腐烂水果	—	—	进行立案查处，拟对 2 家涉事门店均给予顶格罚款 10 万元，对 2 家门店店长分别罚款 25 万元和罚款 28 万元
	某麻辣烫店	试用人员的健康证要求不严格	洗碗布被用来洗鞋，且洗鞋的水池正是洗菜池	打烊后开放式展示冷藏柜中剩余的食材并没有放入密闭式冰箱内保存	猪肺不清洗直接水煮，煮熟后直接放地上；原料与包装袋一起下锅煮	仓库内遍地老鼠粪便，食材被老鼠咬后仍继续使用，蟑螂随处可见	进行立案查处，并查封了涉事门店，没收违法所得，罚款 5 万元
	某羊汤馆	—	—	冷柜中有 2 瓶过期 4 天的生榨果汁	—	—	罚款 5 万元
	月子中心	—	—	鸡汤内加了党参，党参不属于既是食品又是中药材的物质	—	—	罚款 3 万元

续表

主体		食品安全风险					处罚
		人员	设备	原料	加工方式	环境	
学校	幼儿园	—	食品加工区有纱门纱窗，未正常使用	食品留样不全；备餐间的货架上存放有6袋真空包装的香肠内部胀气；使用过期米醋和生虫大米；现场未能提供食品原辅料进货台账及相关票据	—	食品处理区有苍蝇	公安部门以涉嫌销售不符合安全标准食品罪，依法对幼儿园股东、园长梁某某刑事拘留
		—	小便池内清洗孩子们的餐具	酱油没有标签和生产日期（总园）	—	—	对涉事幼儿园处罚5万元，以后不能再新开园；对总园罚款3万元
	初高中学校	—	—	蔬菜霉变、半成品提前标注加工日期、调味品和半成品超过标注的保质期限等问题	—	—	涉事公司被立案调查，学校董事会公开致歉，免去校长、总务主任、食堂管理员三人职务
		—	—	饭菜中钉子、铁丝、虫子等异物；长了大量霉斑的鸡蛋和馒头	—	—	免去郑某实验高中校长职务；区政府约谈供应公司负责人，解除其服务合同；已交餐费全额退还给学生；责令某市场监督管理局对供应公司立案调查，依法处理；责令实验高中对师生公开道歉
餐饮配送企业	某营养餐配送中心	配餐人员患有感冒	—	—	—	地面上污垢随处可见；地上洒满食物残渣	已吊销其营业执照和食品经营许可证；对其经营者赵某处以100万元罚款，禁止从事食品行业；对运送人员车辆超载问题，市公安机关已依法做出罚款、扣分等处罚

第三篇

餐饮企业 HACCP 管理体系的建立与实施

危害分析与关键控制点（hazard analysis and critical control point，HACCP），即危害分析与关键控制点，是一种有效的食品安全控制体系，用于分析食品生产过程中的潜在风险，以降低食品安全风险。HACCP 作为生产（加工）安全食品的一种控制手段，目的是对原料、关键生产工序及影响产品安全的人为因素进行分析，以确定加工过程中的关键环节，建立监控程序和监控标准，并能采取规范的纠正措施。HACCP 体系最早应用于美国航天食品的生产管理中，得到了美国食品药品管理局（FDA）的认可，进而推广到普通食品的生产管理。HACCP 体系在美国的成功应用和发展，特别是对进口食品的 HACCP 体系要求，对国际食品工业产生了深远的影响。加拿大、英国、法国、澳大利亚、新西兰、丹麦等国家的 HACCP 体系推广较好，均颁布了相应的法规来强制推行采用 HACCP 体系。目前，HACCP 体系在食品安全控制的效果已被全球认可。国际食品法典委员会（CAC）推荐 HACCP 系统为目前保障食品安全最经济有效的途径。HACCP 的应用强化了食品的安全保障，将食品安全管理延伸到食品生产的每一个环节，从原有的产品终端检验变成全过程控制，强化了食品生产者在食品安全体系中的作用。HACCP 在食品安全体系中处于核心作用的地位。

第 5 章 餐饮企业 HACCP 管理体系的建立

餐饮企业食品安全涉及经营品种及数量、加工方式、从业人员素质等因素，如何有效管控餐饮食品安全是世界各国努力的方向。我国餐饮服务加工经营的特点与国外存在较大差别，不能直接采用国外餐饮食品安全管理方法。因此，有必要对我国餐饮加工经营特点进行深入研究，归纳分析我国餐饮存在的食品安全危害，并对其进行充分评估，寻找可操作性的食品安全控制方法，为餐饮服务企业建立有效的 HACCP 食品安全控制体系，从最大程度上保障我国餐饮食品安全。

5.1 餐饮企业建立 HACCP 体系的前提条件

餐饮企业建立 HACCP 体系需要具备良好的基础，主要是药品生产质量管理规范（GMP）和 SSOP。GMP 和卫生标准操作程序（SSOP）是控制可能发生的餐饮食品安全危害的基础条件。HACCP 体系的前提条件是餐饮企业在良好生产环境和规范操作条件下，生产加工安全餐饮食品所采取的基本的控制步骤或程序。

（1）餐饮企业应符合 GMP 要求

GMP 是为保障食品安全而制定的贯穿食品生产全过程的一系列措施、方法和技术要求。GMP 是目前普遍应用于食品生产过程的先进管理系统，是食品生产加工企业的一种质量保证制度或质量保证体系。目前，《食品安全国家标准 食品生产通用卫生规范》（GB 14881—2013）是餐饮企业 GMP 管理的主要技术依据之一。GMP 的分类、内容和特点见图 5-1。

（2）餐饮企业应当制定卫生标准操作程序

SSOP 是餐饮企业为了达到 GMP 而制订的实施细则，主要是用于食品生产加工过程中如何实施清洗、消毒和卫生保持的作业指导文件。SSOP 的内容见图 5-2。

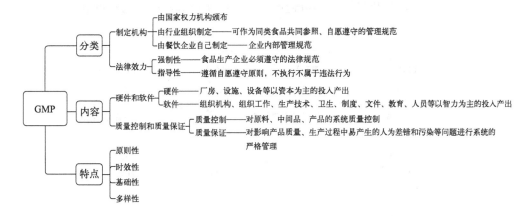

图 5-1　GMP 的分类、内容和特点

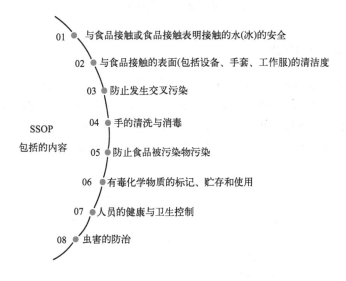

图 5-2　SSOP 的内容

5.2　餐饮企业 HACCP 管理体系的建立步骤

国际食品法典委员会（CAC）《HACCP 体系及其应用准则》和美国微生物标准咨询委员会（NACMCF）推荐采用 12 个步骤来建立 HACCP 计划，其中步骤 1～5 为准备阶段，步骤 6～12 为 HACCP 基本原理的应用，如图 5-3 所示。

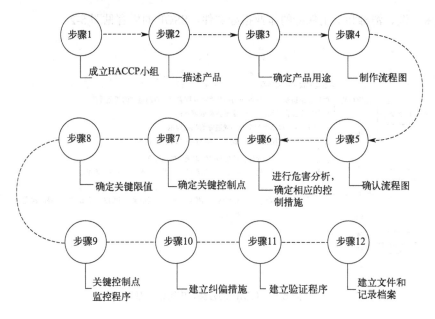

图 5-3　餐饮业 HACCP 的建立步骤

（1）HACCP 小组成立

HACCP 小组的任务是要确保 HACCP 计划的每个环节能顺利执行。餐饮企业要建立有效的 HACCP 体系，HACCP 小组成员应具备食品安全危害控制方面的知识能力、餐饮服务加工经营的专业知识体系以及相关配套的技术支持。HACCP 小组的组员主要为餐饮企业的管理者及相关岗位的负责人，也可邀请外来专家加入。HACCP 小组的组成及岗位职责见图 5-4。

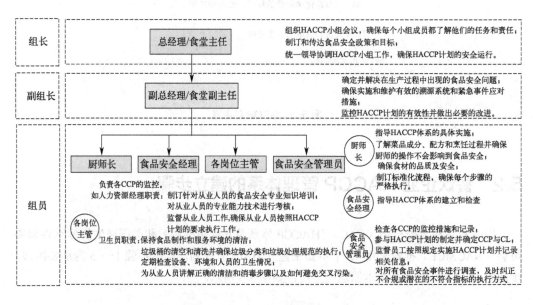

图 5-4　HACCP 小组组成及岗位职责

（2）产品描述

餐饮企业经营的产品品种多样且工艺复杂。产品的描述应包括原料、半成品和成品，涉及其特性、规格和储藏条件等要素，尤其是产品名称（包括商品名和最终产品的形式）、食品成分（即主要配料）、加工方法（包括主要加工参数）、包装形式以及储存与销售方式等。产品描述项目见图5-5。

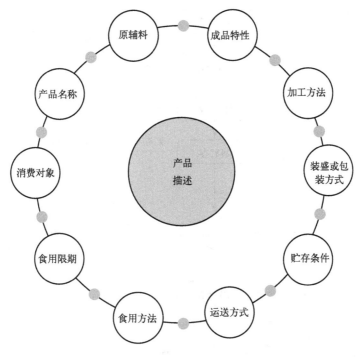

图5-5　产品描述项目

（3）产品预期用途确定

产品预期用途即识别、确定食用方式和消费者。HACCP小组应明确产品的用途和消费人群，这对食品安全控制具有重要的影响。菜品的食用方式可分为直接食用、加热食用和再加工食用等。消费人群可分为普通消费者和特定消费者（婴幼儿、学生、老年人、体质虚弱者、免疫系统受损者等）。

（4）流程图制作

生产流程图是生产或制作特定食品所用操作顺序的系统表达，能简明地描述从原料采购、加工到消费者食用的全过程。生产流程图是HACCP体系的重要组成部分，能为HACCP小组识别加工过程中的潜在危害奠定基础，是危害分析的关键步骤。

(5) 流程图确认

流程图的准确性和符合性对危害分析至关重要。HACCP 小组必须实际观察生产工艺流程，以确定流程图与实际操作步骤是否一致。若不一致，HACCP 小组应将原流程图偏离的地方加以修改调整和纠正，确保流程图的准确性、实用性和完整性。餐饮业一般生产流程图见图 5-6。

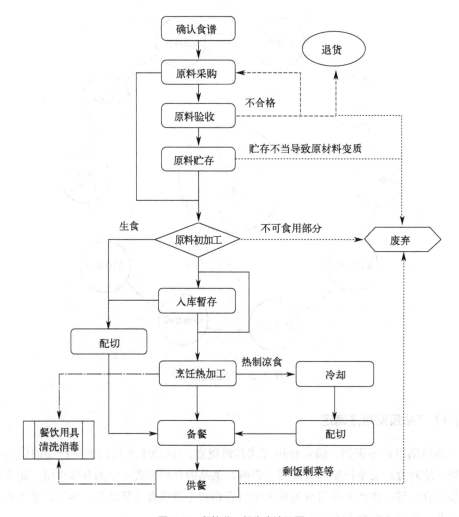

图 5-6 餐饮业一般生产流程图

(6) 危害分析和相应控制措施确定

危害分析是指对某一产品或某一加工过程可能存在的食品安全危害进行具体分析，并确定是否为显著危害，同时描述其预防控制措施。危害分析的流程见图 5-7。

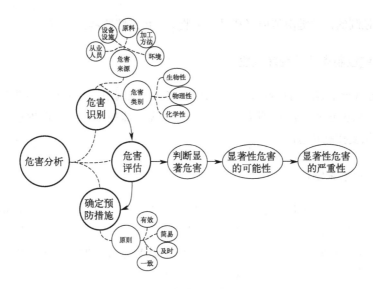

图 5-7 危害分析流程图

危害识别的方法是对流程图中的每一步骤进行分析，确定在此步骤引入的或可能增加的生物、化学或物理的潜在危害。显著危害是指发生的可能性大且严重程度高，如不加以控制可能导致消费者不可接受的健康安全风险危害。对危害"可能性"和"严重性"的判定过程即为风险评估的过程。危害识别过程见图 5-8。

确定危害发生的可能性等级		
危害发生的可能性		
级别	可能性	分值/分
低	理论上有可能	1
中	曾发生过	2
高	经常发生	3

确定危害发生的严重性等级		
危害发生的严重性		
级别	可能性	分值/分
低	理论上有可能	1
中	不引起急性或严重伤害	2
高	引起急性或严重伤害	3

确定危害风险水平			
危害风险水平			
严重性	风险水平(1～4)		
高	3	4	4
中	2	3	4
低	1	2	3
可能性	低	中	高

图 5-8 危害识别过程

预防措施是指用来防止、消除食品安全危害或将其降低到可接受水平所采取的行为或活动。HACCP 的主要任务是找出加工过程中存在的潜在危害，制订并实施预防控制措施，阻止潜在的食品危害向现实转变。

（7）关键控制点确定

关键控制点（CCP）是指食品加工过程中能预防、消除安全危害或使其减少到可接受水平的步骤或过程。危害分析过程中确定的每一个显著的危害，需有一个或多个关键控制点来控制其危害。CCP 点的数量取决于产品或生产工艺的复杂性、性质和涉及范围等。

（8）关键限值确定

对每个 CCP 需有对应的一个或多个参数作为关键限值（CL），且这些参数应能明确表明 CCP 是可控制的，关键限值应直观且易于监测与可连续监测。

（9）关键控制点监控程序建立

监控是通过一个有序的观察或测定来证明 CCP 在控制中，并准确记录生产过程数据用于未来验证。监控过程须能检测出 CCP 控制的偏差，监控须能及时提供信息用于校正操作，使 CCP 恢复控制状态。

（10）纠偏措施制订

当某 CCP 出现一个 CL 发生偏差时采取的行动叫纠偏措施。纠偏措施包括纠正和消除偏离的原因。当出现偏差时，应有对应措施对其进行合理化处理。为了消除实际存在的或潜在的不能满足 CL 要求的可能性，需在 HACCP 建立过程中增加纠偏措施，即在所有的 CCP 中都需有具体的补救措施，并以文件形式表达。

纠偏措施应包括以下几个方面：①采用的纠偏措施能有效保证 CCP 在控制范围以内。②纠偏措施得到权威部门确认。③有缺陷产品能及时得到处理。④纠偏措施实行后，CCP 一旦恢复控制，须对这个系统重新进行审核，防止再出现偏差。⑤授权操作者，出现偏差时应停止生产，控制所有不合格产品，通知质量控制人员。⑥在 CCP 处于失控状态时，可以使用已经批准的可替代原工艺的备用工艺。

无论采用何种纠偏措施，均应保存以下记录：被确定的偏差、保留产品的原因、保留的日期、涉及的数量、产品的处理和隔离、作出处理决定的人员、防止偏离再发生的措施。

（11）验证审核程序建立

验证程序是为了保证 HACCP 系统处于正常工作状态，目的是明确 HACCP 系统是否按照 HACCP 计划进行以及原制订的 HACCP 计划是否适合实际过程并且是有效的。验证工作由 HACCP 小组负责执行，应重视监督的频率、方法、手段或实验方法的可靠性。验证工作内容包括：对 HACCP 计划所采用文件的审查；偏差和纠偏结果的评价；终产品的微生物检查；检查 CCP 记录；现场检查 CCP 控制是否正常；不合格产品的处理记录；检查 HACCP 修订记录；顾客对产品的意见总结等。审核措施应保证 CCP 的确定、监控措施和关键限值的合理性，以及纠偏措施的有效性。

（12）文件记录体系建立

文件记录的保存是有效地执行 HACCP 的基础，以文件记录证明 HACCP 系统的实施过程和有效性。保存的文件记录应包括：说明 HACCP 系统的各种措施（手段）；用于危害分析采用的数据；HACCP 执行小组会议上的报告及决议；监控方法及记录；由专门监控人员签名的监控记录；偏差及纠偏记录；HACCP 计划表及审定报告；危害分析工作表等。

5.3 餐饮人员 HACCP 管理体系的建立

餐饮食品安全影响因素复杂，公众对食品安全期待颇高，国家对餐饮食品安全的问责严肃，餐饮企业食品安全管控压力也越来越大。人为因素所导致食品安全事件发生占比过半。从业人员素养是餐饮食品安全的一个重要的影响因素，需要进一步研究制订餐饮从业人员食品安全 HACCP 管理体系，降低餐饮从业人员因素引发的食品安全风险。目前，餐饮从业人员普遍食品安全意识不强，专业知识水平不高，缺乏系统性食品安全培训，食品安全意识薄弱，日常的操作未严格地按照操作规范执行，因此增加了食品安全风险。餐饮行业人员流动性大、人员身体健康状况和人员个人卫生现状风险高，餐饮从业人员整体职业素养亟待提高。

针对从业人员食品安全 HACCP 管理体系的建立对提高餐饮从业人员的食品安全管理水平具有重要的意义。如图 5-9，人员专业知识、人员身体健康状况、人员个人卫生现状、人员操作流程状况和人员情绪波动状况是餐饮人员管理的 5 个重要项目。根据这 5 方面内容，进行食品安全危害分析和制订 HACCP 计划表。

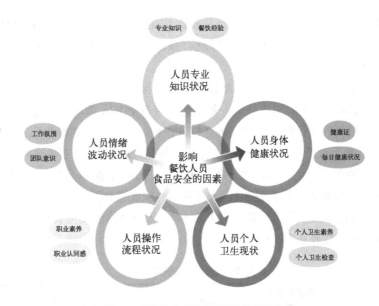

图 5-9 餐饮从业人员食品安全的影响因素

人员专业知识状况：当前不少餐饮从业人员为临时工作人员，缺乏专业的食品安全管理知识以及丰富的餐饮经验。此外，高校等食堂采用承包制，承包商追求利润，减少工人工资的支出，降低对从业人员职业能力要求和标准，导致餐饮从业人员职业能力参差不齐。因此，餐饮企业在聘用人员时需要严格把关，对于录用的人员需要对其进行科学合理的培训以提高其食品安全专业知识。

人员身体健康状况：餐饮企业为了追求其经济利益，可能降低入行门槛，使得无健康证的人员进入从业。非健康的从业人员可能会携带金黄色葡萄球菌、甲型肝炎、诺如病毒等病原体。金黄色葡萄球菌是一种常见而危险的细菌，由金黄色葡萄球菌及其毒素引起的细菌性食物中毒事件在我国位居第三。诺如病毒具有高度传染性和快速传播能力，是引起人类病毒性胃肠炎的主要病原体之一，发生的场所主要集中在餐饮。食源性致病菌和病毒对食品安全危害极大，若发现和处置不及时，极易扩散，造成食品安全事故。

　　人员个人卫生状况：从业人员个人卫生包括洗手消毒、工作服、工作帽、口罩、化妆和穿戴首饰等环节存在的食品安全风险。加强餐饮从业人员的食品安全卫生意识，定期组织食品安全知识培训与专业知识考核，提高从业人员的个人卫生素养。制订易执行的餐饮从业人员个人卫生标准，最大程度减少个人卫生对餐饮食品安全的负面影响。

　　人员操作流程状况：拆除防尘装置、不按规定整齐穿戴工作服、口罩及手套佩戴不规范、更改加工顺序、卫生清洁存在死角等问题都会给食品安全带来隐患。餐饮管理人员需要加强操作流程规范管理，制定出与食品相关的制作、消毒、存储方法等从业人员行为规范流程。

　　人员情绪波动状况：餐饮人员每日工作枯燥、工作时间集中，易出现情绪波动，对餐饮食品安全带来负面影响。餐饮管理人员应为员工提供良好的工作情绪氛围，这将会起到较好的舒缓作用。人性化的团队服务氛围能够缓解员工在工作过程中的情绪压力。

　　人员健康、人员卫生和人员操作规范是餐饮从业人员食品安全的关键影响因素。从专业知识水平、身体健康水平、个人卫生管理、操作流程规范和员工情绪管理五个方面进行食品安全危害分析，并建立 HACCP 计划表。通过对《食品安全国家标准　餐饮服务通用卫生规范》（GB 3165—2021）和《食品安全国家标准　食品经营过程卫生规范》（GB 31621—2014）等国家标准的对比分析，基于质量管理 PDCA 循环的理念，结合餐饮从业人员 HACCP 计划表的执行和落实情况进行打分评价。本评分表能帮助员工及时改进不规范行为，并且会基于员工实际应用情况进行动态调整。HACCP 计划表也可对员工的职业素养进行较为有效的多维度评价，利于全面掌握员工的实际情况，提高餐饮食品安全管理水平。人员专业知识危害分析见表 5-1，人员身体健康危害分析见表 5-2，人员卫生危害分析见表 5-3，人员操作流程规范危害分析见表 5-4，人员情绪波动危害分析见表 5-5，餐饮从业人员 HACCP 计划表见表 5-6。

表 5-1　人员专业知识危害分析

专业知识考核步骤	潜在危害	危害是否显著	依据	预防措施	是否为CCP
专业知识考试	专业知识不足	是	不了解食品加工与储存方法，不了解正确佩戴口罩头套手套的方法，不了解清洗与消毒方法	入职前强制进行食品安全知识考试，低于60分者应培训合格后再入职	是
专业知识培训	职业素养偏低	是	专业知识缺乏，人员食品安全意识不足，不了解食品安全事故后果与处理流程	培训成绩：不及格者不得进行继续从事餐饮工作。培训时间：餐饮企业负责人及食品安全管理人员在岗期间接受食品安全知识培训应不少于60小时每年，其他食品从业人员在岗期间应当不少于40小时每年	是

表5-2 人员身体健康危害分析

健康管理步骤	潜在危害	危害是否显著	依据	预防措施	是否为CCP
健康证管理	健康证过期	是	从业人员健康证过期或发生有碍食品工作疾病未重新体检	建立健康证时效统计表,健康证到期前一个月督促人员进行健康证的补办,发现有碍食品工作疾病督促员工重新体检	是
化脓和炎症等伤口检查	伤口感染	是	未处理好伤口,导致细菌进入食品	实施每日晨检制度,记录晨检结果,确保从业人员未患"五病"且无发热感冒等情况	是
致病菌和病毒检查	员工携带病菌	是	从业人员身体是否健康,有无传染病症	每6个月组织一次从业人员肠道致病菌检测	是

表5-3 人员卫生危害分析

晨检步骤	潜在危害	危害是否显著	依据	预防措施	是否为CCP
人员工作服管理	生物性	是	工作服未清洗或与个人衣服混放携带致病菌	工作服须每日清洗消毒,并在洁净区域存放	是
	物理性		工作服上配有金属饰品等装饰品、纽扣、线头等掉落		
	化学性		工作服污浊未清洗		
食品处理区人员卫生管理	生物性	是	员工洗手消毒应建立SSOP操作流程,指甲长度不超过1cm;男性从业人员头发长度不得超过5cm,女性从业人员需将头发包扎起来	每日晨检,对指甲卫生、化妆、佩戴饰物、工作服的清洁进行检查;对员工洗手消毒的SSOP执行情况进行监督	是
	物理性		员工不应佩戴饰物		
	化学性		食品处理区内人员不得化妆、不得涂指甲油		
人员口罩和工作帽管理	生物性	是	正确佩戴洁净口罩和工作帽,并及时更换	每隔4小时更换口罩,口罩必须遮住口鼻,工作帽须每日清洗消毒	是
	物理性				
	化学性				
个人物品管理	生物性	是	个人物品携带致病菌且易使食品被污染	个人物品套袋存放在安全位置;更衣室应保证工作服与个人服装分开放置	是
	物理性				

表5-4 人员操作流程规范危害分析

操作流程	潜在危害	危害是否显著	依据	预防措施	是否为CCP
原料清洗	生物性	否	原料携带致病菌	所有原料需按照要求清洗,采用果蔬专用洗涤剂浸泡10~15分钟	否
	化学性		原料未清洗或清洗不完全,浸泡时间过短		
原料初加工	物理性	否	人员个人卫生污染,有砂石、钢丝球等异物	个人卫生检查,不得使用钢丝球,不得使用竹篾材料盛装原料等,密切关注初加工过程的异物污染	否

续表

操作流程	潜在危害	危害是否显著	依据	预防措施	是否为CCP
烹饪	生物性	是	加热时间过短或加热温度未达标	烹饪时温度和时间达标，能杀死有害生物	是
	化学性	是	加热时间过短，食用菌类和豆类等中的天然有毒有害物质未能降解或消除	确保加热时间足够，断生熟透；掌握食物性状、蒸制火候和时间等	
		是	加工温度过高，原料受热不均匀，原料与炭火直接接触等加工过程中有毒物质产生	严格控制油温，控制好投料数量和油量比例，充分过滤使用过的油脂，减少反复使用的次数；选用电炉或无烟燃料，改良食品烟熏剂	
分餐	生物性	否	分餐过程需保持温度60℃以上，分餐人员个人卫生和操作规范须达标	菜品中心温度需保持温度60℃以上，必须佩戴口罩和头套	否
	物理性	否			
冷却	生物性	否	10～60℃范围内自然冷却时间超过4h，为微生物生长繁殖提供环境	使用冰水浴浸泡；使用高度在8cm以下的浅盘存放食品	否
	物理性	否	为了快速降温，使用大风扇对着食品吹冷风，将灰尘和污物吹到食品上	浓缩食品可采用直接加冰的方式加速降温；冷却时禁止使用大风扇对食品降温	
碗筷清洁消毒	化学性	是	餐具清洗未彻底；洗涤剂残留超标	清洁后餐具的洁净度和洗涤剂残留检测分析	是

表5-5　人员情绪波动危害分析

心理评测	潜在危害	危害是否显著	依据	预防措施	是否为CCP
情绪评测	情绪异常	是	员工情绪激动导致食品加工制作过程中操作出错	问卷调查；情绪疏导	是
压力评测	情绪异常	否	压力过大精神紧张导致食品加工制作过程中操作出错	问卷调查；言语沟通；压力疏导；心理医生治疗	否
抑郁症评测	情绪异常	否	抑郁症导致工作不能正常开展	问卷调查；停止工作；心理医生治疗	否

表5-6　餐饮从业人员HACCP计划表

| CCP | 显著危害 | 关键限值 | 监测方法 | | | 控制措施 | 记录 | 验证 |
			对象	方法	监测人员	频数			
人员专业知识	业务能力偏低	每月开展食品安全专业知识培训；餐饮企业负责人及管理人员培训时长应当不少于60小时每年	管理人员	培训	人力资源经理	每月1次	每月开展食品安全专业知识培训，且培训效果良好；人员在岗期间接受食品安全知识集中培训时长应符合要求	培训效果、培训时长	审核记录
		每月食品安全专业知识培训且效果良好；餐饮从业人员培训时长应当不少于40小时/年	餐饮从业人员						

续表

CCP	显著危害	关键限值	监测方法				控制措施	记录	验证
			对象	方法	监测人员	频数			
人员专业知识	业务能力偏低	入职考试成绩须达到60分以上	餐饮企业全部从业人员	考试	人力资源经理	入职	入职食品安全考试成绩达到60分，方可入职	考核成绩	审核记录
		日常培训并经考核成绩必须达到80分以上				3月1次	食品安全专业知识考核每3个月，未达80分者不得上岗，直至成绩合格方可继续上岗工作		
人员健康	生物性：细菌和病毒	患有发热、呕吐、腹泻、咽部严重炎症等病症以及皮肤伤口或者感染的从业人员不予上岗	餐饮从业人员	上岗前统一检查	食品安全管理员	每日1次	持健康证上岗，患病人员休息	晨检和日常检查	审核记录
人员卫生	生物性：细菌和病毒	工作服每日清洗消毒，口罩头套每日更换且口罩必须遮住口鼻，指甲长度不得超过1cm，男性从业人员头发长度不得超过5cm	餐饮从业人员	每日晨检并进行记录	食品安全管理员	每日1次	每日晨对从业人员的着装打扮进行检查，不达标者不予上岗，整改后经管理员批准予以上岗	着装规范，每日晨检指甲头发长度，个人卫生达标，晨检情况	审核记录
		穿清洁的工作服，不应留长指甲及涂指甲油；佩戴清洁的工作帽，佩戴清洁的口罩遮住口鼻							
	物理性：异物	不应佩戴的饰物							
	化学性：化妆品污染物	不应化妆							
人员操作流程	生物性物理性化学性	加工操作过程不规范，未严格执行SSOP操作程序	餐饮从业人员	监控查询、消费者反馈	食品安全管理员	每周1次	加强人员培训，建立奖惩机制	不规范的加工操作	审核记录
人员情绪波动	情绪异常	压力过大、失眠、情绪崩溃等	餐饮从业人员	心理问卷调查与日常观察	人力资源经理	每周1次	情绪疏导、调休、心理治疗	心理问卷调查与日常观察相结合	审核记录

5.4 餐饮设备 HACCP 管理体系的建立

餐饮服务单位应按规定设置供排水、清洗消毒、洗手、照明、通风排烟、食品贮存、废弃物盛放、卫生间和更衣间等设施，以及加工食品的设备等。餐饮企从业人员缺乏相应的设施设备正确操作及维护保养知识，易带来食品安全风险。与此同时，设施设备在使用过程中老化或超过使用年限易存在食品安全隐患。

设备因素引起的食品安全问题分析如下。①所有设备应保留有保养清洁记录，便于对设备进行清洗、保养与更新，防止设备老化或清洁不及时等因素造成异物及微生物污染。②应定期对油烟罩、油烟管道等进行清洁，防止油烟罩、油烟管道等被堵塞，造成异物污染。③食品操作区内排水沟应设有可拆卸的盖板且排水沟内不应有其他管道，并应定期对其进行清洗，防止有害生物孳生。④专用操作间内不应设有明沟。如地漏等需带有防水设施，以防止废弃物进入及浊气溢出而造成污染。⑤排水管道与外界接触处需有合适的防护措施，防止有害生物侵入。⑥操作间内排水沟盖板应符合要求，其上排水孔直径应小于6mm，防止有害生物侵入。⑦应配备灭蝇灯且数量应符合要求，其安放位置应符合要求（高于1.7m，且低于2.2m），且在工作时打开，防止有害生物侵入。⑧操作间所有器具，清洗设备，存储器皿应进行分色管理，防止交叉污染。⑨餐用具清洗、消毒和保洁设备的数量与容量应满足要求，且消毒时间应满足要求，防止因消毒不当，造成微生物污染。⑩应有餐饮具消毒的记录，记录消毒餐具的数量、消毒时间和种类，确保餐具消毒的合理实施，防止因不当操作造成微生物污染。⑪餐用具清洗设备存放时应与食品原料、清洁工具的清洗设备分开存放并可明显区分（采用化学方法的应设立单独专间），防止异物污染。⑫餐用具清洗和消毒设备应配有负责人，及时对其清洗和保养，防止因设备损坏而造成食品安全风险。⑬应设立专间或专用设备存放完成清洗、消毒的餐具，防止餐具在存放的过程中受到微生物污染。⑭库房内应设置通风，防潮设施，保持其干燥，且应在库房内安放可正确显示其温度，湿度的检查装置，防止在储存过程中的操作不当，造成食品中毒事件。⑮清洁剂、消毒剂和杀虫剂等保洁用品的存放位置应有醒目的标识，并须与食品、食品添加剂和包装材料等分开存放，防止因操作不当造成食品安全风险。⑯食品添加剂应当设置专柜存放，并明确标明"食品添加剂"字样。在存放时应与食品，食品相关产品等分开存放，防止对其造成污染。⑰根据加工的需求，配备相应的容器、工具和设备等。不应将食品容器和工具用于与食品盛放和加工无关的其他用途，防止造成交叉污染。⑱设备的储存应符合易于清洁、易于操作和防止交叉污染的要求。固定存放的设备应与墙面，地面无缝隙或留有足够的清洁空间，以防止有害生物。⑲用于盛放成品、半成品、原料的器材应能明显区分，防止交叉污染。⑳使用的设备需配备清洁保养维护手册，确保设备安全无异常，防止因设备损坏而造成食品安全事件。㉑在使用完相应工具后应及时清洗，防止因未及时清洗而造成微生物污染。㉒食品处理区应设置洗手装置，且洗手装置应由不易积垢和易于清洗的材料制成。应在洗手设施旁配有简明易懂的洗手步骤图和干手设施，防止因操作不当而造成微生物污染。餐饮设施设备因素导致食品安全问题危害分析见表5-7。餐饮设施设备HACCP计划表见表5-8。

表 5-7 餐饮设施设备因素导致食品安全问题危害分析

加工步骤	潜在危害		危害是否显著	依据	预防措施	是否为CCP
供水设备	生物性	细菌	否	水质不达标	食品加工用水需满足餐饮操作要求，须符合使用标准 GB 5749—2022	否
	化学性	废水		食品加工制作用水的管道与非饮用水的管道系统未能完全分离，造成逆流或相互交接现象	食品加工用水的管道系统应引自生活饮用水主管道，须与非饮用水（如冷却水、污水和废水等）的管道系统完全分离，不得有逆流或相互交接现象	
排水设备	生物性	有害生物	否	排水管道出水口未安装的篦子；排水不通畅	排水沟与外界接触处安装预防设施；使用后及时清洗，定期检查（2日/次）；使用排水孔不超过 6mm 的下水道盖板；排水应通畅，下水道可采用 U 形管等形式，防止逆流	否
	物理性	食物残渣				
	化学性	排水沟等逸出的气体、污水		排水设计不合理、未安装地漏设施，污水逆流，排水沟清洁不及时易孳生有害生物且浊气逸出	排水系统入口处需安装带有水封的地漏等装置，用来防止废弃物进入或者浊气逸出；需经常冲洗的场所和排水沟要有一定的排水坡度；排水沟内不得设置有其他管路，侧面和底面接合处需有一定弧度，并设有可拆卸的装置；排水的流向宜由高清洁操作区流向低清洁操作区，并须防止污水逆流	
洗手设备	生物性	细菌	是	便后不洗手、洗手不规范导致致病菌残留；洗手后未及时消毒烘干	配备洗手设施（洗手池、洗手液、免洗消毒液、烘干机或干毛巾）；洗手设施旁配备洗手步骤（如洗手七步法，双手搓揉 20s 以上）；定期培训，规范从业人员洗手方法	是
餐具清洗消毒设备	生物性	细菌	是	餐用具清洗、消毒不合格导致致病菌残留	确保餐具清洗干净（按照一洗、二清、三冲的步骤进行清洗）或配备洗碗机；按照餐饮服务要求对餐具进行消毒并详细记录消毒餐具品种，消毒数量，消毒时间，消毒方式（采用蒸汽、煮沸消毒时，应在蒸汽或沸水中保持 10min 以上；消毒柜消毒，开启时间 10min 以上）	是
	化学性	消毒剂		油污和化学试剂的残留		
洁净餐具保存设备	生物性	有害生物	否	洁净餐具直接暴露于空气中会对其进行二次污染	购买餐具保洁柜	否
原料清洗设备	生物性	细菌	是	畜禽肉类、蛋类、蔬菜类清洗池混用交叉污染	按照原料种类设置专间，如肉类专间、蔬菜专间、设立蛋类清洗消毒专间等	是
	物理性	残渣、沙粒	否			否
	化学性	清洗剂	是			是
工具清洗设备	生物性	有害生物	否	工具清洗不当、清洗不及时会使食物残渣孳生有害生物	及时清洗并设立工器具清洗池，不得与原料清洗池和洁净工具清洗池混用，以防交叉污染	否
	物理性	食物残渣				
清洁工具清洗设备	化学性	消毒剂残留	是	清洁工具会残留有化学试剂与食品存放区共同存放会产生交叉污染	设立清洁工具清洗，存放专区并于食品存放区分隔	否
切配烹饪设备	生物性	有害生物、细菌	是	餐刀、砧板、抹布等交叉使用，烹饪设备腐蚀生锈，未及时清洗	进行分色管理（如红-肉，绿-菜，白-熟食）；对操作区、售卖区使用不同颜色的抹布；废弃破损，生锈的烹饪设备，在完成烹饪后及时清洗	是
	化学性	消毒剂				

续表

加工步骤	潜在危害		危害是否显著	依据	预防措施	是否为CCP
原料存储设备	生物性	细菌、真菌及其毒素	是	储存条件不当，产生黄曲霉毒素等真菌毒素；不同原料所需存储要求不同，集中存放易于腐烂	仓库具备可直接测量内部温度、湿度的检测装置；库房安装通风、防潮设施，保持其干燥；冷藏冷冻设施内应具备内置温度计以预防外置显温设备损坏；查验期间，尽可能减少食品的温度变化。冷藏食品表面温度不得超过标签标识温度3℃，冷冻食品表面温度不应高于-9℃	是
	化学性	消毒剂、清洗剂		原料未分区分隔存放会造成交叉污染	库房内储物架数量足够，且其结构与放置位置能使贮存的食品和物品离墙离地，距离地面10cm以上，距离墙壁10cm以上，且根据原料存储需求进行分区，分隔存放	
保温设备	生物性	细菌	是	保温设备损坏，无法正常运行，无防护措施，易造成食物中毒，异物污染	提前打开保温设备，确保保温设备运行良好，及时更换用水与清洗。采用不易凝水、透明、可防尘材料制成的防护设备对成品进行防护	否
打包设备	化学性	化学物质	是	非食品级打包材料与高温食品接触后，产生有害物质	选用食品级包装材料（PP、LDPE、HDPE）进行包装	否
设备保养与清洁	生物性	细菌	否	设备清洗不及时，清洗保养不当或清洗不完全易孳生有害微生物，且在二次使用时会造成污染	配备设备清洗保养手册，记录设备型号、保养时间、更换时间与更换型号等；使用后及时清洗	否
	化学性	消毒剂				
水、电、气设备管理	物理性	触电、煤气泄漏	否	水、电、气设备未及时关闭可能会造成设备腐蚀、人员触电、爆炸等安全事件	配有水、电、气管理记录表，记录并确认水、电、气的开启和关闭时间；配有明确的燃气布局图，便于发生设备损坏造成燃气泄漏时切断燃气	否

表5-8 餐饮设施设备HACCP计划表

CCP	显著危害		关键限值	监控				纠偏措施	记录	验证
				对象	方法	频率	人员			
餐具消毒	生物性	细菌	采用蒸汽、煮沸消毒时，应在蒸汽或沸水中保持10min以上；红外消毒柜消毒，开启时间10min以上	餐饮具	定时检查，跟踪检测，不定期抽查	每餐一次	加工人员	重新清洗消毒后方可使用	餐饮用具清洗消毒记录表	每日不定期抽查审核，审核记录，记录保存6个月以上
	化学性	消毒剂、清洗剂	浸泡消毒（不耐高温餐具），消毒液浓度250mg/L，浸泡10~15min，冲洗浸泡3~5min							
加工切配盛放设备	生物性	细菌	采用"分色管理"，如红-肉、绿-菜、白-熟食等，不得混用，防止交叉污染	切配及盛放工具	目测，不定期抽查	每餐一次	加工人员	废弃，重新清洗消毒	餐用具清洗消毒记录	每日不定期抽查审核，审核记录，记录保存6个月以上

续表

CCP	显著危害	关键限值	监控				纠偏措施	记录	验证
			对象	方法	频率	人员			
有害生物防护设施	生物性	有害生物	下水道盖板排水孔小于6mm；操作间入口都应配有灭蝇灯，且高度应在1.7～2.1m	防护设施	目测	每周一次	管理人员	按照餐饮操作规范要求安装防护设备	鼠虫害检测清洁记录	审核记录

5.5 餐饮原料 HACCP 管理体系的建立

餐饮原料的食品安全风险主要来源于原料本身、供应商品质、采购团队专业能力、采购管理制度、原料检测验收以及原料贮存等。餐饮食品采购中原料自身的安全风险来源于生物性、物理性和化学性污染，其中化学性和生物性污染难以发现。食品原料在种植和养殖、运输等环节中被污染，造成食品安全问题。食品原料采购源头难以监控，不确定采购的食品原料是否符合规范，即使严格索取相关证件、检测报告等，也难以完全避免食品原料安全事故的发生。供应商的选择是整个采购流程中的重要环节，将直接影响到采购成本的高低，餐饮业原料采购具有多样化、复杂化的特性。校园及企事业单位对食堂采购供应商多数采取招标方式进行，大多以价格作为遴选供应商的标准，忽视供货商的信用度及供货能力，致使出现供货质量不稳定、不及时等现象。高校食堂的供应商资源池较小，缺乏对中标的供应商有效的考评管理机制。餐饮从业人员普遍对法律、法规和相关食品安全制度等了解不深入，操作执行不到位。采购人员缺乏专业知识，普遍年龄较大、文化程度较低，对食品原料采购安全、采购规范及流程等环节概念模糊不清，使得采购安全控制增大了难度。餐饮业对采购管理制度不够重视，管理制度长期未修改，因此落后于当前业务发展的需求，无法有效地指导采购工作。缺少对采购环节的监督管理制度，或监管方式以检查记录档案、文件为主，缺少采购现场的突击检查。原料验收是食品原料采购的最后环节。餐饮企业原料品类繁多、数量较大、采购频次高，不同质量的原料价格相差较大，采购人员需要具备原料质量鉴别、招标、市场营销、财务等各方面的专业知识。采购队伍整体素质偏低，专业水平不够，存在验收流程不规范、缺乏验收监督机制等问题，致使食品原料质量不过关现象时有发生。

5.5.1 餐饮食品原料采购 HACCP 计划表

对粮食、果蔬、畜禽肉、水产品、乳制品、蛋及蛋制品和调味品七类食品原料的危害分析，依据其中各环节的不同危害，对其中食品原料因其自身特点所可能造成的危害，供应商在生产、养殖、包装等环节的危害，验收原料时可能造成的危害进行分析，建立 HACCP 计划表，对食品原料进行感官检测、理化检测、微生物检测等，同时在供应商的选择评估上进行实地考察、严格资质评估，注重验收时索证制度的执行，减少食品安全风险，避免食品安全事故的发生。

餐饮食品原料采购 HACCP 计划表见表 5-9 至表 5-22。

表 5-9 粮食类食品原料采购危害分析

原料	步骤	潜在危害		危害是否显著	依据	预防措施	是否为 CCP
粮油类	食品原料	生物性	真菌及其毒素、昆虫	是	土壤中带出，原料在采收、加工、贮运过程中被污染	选择产品质量稳定的供应商，对新供应商进行原料安全性评价；提供检测合格证明	是
		物理性	泥土、砂石、金属等	否	原料在加工、贮存、运输过程中带入	采购时进行感官检查或使用金属探测仪等检测异物；选择产品质量稳定的供应商	否
		化学性	重金属、农药残留	是	土壤、水域被重金属污染后被粮食吸收；种植时农药使用不规范导致农产品农药残留	不从重金属污染高地区采购原料；选择产品质量稳定的供应商，对新供应商进行原料安全性评价查验	是
	供应商资质	生物性	真菌及其毒素、昆虫	是	未按规定审核供应商资质，包括供应商营业执照、食品生产或经营许可证、农民专业合作经济组织证明以及所在地地方政府证明等；未查验供应商信誉、相关设备设施和保证食品的条件和认证体系	建立供应商管理制度，要求手续齐全，货源质量、供应稳定；扩大供应商资源池，通过量化表格审核供应商资质；对供应商供货地实地考察	是
		物理性	泥土、砂石、头发等	否			否
		化学性	重金属、农药残留	是			是
	原料验收	生物性	真菌及其毒素	是	未进行感官检测、食品安全快速检测，未使用金属探测仪等检测异物	严格执行索证制度，验收时必须有相应证件才可签收；感官及仪器检测；开展食品安全风险检测；拒收	是
		物理性	金属、头发等异物	是			否
		化学性	重金属、农药残留	是			是
	原料贮存	生物性	真菌、昆虫	是	贮存温度、湿度等条件不当，贮存时间过长	严格控制仓库环境条件，分区存放，离墙离地保存（大于10cm），保持库房洁净、干燥、通风；需避光保存的原料进行避光处理；严格管理库房出入库，计划采购，避免长时间贮存，且应遵循"先进先出"原则；严格仓库 SSOP 管理	是
		物理性	杂质	否	包装破损	严格仓库 SSOP 管理	否
		化学性	消毒剂、食品添加剂等	是	贮存时间过长；原料与消毒剂、食品添加剂等混放；贮存时因光照等导致食用油酸价改变	计划采购，避免长时间贮存；严格仓库 SSOP 管理；食用油存放时应避光处理	是

表 5-10 果蔬类食品原料采购危害分析

原料	步骤	潜在危害		危害是否显著	依据	预防措施	是否为CCP
蔬菜类	食品原料	生物性	细菌、真菌、寄生虫、昆虫	是	土壤中带出；原料在采收、运输过程中被污染	选择产品质量稳定的供应商，对新供应商进行原料安全性评价；提供检测合格证明	是
		物理性	泥土、砂石、金属、头发等异物	否	原料在采收、运输过程中带入	采购时进行感官检查或使用金属探测仪等检测异物；选择产品质量稳定的供应商	否
		化学性	重金属、农药残留	是	土壤、水域被重金属污染后被粮食吸收；种植时不规范使用农药；未遵守休药期	不从重金属污染高地区采购原料；选择产品质量稳定的供应商，对新供应商进行原料安全性评价查验	是
	供应商资质	生物性	细菌、真菌、寄生虫、昆虫	是	未审核供应商资质，包括供应商营业执照、食品生产或经营许可证、食用农产品个体生产者有效身份证明、农民专业合作经济组织证明以及所在地地方政府证明或社会信用代码等；未查验供应商信用、保证食品安全的条件等	要求供应商加强加工过程的拣选、清洗，培育固定的供应商和原料种植基地，严格控制原料种植中的农药使用范围、使用量和土壤中有害元素的含量；建立供应商管理制度，要求手续齐全，货源质量、供应稳定；扩大供应商资源池，通过量化表格审核供应商资质；对供应商供货地实地考察	是
		物理性	泥土、砂石、金属、头发等异物	否			否
		化学性	重金属、农药残留	是			是
	原料验收	生物性	细菌、真菌、寄生虫、昆虫	是	未进行感官检测、食品安全快速检测；未使用金属探测仪等检测异物	严格执行索证制度，验收时必须有相应证件才可签收；感官及仪器检测；进行一定的食品安全风险检测；拒收	是
		物理性	泥土、金属等异物	否			否
		化学性	重金属、农药残留	是			是
	原料贮存	生物性	细菌、真菌、昆虫	是	贮存温度、湿度等条件不当；贮存时间过长；贮存区域卫生不佳	严格控制仓库环境条件，保持冷库洁净干燥，定期清洁消毒；严格管理冰库出入库；计划采购，尽可能每日采购；及时冷冻保存，冷库或冷冻设施内积霜厚度不得超过1cm	是
		物理性	杂质	否	包装破损	严格仓库 SSOP 管理	否
		化学性	亚硝酸盐、消毒剂、食品添加剂等	是	贮存时间过长；原料与消毒剂、食品添加剂等混放	计划采购，尽可能每日采购；严格仓库 SSOP 管理	是

表 5-11 水产品类食品原料采购危害分析

原料	步骤	潜在危害		危害是否显著	依据	预防措施	是否为 CCP
水产品类	食品原料	生物性	细菌、病毒、寄生虫	是	水域自身原有细菌；水污染等造成细菌、病毒等富集；水体含有寄生虫	每批查验检测合格证明；加强感官检查，保证原料鲜活；选择产品质量稳定的供应商，对新供应商进行原料安全性评价	是
		物理性	塑料、金属等	否	水域中有塑料等杂质；在贮存、运输过程中带入；鱼刺	采购时进行感官检查或使用金属探测仪等检测异物；选择产品质量稳定的供应商	否
		化学性	重金属、兽药残留、天然毒素、组胺等	是	水产品自身携带；养殖水体受到污染；不规范使用兽药；未遵守休药期；贮存或运输时间长	不从赤潮或工业污染水域采购水产品原料；选择产品质量稳定的供应商，且应对新供应商进行原料安全性评价和查验；保证鱼类在10℃以下运输贮存	是
	供应商资质	生物性	细菌、病毒、寄生虫	是	未审核供应商资质，如供应商营业执照、食品生产或经营许可证；未查验供应商信用以及保障食品安全的条件	培育固定的供应商和原料养殖基地，严格控制养殖环节中的杀虫剂使用范围和使用量；建立供应商管理制度，要求手续齐全，货源质量、供应稳定；扩大供应商资源池，通过量化表格审核供应商资质，对供应商供货地实地考察	是
		物理性	金属、发丝等	否			否
		化学性	重金属、兽药残留、天然毒素	是			是
	原料验收	生物性	细菌、病毒、寄生虫	是	未进行感官检测、食品安全快速检测；未使用金属探测仪等检测异物	严格执行索证制度，验收时必须有相应证件才可签收；感官及仪器检测；进行一定的食品安全风险检测；拒收	是
		物理性	塑料、金属等	否			否
		化学性	重金属、兽药残留	是			是
	原料贮存	生物性	细菌、病毒	是	水产饲养区域卫生条件差；贮存条件不当；时间过长	严格控制仓库环境条件，保持冷库洁净干燥，定期清洁消毒，冷库或冷冻设施内积霜厚度不得超过1cm；严格管理冰库出入库；计划采购，尽可能每日采购；及时冷冻入库；定期清洁消毒水产饲养区域	是
		物理性	塑料、金属等	否	包装破损	严格仓库SSOP管理	否
		化学性	组胺、挥发性盐基氮	是	水产饲养区域消毒剂残留；贮存时间过长	水产饲养后应车顶清洁干净；计划采购，尽可能每日采购；严格仓库SSOP管理	是

表 5-12 畜禽肉类食品原料采购危害分析

原料	步骤	潜在危害	危害是否显著	依据	预防措施	是否为CCP
畜禽肉类	食品原料	生物性 细菌、病毒、寄生虫	是	病畜携带；屠宰、运输、贮存过程中被污染；养殖过程中未及时杀虫，寄生虫寄生	每批查验检疫合格证明、检测合格证明、肉品品质检验合格证明；加强感官检查；选择产品质量稳定的供应商，对新供应商进行原料安全性评价；采购食品车辆及原料装载容器专用，定期清洁	是
		物理性 碎石、碎玻璃等异物	否	运输、贮存过程中带入	采购时进行感官检查或使用金属探测仪等检测异物；选择产品质量稳定的供应商	否
		化学性 重金属、兽药残留	是	未遵守休药期；不规范使用兽药；运输、贮存过程中重金属污染	每批查验兽药残留及重金属检测合格报告；每批原料开展重金属、兽药残留等快速检测；选择产品质量稳定的供应商，对新供应商进行原料安全性评价查验	是
	供应商资质	生物性 细菌、病毒、寄生虫	是	未审核供应商资质，如供应商营业执照、食品生产或经营许可证；未查验供应商信用以及保障食品安全的条件	扩大供应商资源池，通过量化表格审核供应商资质，从中择优；对中标入围供应商进行检查和评价，要求手续齐全，货源质量和供应量稳定；对供应商供货地实地考察；拒收	是
		物理性 浮毛、污物等杂质	否			否
		化学性 重金属、兽药残留	是			是
	原料验收	生物性 细菌、病毒、寄生虫	是	未进行感官检测、食品安全快速检测；未使用金属探测仪等检测异物	严格执行索证制度，验收时必须有相应证件才可签收；感官及仪器检测；进行一定的食品安全风险检测；拒收	是
		物理性 毛发等杂质掺入	否			否
		化学性 重金属、兽药残留	是			是
	原料贮存	生物性 细菌、病毒、寄生虫	是	贮存温度、湿度等条件不当；贮存时间过长；贮存区域卫生不佳	严格控制仓库环境条件，保持冷库洁净干燥，定期清洁消毒；严格管理冰库出入库；计划采购，尽可能每日采购；及时冷冻保存，冷库或冷冻设施内积霜厚度不得超过1cm	是
		物理性 塑料、金属等	否	包装破损	严格仓库SSOP管理	否
		化学性 亚硝酸盐、其他化学物	是	贮存时间过长；原料与消毒剂、食品添加剂等混放	计划采购，尽可能每日采购；严格仓库SSOP管理	是

表 5-13 乳制品类食品原料采购危害分析

原料	步骤	潜在危害		危害是否显著	依据	预防措施	是否为CCP
乳制品类	食品原料	生物性	细菌、寄生虫	是	挤奶、运输、贮存过程中被污染；杀菌时长、温度未达到相应标准，导致细菌增长	每批查验检疫合格证明、检测合格证明；加强感官检查；开展快速检测；选择产品质量稳定的供应商，对新供应商进行原料安全性评价	是
		物理性	毛发、杂草等杂质	否	挤奶、运输、贮存过程中带入	采购时进行感官检查或使用金属探测仪等检测异物；选择产品质量稳定的供应商	否
		化学性	重金属、抗生素、非食用物质	是	未遵守休药期；不规范使用兽药；生产过程中使用设备清洗机、消毒剂，化学物质残留；配料过程中引入限量使用的食品添加剂过多	每批查验兽药残留及重金属检测合格报告；每批原料开展重金属、兽药残留等快速检测；选择产品质量稳定的供应商，对新供应商进行原料安全性评价查验	是
	供应商资质	生物性	细菌、致病菌污染	是	未审核供应商资质，如供应商营业执照、食品生产或经营许可证；未查验供应商信用和保障食品安全条件	扩大供应商资源池，通过量化表格审核供应商资质，从中择优；对中标入围供应商进行核查与评价，供货商需要手续齐全、货源质量和供应量稳定；对供应商供货地实地考察；不合格拒收	是
		物理性	毛发、泥沙等杂质	否			否
		化学性	清洗剂、消毒剂、食品添加剂	是			是
	原料验收	生物性	细菌	是	未进行感官检测、食品安全快速检测；未使用金属探测仪等检测异物	严格执行索证制度，验收时必须有相应证件才可签收；感官及仪器检测；进行一定的食品安全风险检测；拒收	是
		物理性	异物掺入	否			否
		化学性	重金属、抗生素等	是			是
	原料贮存	生物性	细菌	是	贮存温度、湿度等条件不当；贮存时间过长；贮存区域卫生不佳	严格控制仓库环境条件；严格管理冰箱及仓库出入库；定期清洁消毒；计划采购，尽可能每日采购	是
		物理性	异物掺入、包装破损	否	包装破损	严格仓库 SSOP 管理	否
		化学性	清洗剂、消毒剂	是	原料与消毒剂、食品添加剂等混放	计划采购，尽可能每日采购；严格仓库 SSOP 管理	是

表 5-14 蛋类食品原料采购危害分析

原料	步骤	潜在危害		危害是否显著	依据	预防措施	是否为CCP
蛋类	食品原料	生物性	细菌	是	产蛋过程蛋壳被污染，细菌入侵蛋内；运输、贮存过程中被污染	每批查验兽药残留及重金属检测合格报告；加强感官检验，每批原料开展兽药残留等快速检测；选择产品质量稳定的供应商，且对新供应商进行原料安全性评价和查验；在使用前对蛋壳进行清洗	是
		物理性	粪便、泥沙等杂质	否	运输、贮存过程中带入	选择产品质量稳定的供应商	否
		化学性	抗生素、重金属、非食用物质	是	运输、贮存过程中被污染；不规范使用兽药	每批查验兽药残留及重金属检测合格报告；每批原料开展重金属、兽药残留等快速检测；选择产品质量稳定的供应商，对新供应商进行原料安全性评价查验	是
	供应商资质	生物性	细菌	是	未审核供应商资质，如供应商营业执照、食品生产或经营许可证；未查验供应商信用和保障食品安全能力	培育固定的供应商和养殖基地，严格控制原料养殖环节抗生素使用范围及用量；建立供应商管理制度，要求手续齐全，货源质量、供应稳定；扩大供应商资源池，通过量化表格审核供应商资质；对供应商供货地实地考察；拒收	是
		物理性	粪便、泥沙等杂质	否			否
		化学性	抗生素、重金属、非食用物质	是			是
	原料验收	生物性	细菌	是	未进行感官检测、食品安全快速检测	严格执行索证制度，验收时必须有相应证件才可签收；感官及仪器检测；进行一定的食品安全风险检测；拒收	是
		物理性	粪便、泥沙等杂质	否			否
		化学性	抗生素、重金属、非食用物质	是			是
	原料贮存	生物性	细菌、病毒	是	贮存温度、湿度等条件不当；贮存时间过长	严格控制仓库环境条件；严格管理冰箱及仓库出入库；定期清洁消毒；计划采购，尽可能每日采购	是
		物理性	塑料、金属等	否	包装破损	严格仓库 SSOP 管理	否
		化学性	消毒剂	是	贮存时间过长；原料与消毒剂等混放	计划采购，尽可能每日采购；严格仓库 SSOP 管理	是

表 5-15 调味品类食品原料采购危害分析

原料	步骤	潜在危害		危害是否显著	依据	预防措施	是否为CCP
调味品类	食品原料	生物性	细菌、真菌、昆虫	是	运输、贮存过程中被污染	及时查验检测合格证明、单据；加强感官检验，每批原料开展快速检测；选择产品质量稳定的供应商，对新供应商进行原料安全性评价查验	是
		物理性	杂质	否	生产过程中卫生管理差，导致毛发等杂质混入	选择产品质量稳定的供应商	否
		化学性	重金属、食品添加剂	是	不规范使用添加剂；非法添加	每批查检测合格报告；每批原料开展重金属等快速检测；选择产品质量稳定的供应商，对新供应商进行原料安全性评价查验	是
	供应商资质	生物性	细菌、真菌、昆虫	是	未审核供应商资质，如供应商营业执照、食品生产或经营许可证；未查验供应商信用、相关设备设施和保障食品安全的条件和体系认证	扩大供应商资源池，通过量化表格审核供应商资质，从中择优；对入围的供应商进行检查和评价，要求其信用等级高、货源质量和供应量稳定；对供应商工厂实地考察；不合格予以拒收	是
		物理性	杂质	否			否
		化学性	重金属、食品添加剂	是			是
	原料验收	生物性	细菌污染	是	未进行感官检测、食品安全快速检测	严格执行索证制度，验收时必须有相应证件才可签收；感官及仪器检测；进行一定的食品安全风险检测；拒收	是
		物理性	异物掺入	否			否
		化学性	食品添加剂	是			是
	原料贮存	生物性	细菌、真菌	是	贮存温度、湿度等条件不当；贮存时间过长	严格控制仓库环境条件，分区存放，离墙离地保存（大于 10cm），定期清洁消毒；严格管理冰箱及仓库出入库；计划采购，避免大量囤货	是
		物理性	异物掺入	否	包装破损	严格仓库 SSOP 管理	否
		化学性	消毒剂	是	贮存时间过长；原料与消毒剂等混放	计划采购，避免大量囤货；严格仓库 SSOP 管理；按照"五专"原则要求存放食品添加剂，且如实填写食品添加剂领用记录表，如实详细标注食品添加剂责任人、领用人、用途和领用剂量等	是

表 5-16 粮油类食品原料 HACCP 计划表

CCP	显著危害		关键限值	监控				纠偏措施	记录	验证
				对象	方法	频率	人员			
食品原料	生物性	真菌及其毒素	符合 GB 2761—2017	原料	参照国标	每批	采购人员	严格按照采购标准选购原料	记录每批粮油标相关信息	每批次均进行随机抽检检测
	化学性	重金属	符合 GB 2762—2022							
		农药残留	符合 GB 2763—2021							
供应商资质	生物性	真菌及其毒素	符合 GB 14881—2013、GB 13122—2016	厂房环境、加工流程	实地考察	招标一次考察一次	采购人员	考察不合格供应商取消中标资格	对工厂环境进行拍照记录并存入档案	每季度定期对供应商工厂环境实地考察
	化学性	重金属、农药残留								
原料验收	生物性	真菌及其毒素	符合 GB 2715—2016、GB 19641—2015、GB 2716—2018；索证索票	原料	感官、仪器检查	每批	验收人员	进行食品安全风险检测，不合格原料进行拒收	食品采购检验单据记录；原料状态拍照留存	每日抽样检测，随机抽样进行感官检查
	化学性	重金属、农药残留								
原料贮存	生物性	真菌及其毒素	符合 GB 14881—2013、GB 8955—2016、GB 22508—2016、GB 13122—2016；严格控制仓库环境条件，分区存放，离墙离地保存（大于10cm）	原料	感官、仪器检查	每批	贮存人员	需避光保存的原料进行避光处理；计划采购，避免长时间贮存，应遵循"先进先出"原则	冷库贮藏记录表、温度检查报告，每批蔬菜受损程度	定期对贮藏设备进行检测保养，每周核查一次检测记录
	化学性	消毒剂，食品添加剂等，重金属，农药残留								

表 5-17 蔬菜类食品原料 HACCP 计划表

CCP	显著危害		关键限值	监控				纠偏措施	记录	验证程序
				对象	方法	频率	人员			
食品原料	生物性	真菌及其毒素	符合 GB 2761—2017	原料	参照国标	每批	采购人员	严格按照采购标准选购原料	记录每批果蔬原料	每批次均进行随机抽检检测
	化学性	重金属	符合 GB 2762—2022							
		农药残留	符合 GB 2763—2021							
供应商资质	生物性	真菌及其毒素	符合 GB 14881—2023	供应商厂房环境及加工流程	实地考察	招标一次考察一次	采购人员	考察不合格供应商取消中标资格	工厂环境拍照记录并存入档案	每季度定期对供应商工厂环境实地考察
	化学性	重金属、农药残留								

续表

CCP	显著危害		关键限值	监控				纠偏措施	记录	验证程序
				对象	方法	频率	人员			
原料验收	生物性	真菌及其毒素	原料感官性状完好、新鲜；提供第三方检测报告等相关资料	原料	审核原料检测合格证明；委托第三方检测机构检测	每批	验收人员	拒收不能提供质料检测合格证明的原料	原料验收记录	审核每批原料的查验记录、检测合格证明
	物理性	重金属、农药残留								
原料贮存	生物性	真菌及其毒素	符合 GB 2760—2014；贮存温度符合要求	原料	感官、仪器检查	每批	贮存人员	进行食品安全风险检测，对不合格原料进行拒收	食品采购单据记录；原料状态拍照留存	每日抽样检测；随机抽样进行感官检查
	化学性	消毒剂、食品添加剂等	符合 GB 14881—2013							

表5-18 水产品类食品原料HACCP计划表

CCP	显著危害		关键限值	监控				纠偏措施	记录	验证程序
				对象	方法	频率	人员			
食品原料	生物性	细菌、寄生虫	符合 GB 10136—2015	动物性水产品	参照国标	每批	采购人员	严格按照采购标准选购原料	记录每批水产品原料	每批次均进行随机抽检
	化学性	重金属、兽药残留	符合 GB 2762—2022	水产品						
		天然毒素	符合 GB 31650—2019、GB 31650.1—2022							
			符合 GB 2733—2015							
供应商资质	生物性	细菌、寄生虫	符合 GB 14881—2013、GB 20941—2016	供应商厂房环境加工流程	实地考察	招标一次考察一次	采购人员	考察不合格应商取消中标资格	工厂环境进行拍照记录并存入档案	每季度定期对供应商工厂环境实地考察
	化学性	重金属、兽药残留、天然毒素								
原料验收	生物性	细菌、寄生虫	原料感官性状完好、新鲜；提供第三方检测报告等相关资料	原料及相关证明	审核原料合格证明；委托第三方检测机构检测	每批	验收人员	拒收不能提供原料检测合格证明的原料	原料验收记录	审核验收记录以及检测合格证明
	化学性	重金属、兽药残留								

续表

CCP	显著危害		关键限值	监控				纠偏措施	记录	验证程序
				对象	方法	频率	人员			
原料贮存	生物性	细菌、病毒	符合 GB 14881—2013; 罐装冷藏蟹肉、鲜海水鱼等冷藏温度 0~4℃; 冻鱼、冻虾、冻扇贝、冻裹面包肩鱼虾、冷冻鱼糜、冷冻银鱼片、冷冻鳗、罗非鱼片、冻烤鳗、养殖红鲷东方鲀等冷冻温度-15℃以下; 养殖红鲷东方鲀冷冻温度-18℃以下; 养殖东方鲀等生食冷冻水产品-35℃以下	原料	感官和仪器检查	每批	贮存人员	进行食品安全风险检测，对不合格原料进行拒收	食品采购检验单据登记；原料状态拍照留存	每日抽样检测；随机抽样进行感官检查
化学性	组胺、挥发性盐基氮									

表 5-19　畜禽肉类食品原料 HACCP 计划表

CCP	显著危害		关键限值	监控				纠偏措施	记录	验证程序
				对象	方法	频率	人员			
食品原料	生物性	细菌、病毒、寄生虫	检验检疫证书	原料	参照国标	每批	采购人员	严格按照采购标准选购原料	记录每批海产品原料	每批次均进行随机抽检
	化学性	重金属	符合 GB 2762—2022							
		挥发性盐基氮	符合 GB 2707—2016							
		兽药残留	符合 GB 31650—2019、GB 31650.1—2022							
供应商资质	生物性	细菌、寄生虫	符合 GB 14881—2013、GB 12694—2016、GB 20799—2016	供应商厂房环境及加工流程	实地考察	招标一次考察一次	采购人员	考察不合格供应商取消中标资格	工厂环境进行拍照记录并存入档案	每季度定期对供应商工厂环境实地考察
	化学性	重金属、兽药残留								
原料验收	生物性	细菌、寄生虫	原料感官性状完好、新鲜；提供第三方检测报告等相关资料	原料及相关证明	审核原料检测合格证明；委托第三方检测机构开展检测	每批	验收人员	拒收不能提供原料检测合格证明的原料	原料验收记录	审核每批原料检验记录和检测合格证明
	化学性	重金属、兽药残留								

续表

CCP	显著危害		关键限值	监控				纠偏措施	记录	验证程序
				对象	方法	频率	人员			
原料贮存	生物性	细菌、病毒	符合 GB 14881—2013、GB 2707—2016；畜禽肉冷藏温度-1~4℃，冷冻温度-12℃以下	原料	感官、仪器检查	每批	贮存人员	进行食品安全风险检测，对不合格原料进行拒收	食品采购检验单据记录；原料状态拍照留存	每日油样检测；随机油样进行感官检查
	化学性	挥发性盐基氮								

表 5-20　乳制品类食品原料 HACCP 计划表

CCP	显著危害		关键限值	监控				纠偏措施	记录	验证
				对象	方法	频率	人员			
食品原料	生物性	细菌	符合 GB 19301—2011	原料	参照国标	每批	采购人员	严格按照采购标准选购原料	记录每批乳制品原料	每批每次均进行随机油检检测
		真菌毒素	符合 GB 2761—2017							
	化学性	重金属	符合 GB 2762—2022							
		兽药残留	符合 GB 31650—2019、GB 31650.1—2022							
		农药残留	符合 GB 2763—2021							
供应商资质	生物性	细菌、寄生虫	符合 GB 14881—2013、GB 12693—2023、GB 50998—2014	供应商厂房环境及加工流程	实地考察	招标一次考察一次	采购人员	考察不合格供应商取消中标资格	工厂环境拍照记录并存入档案	每季度定期对供应商工厂环境实地考察
	化学性	重金属、兽药残留								
原料验收	物理性	细菌、寄生虫	原料感官性状完好、新鲜；提供第三方检测报告等相关资料	原料及相关证明	审核原料检测证明；委托第三方检测机构开展检测	每批	验收人员	拒收不能提供原料检测合格证明的原料	原料验收记录	审核每批产品查验记录以及原料检测合格证明
	生物性	重金属、兽药残留								
原料贮存	生物性	细菌、病毒	符合 GB 14881—2023；冷藏温度 2~6℃	原料	感官、仪器检查	每批	贮存人员	进行食品安全风险检测，不合格原料进行拒收	食品采购单据记录；原料状态拍照留存	每日抽样检测；随机油样进行感官检查
	化学性	清洗剂、消毒剂								

表 5-21 蛋类食品原料 HACCP 计划表

CCP		显著危害		关键限值	监控				纠偏措施	记录	验证程序
					对象	方法	频率	人员			
食品原料	生物性	细菌		符合 GB 2749—2015、GB 29921—2021	原料	参照国标	每批	采购人员	严格按照采购标准选购原料	记录每批原料	每批次均进行随机抽检检测
	化学性	重金属		符合 GB 2762—2022							
		兽药残留		符合 GB 31650—2019、GB 31650.1—2022							
		农药残留		符合 GB 2763—2021							
		食品添加剂		符合 GB 2760—2014							
供应商资质	生物性	细菌		符合 GB 14881—2013、GB 21710—2016	供应商厂房环境及加工流程	实地考察	招标一次考察一次	采购人员	考察不合格供应商取消中标资格	工厂环境进行拍照记录并存入档案	每季度定期对供应商工厂环境实地考察
	化学性	重金属、农兽药残留、食品添加剂									
原料验收	生物性	细菌		原料感官性状完好、新鲜；提供第三方检测报告等相关资料	原料及相关证明	审核原料检测合格证明；委托第三方检测机构开展检测	每批	验收人员	拒收不能提供原料检测合格证明的原料	原料验收记录	审核验收检查记录和原料检测合格证明
	化学性	重金属、农兽药残留、食品添加剂									
原料贮存	生物性	细菌		符合 GB 14881—2013、GB 21710—2016 冷藏运输 0～4℃	原料	感官、仪器检查	每批	贮存人员	进行食品安全风险检测，对不合格原料进行拒收	食品采购单据记录；原料状态拍照留存	每日抽样检测，随机抽样进行感官检查
	化学性	消毒剂									

表 5-22 调味品食品原料 HACCP 计划表

CCP	显著危害		关键限值	监控				纠偏措施	记录	验证程序
				对象	方法	频率	人员			
食品原料	生物性	细菌、真菌、昆虫	符合 GB 29921—2021、GB 2762—2022、GB 31650—2019、GB 31650.1—2022、GB 2760—2014、GB 2763—2021；酱油 GB 2717—2018、食醋 GB 2719—2018、酿造酱 GB 2718—2014	原料	参照国标	每批	采购人员	严格按照购标准选购原料	记录每批乳制品原进行	每批次均进行随机抽检测
	化学性	重金属、食品添加剂								
供应商资质	生物性	细菌、真菌、昆虫	符合 GB 14881—2013；酱油 GB 8953—2016、食醋 GB 8954—2016	供应商厂房环境及加工流程	实地考察	招标一次考察一次	采购人员	考察不合格供应商取消中标资格	工厂环境进行拍照记录并存入档案	每季度定期对供应商工厂环境实地考察
	化学性	重金属、食品添加剂								
原料验收	生物性	细菌、真菌、昆虫	原料感官性状完好、新鲜；提供第三方检测报告等相关资料	原料及相关证明	审核原料检测合格证明；委托第三方检测机构开展检测	每批	验收人员	拒收不能提供原料检测合格证明的原料	原料验收记录	审核原料验收查验记录 料检测质量合格证明
	化学性	重金属、食品添加剂								
原料贮存	生物性	细菌、真菌	符合 GB 14881—2013	原料	感官、仪器检查	每批	贮存人员	进行食品安全风险检测，不合格原料进行拒收	食品采购检验单据记录；原料状态拍照留存	每日抽样验收随机抽油样进行感官检查
	化学性	消毒剂								

5.5.2 餐饮食品原料采购流程

根据餐饮食品原料危害分析和 HACCP 计划表，在当前餐饮企业食品原料采购中，供应商的选择和食品原料的验收尤其重要。餐饮业食品原料采购业务的主要环节，如图 5-10 所示，包括以下几个方面：制订采购计划与请购、供应商管理和选择、物资的验收入库等环节。据此设计餐饮企业食品原料采购流程图。供应商选择、原料验收索证制度、抽检环节应根据国家标准建立相应抽检环节或评估细则，使得采购流程规范化和标准化，以最大程度地减少食品原料安全风险。

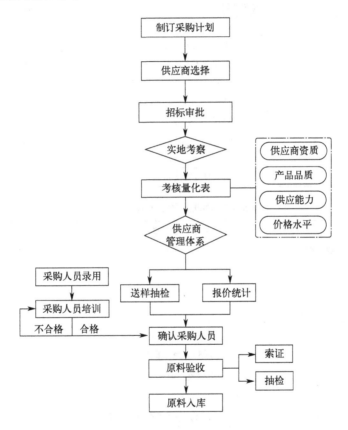

图 5-10　餐饮企业食品原料采购流程图

5.5.3 采购供应商考核标准与验收标准

为标准化餐饮业食品原料的供应商评估和验收环节，依据相应国家标准，结合 HACCP 计划表，制订评分细则，为餐饮食品原料供应商选择和食品原料验收提供参考。供应商的考核中要注重产品的质量是否符合国家标准，验收时食品安全应及时抽检，进行实验室相关检验检测。

（1）粮油类

粮油类食品原料大多为预包装食品，采购批量大。粮油类的食品安全主要集中在重金属、真菌毒素、农残超标等问题，供应商的选择显得尤为重要。

粮油类食品原料供应商考核评估表见表 5-23，粮油类食品原料验收标准表见表 5-24。

表 5-23 粮油类食品原料供应商考核评估表

粮油供应商考核评估表				
供应商名称			总分	
	考核项目	分值	得分	备注
供应商资质	营业执照	10		
	食品生产、卫生许可证	10		
	质量管理体系认证	10		
产品质量	符合国标 GB 14881—2013、GB 13122—2016、GB 8955—2016 的要求	15		
供应能力	供应时间与约定时间一致	10		
	供应数量与合同约定一致	10		
价格成本	价格与市场持平或略低于市价	15		
实地考察	工厂环境卫生良好	10		
	工厂管理制度齐全完备	10		

表 5-24 粮油类食品原料验收标准表

粮油验收标准表				
类别	具体要求	限值（≤）	是否符合	备注
感官	包装完整	—		
	无异味	—		
	成色正常	—		
重金属	铅	0.2mg/kg（谷物及其制品）		
		0.08mg/kg（油脂及其制品）		
	镉	0.1mg/kg（谷物及谷物加工品）		
		0.2mg/kg（稻谷、糙米、大米及大米粉）		
	铬	1.0mg/kg（谷物及其制品）		
	总汞	0.02mg/kg		
	镍	1.0mg/kg（油脂及其制品）		
	总砷	0.5mg/kg（谷物及其制品）		
		0.1mg/kg（油脂及其制品）		
污染物	苯并[a]芘	2.0μg/kg（谷物及其制品）		
		10μg/kg（油脂及其制品）		
	多氯联苯	200μg/kg（水产动物油脂）		
真菌毒素	GB 2761—2017	符合对应标准		
农药残留	GB 2763—2021	符合对应标准		

（2）蔬菜类

蔬菜类食品原料的采购以新鲜程度为重点，供应商的选择、原料运输以及原料验收两环节都应注重其感官评价。蔬菜类食品原料供应商考核评估表见表5-25，蔬菜类食品原料验收标准表见表5-26。

表5-25 蔬菜类食品原料供应商考核评估表

蔬菜供应商考核评估表				
供应商名称		总分		
考核项目		分值	得分	备注
供应商资质	营业执照	10		
	食品卫生许可证	10		
	质量管理体系认证	10		
产品质量	符合GB 14881—2013	15		
供应能力	供应时间与约定时间一致	10		
	供应数量与合同约定一致	10		
价格成本	价格与市场持平或略低于市价	15		
实地考察	工厂环境卫生良好	10		
	工厂管理制度齐全完备	5		
	运输车辆设备齐全完备	5		

表5-26 蔬菜类食品原料验收标准表

蔬菜类食品原料验收标准表				
类别	具体要求	限值（≤）	是否符合	备注
感官	无蔫叶	—		
	无异味	—		
	干净无污渍			
重金属	铅	0.1mg/kg（新鲜蔬菜，叶菜蔬菜、豆类蔬菜、芸薹类蔬菜、生姜和薯类除外）		
		0.3mg/kg（叶菜蔬菜）		
		0.2mg/kg（芸薹类蔬菜、豆类蔬菜、生姜、薯类）		
	镉	0.05mg/kg（新鲜蔬菜，叶菜蔬菜、茎类蔬菜、豆类蔬菜、块根和块茎蔬菜和黄花菜除外）		
		0.2mg/kg（叶类蔬菜）		
		0.1mg/kg（豆菜蔬菜块根和块茎蔬菜、茎类蔬菜，芹菜除外）		
		0.2mg/kg（芹菜、黄花菜）		
	总汞	0.01mg/kg		
	总砷	0.5mg/kg		
	铬	0.5mg/kg		
农药残留	GB 2763—2021	符合对应标准		

(3) 水产品类

水产品类食品原料易产生寄生虫，水产品类食品供应商选择时，应注重其养殖环境的卫生、运输环境温度以及运输车辆的冷藏设备。

水产品类食品原料供应商考核评估表见表 5-27，水产品类食品原料验收标准表见表 5-28。

表 5-27　水产品类食品原料供应商考核评估表

水产品供应商考核评估表					
供应商名称		总分			
考核项目		分值	得分	备注	
供应商资质	营业执照	10			
	食品生产、卫生许可证	10			
	质量管理体系认证	10			
产品质量	符合 GB 20941—2016、GB 2733—2015	15			
供应能力	供应时间与约定时间一致	10			
	供应数量与合同约定一致	10			
价格成本	价格与市场持平或略低于市价	15			
实地考察	工厂养殖环境卫生良好	10			
	工厂管理制度齐全完备	5			
	运输车辆设备齐全完备	5			

表 5-28　水产品类食品原料验收标准表

水产品验收标准表					
类别	具体要求	限值（≤）	是否符合	备注	
感官	色泽正常	—			
	无异味	—			
	肉质软硬度适中	—			
重金属	铅	1.0mg/kg（鲜、冻水产动物，鱼类、甲壳类、双壳贝类除外）			
		0.5mg/kg（鱼类、甲壳类）			
		1.5mg/kg（双壳贝类）			
		1.0mg/kg（水产制品）			
	镉	0.1mg/kg（鱼类）			
		0.5mg/kg（甲壳类，海蟹、虾蛄除外）			
		2.0mg/kg（双壳贝类、腹足类、头足类、棘皮类，去除内脏）			
	甲基汞	0.5mg/kg			
	无机砷	0.5mg/kg			
	铬	2.0mg/kg			
污染物	多氯联苯	20μg/kg			

续表

水产品验收标准表

类别	具体要求	限值（≤）	是否符合	备注
天然毒素	麻痹性贝类毒素	4MU/g		
	腹泻性贝类毒素	0.05MU/g		
寄生虫	吸虫囊蚴、线虫幼虫、绦虫裂头蚴	不得检出		
兽药残留	GB 31650—2019、GB 31650.1—2022	符合对应标准		
农药残留	GB 2763—2021	符合对应标准		

（4）畜禽肉类

畜禽肉品食品原料涉及养屠宰加工、贮运、运输等诸多环节。供应商选择时对其屠宰加工环境卫生和管理制度应着重关注。

畜禽肉类食品原料供应商考核评估表见表 5-29，畜禽肉类食品原料验收标准表见表 5-30。

表 5-29　畜禽肉类食品原料供应商考核评估表

畜禽肉类供应商考核评估表				
供应商名称			总分	
	考核项目	分值	得分	备注
供应商资质	营业执照	10		
	食品生产、卫生许可证	10		
	质量管理体系认证	10		
产品质量	符合 GB 12694—2016、GB 20799—2016、GB 2707—2016	15		
供应能力	供应时间与约定时间一致	10		
	供应数量与合同约定一致	10		
价格成本	价格与市场持平或略低于市价	15		
实地考察	养殖环境卫生良好，屠宰规范	10		
	工厂管理制度齐全完备	10		

表 5-30　畜禽肉类食品原料验收标准表

畜禽肉类验收标准表				
类别	具体要求	限值（≤）	是否符合	备注
感官	外观正常	—		
	无异味	—		
	肉质软硬度适中	—		
重金属	铅	0.2mg/kg（肉类，畜禽内脏除外）		
		0.5mg/kg（畜禽内脏）		
		0.3mg/kg（肉制品，畜禽内脏除外）		
	镉	0.1mg/kg（肉及肉制品，畜禽内脏及其制品除外）		
		0.5mg/kg（畜肝脏及其制品）		

畜禽肉类验收标准表					
类别	具体要求	限值（≤）		是否符合	备注
重金属	镉	1.0mg/kg（畜肾脏及其制品）			
	铬	1.0mg/kg			
	总砷	0.5mg/kg			
	总汞	0.05mg/kg			
理化	挥发性盐基氮	50mg/100g			
兽药残留	GB 31650—2019、GB 31650.1—2022	符合对应标准			
农药残留	GB 2763—2021	符合对应标准			
检疫合格证		符合相应国家标准			

（5）乳制品类

选择乳制品供应商时应注意供应商的相关资质，预包装食品要注重其包装完整性和生产日期，防止变质奶、不合格的奶制品等流入餐饮。

乳制品类食品原料供应商考核评估表见表 5-31，乳制品类食品原料验收表见表 5-32。

表 5-31　乳制品类食品原料供应商考核评估表

乳制品类供应商考核评估表				
供应商名称		总分		
	考核项目	分值	得分	备注
供应商资质	营业执照	10		
	食品生产、卫生许可证	10		
	质量管理体系认证	10		
产品质量	符合 GB 14881—2013、GB 12693—2023	15		
供应能力	供应时间与约定时间一致	10		
	供应数量与合同约定一致	10		
价格成本	价格与市场持平或略低于市价	15		
实地考察	生产环境良好	10		
	工厂管理制度齐全完备	10		

表 5-32　乳制品类食品原料验收表

乳制品类验收标准表				
类别	具体要求	限值（≤）	是否符合	备注
感官	包装完整	—		
	无异味	—		
	颜色质地正常	—		
重金属	铅	0.2mg/kg（乳及乳制品，生乳、灭菌乳、巴氏杀菌乳、调制乳、发酵乳除外）		
		0.02mg/kg（生乳、巴氏杀菌乳、灭菌乳）		
		0.04mg/kg（调制乳、发酵乳）		

续表

乳制品类验收标准表				
类别	具体要求	限值（≤）	是否符合	备注
重金属	铬	0.3mg/kg（生乳、巴氏杀菌乳、灭菌乳）		
	总汞	0.01mg/kg（生乳、灭菌乳、巴氏杀菌乳、调制乳、发酵乳）		
	总砷	0.1mg/kg		
农药残留	GB 2763—2021	符合对应标准		
兽药残留	符合 GB 31650—2019、GB 31650.1—2022	符合对应标准		
致病菌	沙门氏菌	不得检出 /25g 或不得检出 /25mL		
	金黄色葡萄球菌	不得检出 /25g 或不得检出 /25mL（仅适用于巴氏杀菌乳、调制乳、发酵乳、加糖炼乳（甜炼乳、调制加糖炼乳）		

（6）蛋类

餐饮采购的蛋类大多为鸡蛋、鹌鹑蛋等。供应商进行选择评估时，应实地考核鸡场养殖卫生条件及兽药管理制度。

蛋类食品原料供应商考核评估表见表 5-33，蛋类食品原料验收标准表见表 5-34。

表 5-33 蛋类食品原料供应商考核评估表

乳制品类供应商考核评估表				
供应商名称		总分		
	考核项目	分值	得分	备注
供应商资质	营业执照	10		
	食品生产、卫生许可证	10		
	质量管理体系认证	10		
产品质量	符合 GB 14881—2013、GB 21710—2016、GB 2749—2015	15		
供应能力	供应时间与约定时间一致	10		
	供应数量与合同约定一致	10		
价格成本	价格与市场持平或略低于市价	15		
实地考察	生产环境良好	10		
	工厂管理制度齐全完备	10		

表 5-34 蛋类食品原料验收标准表

蛋类验收标准表				
类别	具体要求	限值	是否符合	备注
感官	外观正常	—		
	无异味	—		
	蛋壳完整无破损	—		
重金属	铅	0.2mg/kg		
	镉	0.05mg/kg		
	总汞	0.05mg/kg		

续表

蛋类验收标准表

类别	具体要求	限值	是否符合	备注
兽药残留	GB 31650—2019、GB 31650.1—2022	符合对应标准		
农药残留	GB 2763—2021	符合对应标准		
致病菌	沙门氏菌	不得检出/25g（即食蛋制品）		
检疫合格证明单	符合相应国家标准	符合对应限值		

（7）调味品类

调味品验收中不仅要对调味品进行感官检测，还须进行随机检测，及时检测其中是否有致病菌。调味品类食品原料供应商考核评估表见表 5-35，调味品类食品原料验收表见表 5-36。

表 5-35　调味品类食品原料供应商考核评估表

调味品类食品原料供应商考核评估表				
供应商名称			总分	
考核项目		分值	得分	备注
供应商资质	营业执照	10		
	食品生产、卫生许可证	10		
	质量管理体系认证	10		
产品质量	符合 GB 2717—2018、GB 2719—2018、GB 2721—2015、GB 31644—2018、GB 10133—2014、GB 2720—2015 等	15		
供应能力	供应时间与约定时间一致	10		
	供应数量与合同约定一致	10		
价格成本	价格与市场持平或略低于市价	15		
实地考察	生产环境良好	10		
	工厂管理制度齐全完备	10		

表 5-36　调味品类食品原料验收表

调味品类食品原料验收标准表				
类别	具体要求	限值	是否符合	备注
感官	外观正常	—		
	无异味	—		
	颜色质地正常	—		
重金属	铅	1.0mg/kg（香辛料类除外）		
	镉	0.5mg/kg（食用盐）		
		0.1mg/kg（鱼类调味品）		
	总汞	0.1mg/kg（食用盐）		
	总砷	0.5mg/kg		
污染物	3-氯-1,2-丙二醇	0.4mg/kg（固态调味品除外）		
		1.0mg/kg（固态调味品）		

续表

调味品类食品原料验收标准表				
类别	具体要求	限值	是否符合	备注
真菌毒素	黄曲霉毒素 B_1	5.0μg/kg（酱油、醋、酿造酱）		
致病菌	沙门氏菌	不得检出 /25g 不得检出 /25mL（即食调味品）		

5.6 餐饮加工方法 HACCP 管理体系的建立

加工方法因素引起的食品安全问题危害分析如下：

① 采购时应定点采购，售卖方须配备有相应食品合格证，检测报告。防止生物污染与药剂残留。

② 食品原料在运输过程中易因保藏不当造成腐败变质，因此在运输过程中需选用配备有冷藏设施的车辆，确保原料运输过程中的温度。

③ 食品验收时须配备测温装置，按照种类对不同原料进行验收，防止在验收过程中造成交叉污染与致病菌污染。

④ 食品原料在储存时应按照类别进行分区，离地离墙存放（大于 10cm），需冷冻保存的应及时冷冻保存，防止在储存过程中造成致病菌污染与腐败变质。

⑤ 食品原料解冻时，应配有解冻标识、标注解冻方法和解冻时间，并应在解冻专区解冻。

⑥ 食品原料清洗时，应分区清洗，且配有清洗标识，且清洗员工应佩戴工帽和口罩、身穿洁净工作服，防止造成交叉污染。

⑦ 原料切配时，应根据原料类别而选择不同刀具和砧板，并且刀具和砧板应分色使用。切配时切配员工须佩戴口罩、工帽、洁净工作服与洁净手套，防止在原料切配过程中造成交叉污染。

⑧ 应根据加工流程对食品原料进行烹饪，确保加工时间和温度，出锅时应测量并记录其中心温度。厨师在烹饪时需佩戴工作帽、口罩与洁净工作服，烹饪过程中厨师不得使用烹饪工具直接品尝菜品，工作结束后调料加盖，调料瓶、炊具、用具、灶上灶下台面清洗整理干净，并将各类物品按标识位置存放。在烹饪过程中产生的废弃物应及时清理并存放于密闭垃圾桶内，防止孳生有害生物与致病菌。

⑨ 售卖时，分餐人员应佩戴口罩、工帽和一次性手套，并需对成品进行防护，防止造成污染。

加工方法因素导致食品安全问题危害分析见表 5-37，加工方法 HACCP 计划表见表 5-38。

表 5-37　加工方法因素导致食品安全问题危害分析

加工步骤	潜在危害		危害是否显著	依据	预防措施	是否为CCP
解冻方法	生物性	有害生物	是	解冻不当造成食品腐败变质,如鱼类长时间解冻会造成其组胺含量超标	配置解冻标识,标注解冻方法、解冻时间,并在解冻专区解冻	否
清洗方法	生物性	虫卵、细菌	是	食品原料清洗不当造成虫卵、细菌、沙粒残留;清洗过程未进行分区清洗造成交叉污染	多次清洗,清洗时分区清洗,并且在清洗区配有显著标识,清洗员工需佩戴口罩和工帽,身穿洁净工作服	否
切配方法	生物性	有害生物	否	切配刀具、砧板混用,造成交叉污染	切配时应按照原料类别选择不同刀具和砧板,刀具和砧板都应按照原料类别进行分色使用。切配员工应佩戴口罩、工帽、洁净工作服与洁净手套	否
冷却方法	生物性	细菌	否	10～60℃范围内存放时间超过4h	使用冰水浴浸泡,当冰块体积大于水时,其冷却速度比水冷却效率高70%;使用易传热的容器存放,铝制品传热最快,其次为不锈钢,禁止使用塑料容器;使用高度在8cm以下的浅盘存放食品;豆类、米饭等食品容器的深度小于5cm;尽可能平铺食品,食品体积尽可能小;可采用搅拌的方式加速冷却,搅拌的器具应保持清洁卫生	否
加工方法	生物性	细菌	是	加工温度、时间不足,厨师操作不规范,直接采用烹饪工具品尝菜品	根据加工流程对食品原料进行烹饪,确保加工时间和温度,出锅时应检测并记录其中心温度。厨师在烹饪时需佩戴工作帽、口罩与洁净工作服,烹饪过程中不得使用烹饪工具直接品尝菜品。工作结束后调料加盖,调料瓶、炊具、用具、灶上灶下台面清洗整理干净,并将各类物品按标识位置存放;烹饪过程中产生的废弃物应及时清理并存放于密闭垃圾桶内	是
售卖方法	生物性	细菌	否	成品未进行任何防护,造成细菌污染;分餐售卖人员未佩戴手套	售卖时,分餐人员需配备好口罩、工帽和一次性手套,并需对成品进行防护,防止致病菌和粉尘等对食品造成污染	否

表 5-38　加工方法 HACCP 计划表

CCP	显著危害	关键限值	监控				纠偏措施	记录	验证
			对象	方法	频率	人员			
烹饪加工	生物性	细菌、真菌毒素	菜品出锅温度达90℃以上,成品中心温度达70℃以上,持续30秒	菜品	温度计	每餐	加工人员	对温度不达标的菜肴重新加热或废弃	中心温度记录表	审核记录,定期抽查

续表

CCP	显著危害	关键限值	监控				纠偏措施	记录	验证
			对象	方法	频率	人员			
成品再加工与储存	生物性 细菌	易腐食品烹饪时，在冷藏温度以上，60℃以下不得超过2小时，超过2小时应及时废弃或再加热；烹饪完成至食用时间超过2小时以上，应在60℃以上温度保存或按照规定冷却后进行冷藏	菜品	温度计	每餐	加工人员	重新加热或废弃	中心温度记录表，冰箱冷库储存温度与卫生记录表	审核记录，定期抽查
泡菜腌制	化学性 亚硝酸盐	选择新鲜蔬菜腌制；控制腌制时间（大于15天或小于1天）	泡菜	腌制时控制时间	每批	加工人员	重新腌制或废弃	记录腌制时间	审核记录，定期抽查
油炸	化学性 加工过程中的有毒有害物质，如丙烯酰胺、苯并[a]芘	油炸食品前尽可能减少食品表面的多余水分，油温不宜超过190℃。油量不足时，应及时添加新油。定期过滤再用油，去除食物残渣。定期拆卸油炸设备，进行清洁维护	油炸食品	温度计；开展快速检测	每餐	加工人员	重新加热或废弃；使用快速检测方法定时测试在用油的酸价、极性组分等指标	中心温度记录表	审核记录，定期抽查
留样	生物性 细菌	每次餐食的成品都进行留样，每个留样品种种类不得低于125g，且留样时间应不少于48小时，并标准好相关信息	菜	电子秤	每餐	加工人员	废弃，重新留样	食品留样记录表	审核记录，定期抽查

5.7 餐饮环境 HACCP 管理体系的建立

能否提供一个良好的食品加工环境对食品质量的优劣起到一个决定性作用。当前部分餐饮企业建筑、设备和环境不符合《食品生产通用卫生规范》（GB 14881—2013），未建立独立的食品原料存放间、食品加工操作间、食品出售场所等。同时在操作区未使用带盖垃圾桶，易于蚊蝇和细菌的孳生进而产生食品安全风险。

环境因素引起的食品安全问题危害分析如下：

① 餐饮服务场所应选择与所经营食品相适应的场所，应选择不易于孳生有害生物的场所，保持场所环境清洁，最大程度地降低食品安全风险。

② 餐饮服务场所应选择对食品污染风险低，以及有害废弃物、粉尘和有害气体等其他扩散类污染源不能扩散的地方。

③ 应具备与生产经营的食品品种和数量相匹配的加工场所,食品加工处理区应符合食品加工操作规范,且按照食品加工和供应流程合理设计,防止交叉污染。

④ 应设置专间或专用设备用来清洗和存放清洁工具(抹布、扫帚、拖把、刷子等),应与食品操作区分隔,防止造成异物污染。

⑤ 餐饮服务场所的天花板应与地面保持足够的距离,且涂覆和装修的材料应无毒、无异味、防霉、不易脱落、耐腐蚀。

⑥ 食品半成品、成品和清洁餐用具暴露处上方的天花板应能有效避免灰尘散落,冷凝水不易滴落,防止有害生物孳生和霉菌生长。

⑦ 食品加工区内的墙面应选用无毒、无异味、防霉、不易脱落,且易清洗的涂料或材料覆盖或装修,防止造成异物污染和有害生物孳生。

⑧ 餐饮服务场所与外界接触的门窗应采取防护措施(如安装空气幕、防蝇帘、灭蝇灯、防虫纱窗和防鼠板等),且食品加工过程中不得打开门窗。防止有害生物侵入。

⑨ 食品加工区地面应平坦光滑、便于清洗和消毒,且有利于防止积水。

⑩ 食品加工区内不应存放无盖垃圾桶,防止有害生物孳生。

⑪ 食品处理区内不应设置卫生间(保持10m以上),且卫生间出入口不得与食品处理区域相连。

⑫ 卫生间应有独立的排风设施和排风口,且其不得直对食品处理区和就餐区。卫生间结构,设施应便于清洁。门窗设施应有防护措施,且应保持清洁、无异味,防止有害生物侵入。

⑬ 应在食品处理区入口处设立更衣室,更衣设施数量应满足实际需求,更衣室须保持干净。

⑭ 应设置废弃物专用存放设施,应易于与食品存放容器区分。废弃物储存设施须有防护措施,能防止污水渗漏以及不良气体溢出和虫害孳生。

环境因素导致食品安全问题危害分析见表 5-39。

表 5-39 环境因素导致食品安全问题危害分析

区域	潜在危害	危害是否显著	依据	预防措施	是否为 CCP
餐饮服务场所选址	生物性 有害生物、细菌	是	餐饮服务场所附近有易孳生大量有害生物的场所,会产生大量有害生物,造成污染	餐饮服务场所应选择与经营食品相适应的场地,应选择不易孳生有害生物的场所,且保持场所环境清洁卫生,防止造成异物污染和有害生物孳生	否
	化学性 有害废弃物	否	餐饮服务场所附近如有对食品有污染风险,排放有害废弃物、粉尘和其他污染源的场所,易对食品造成污染	餐饮服务场所应选择对食品污染风险低、其他扩散类污染源(有害废弃物、粉尘和有害气体等)不能扩散的场所	否

续表

区域	潜在危害		危害是否显著	依据	预防措施	是否为CCP
加工场所	生物性	有害生物、真菌、细菌	是	天花板、墙面选用有毒、有异味、不耐腐蚀、易脱落的涂覆、装修材料，易造成异物污染和微生物污染	食品加工区内的墙面和天花板应选用无毒、防霉、无异味、不易脱落且便于清洗的涂料或材料进行覆盖或装修，防止异物污染和有害生物孳生；半成品、成品和清洁餐用具暴露处上方需要避免灰尘和冷凝水滴落，避免有害生物孳生和霉菌生长	是
				地面不便于清洗消毒，无法排除积水，便于有害生物孳生	食品加工区内的地面应平坦光滑，便于清洁和消毒，能防止积水	
				与外界接触的门窗无防护措施，易于有害生物侵入	餐饮服务场所与外界接触的门窗等应该安装空气幕、防蝇帘、防虫纱窗、灭蝇灯和防鼠板等，且食品加工过程中不得打开门窗	
				食品加工区内使用无盖垃圾桶，易于孳生有害生物	食品加工区内不应存放无盖垃圾桶，防止有害生物孳生	
	物理性	食物残渣、其他异物	否	加工场所使用玻璃、陶瓷等易碎材质水杯	禁止加工场所出现、使用玻璃、陶瓷等易碎材质水杯，以免造成异物污染	否
	化学性	排水沟等逸出的气体	否	不具备与经营的食品品种、数量相适应的加工场所，易于造成交叉污染	具备与经营的食品品种和数量相适应的加工场所，食品加工处理区应符合食品加工操作规范要求，防止交叉污染	否
更衣室	生物性	有害生物	是	更衣室处于食品加工区，有害生物与其他杂物可能对食品造成污染；更衣室杂乱，易于孳生有害生物，进而对食品造成污染	食品处理区入口处应设立更衣室，更衣设施数量应满足实际需求，更衣室应保持清洁卫生	否
	物理性	异物	否	保健品、药品、员工个人物品出现在食品加工区	保健品、药品、员工个人物品集中存放于更衣室内，不得出现在食品加工区和售卖区	否
售卖区	生物性	细菌、有害生物	否	售卖区脏乱、有异味，便于孳生有害生物	及时清洗，保持售卖区洁净	否
	物理性	粉尘	否	烹制好的菜品易受到粉尘等污染		
就餐区	生物性	细菌、有害生物	否	就餐区环境脏乱	及时清洁，保持就餐环境洁净，确保桌椅洁净，防止有害生物孳生和致病菌传播	否
卫生间	生物性	细菌、有害生物	是	食品加工区内出现卫生间，易对食品造成有害生物污染	食品处理区内不应设置卫生间（应保持10m以上），且卫生间出入口不得与食品处理区域相连	否
				卫生间无独立排风设施或排风设施直对食品加工区或就餐区	卫生间应有独立的排风设施，且其排风口不得直对食品处理区和就餐区。卫生间结构和设施应便于清洁。其门窗应有防护措施，应保持清洁卫生，无异味，防止有害生物孳生	

续表

区域	潜在危害	危害是否显著	依据	预防措施	是否为CCP
废弃物存放处理区	生物性	细菌、有害生物	否	废弃物未及时处理，孳生有害生物	应设置废弃物专用存放设施，应易于与食品存放容器区分。废弃物存放装置应有防护措施，能够防止污水渗漏、不良气体溢出以及虫害孳生	否

5.8　餐饮检验检测 HACCP 管理体系的建立

近年来，水产品、肉禽类、蛋类、蔬菜类等食品原料中重金属、农药、兽药残留等含量超标事件频发。餐饮企业对原料需求量多，加工量大，但对不同种类的食品原辅料需求进行较为确切的采购是一项十分复杂的工作，且在部分餐饮企业未建立索证制度的情况下，难以精确地控制食品原辅料质量，极易在食品检验检测管理过程中产生疏漏，进而造成大型食品安全事故。同时部分餐饮企业因经济状况和场地限制缺乏相应的快速检测室，因此在食品检测过程中落实难度较大。

检验检测因素引起的食品安全问题危害分析如下：

① 食品安全自检应当自行进行或者委托第三方进行。消除食品安全隐患，预防食品安全事故。食品安全自检不合格的，予以停止整顿。

② 应按照规定对每批次的餐食成品进行留样，且每个留样品种重量不得低于125g。

③ 应选择洁净的留样容器和专用的冷藏设施存放留样样品，留样时间应不少于48h。

④ 样品存放时应选用专用的带锁冷藏设备，且在设施旁应存有对应的食品留样记录。

⑤ 应自行或委托具有资质的第三方检测机构，对食品加工环境和食品成品进行检测。

⑥ 应综合考虑食品品种、加工工艺和原料控制等因素合理确定检测项目、频次和指标，以有效验证加工环节中控制措施的有效性。

⑦ 应建立食品安全管理制度，按照规定记录食品从业人员培训考核、进货查验、食品添加剂使用、食品安全自查、消费者投诉、废弃物处理、消杀记录、消防演练等记录。应按照法律法规要求进行保存，法律法规未进行要求的，记录保存时间不得低于6个月。

⑧ 应如实记录采购的食品、食品添加剂、生产商、生产时间、保质期、规格、数量、进货日期、供货者名称、联系方式、地址等。

⑨ 实行统一配送的餐饮服务单位，应由其企业总部统一进行食品进货查验，各门店也应进行相应查验和记录。

⑩ 食品进货查验记录，收货记录和相应凭证的保存期限应不少于食品保质期满后6个月，如无明确保质期的，应保存不少于2年。

⑪ 餐厅经理或管理人员在食品从业人员上岗前，应进行晨检，并如实记录晨检结果。确保食品从业人员未患"五病"，无发热状况等。

检验检测因素导致食品安全问题危害分析见表 5-40，检验检测 HACCP 计划表见表 5-41。

表 5-40 检验检测因素导致食品安全问题危害分析

环节	潜在危害		危害是否显著	依据	预防措施	是否为 CCP
自查	生物性	细菌、病毒	是	餐饮服务场所应定期自查以消除安全隐患，自查不合格的餐饮服务场所须停业整改	应自行或委托第三方机构开展食品安全自查。消除存在的食品安全隐患，防止发生食品安全事件。食品安全自查不合格的应停止营业并进行整改；应建立食品安全管理制度。按照规定对食品从业人员培训和考核、进货查验、食品添加剂使用、食品安全自查、消费者投诉、废弃物处理、定期除虫害、消防演练等情况如实记录，应按照法律法规要求的时间保存，法律法规未进行要求的，记录保存时间不得低于6个月；应综合考虑食品品种和加工工艺等多种因素确定检测项目、频次和指标，以有效验证加工环节中的控制措施的有效性	是
	化学性	农药残留	是			
		兽药残留				
		重金属				
进货查验	生物性	有害生物	是	采用"三无"产品，未保留食品保质期、进货记录等，易造成食品中毒且不便于检查与追究	应如实记录采购的食品，食品添加剂，食品相关产品的名称，生产商，生产时间，保质期，规格，数量，进货日期，供货者名称、联系方式、地址等；试行统一配送的餐饮服务单位，应由企业总部统一进行食品进货查验记录，各门店也应进行相应记录；食品进货查验记录、收货记录和相应凭证的保存期限应不少于食品保质期后6个月，如无明确保质期的，应保存不少于2年	是
	物理性	沙石	否			否
	化学性	农药残留	是			是
		兽药残留				
		重金属				
留样	生物性	细菌、病毒	是	留样不符合标准、留样容器与留样设施不符合要求，造成样品损坏、变质；留样设施无保护装置	应按照规定对每餐次或批次的食品成品进行留样，每个留样品种重量不得低于125g。食品留样应选择洁净的留样容器和专用的冷藏设施进行存放，留样时间应不少于48h。食品留样专用存放设施应选择带锁的设施，设施旁应存有相应的食品留样记录	否
晨检	生物性	致病菌	是	晨检不符合要求，伤口化脓，带有"五病"	餐厅经理或管理人员在食品从业人员上岗前应对其进行晨检，并如实记录晨检结果。确保食品从业人员未患"五病"，无发热状况等	是

表 5-41 检验检测 HACCP 计划表

CCP	显著危害		关键限值	监控				纠偏措施	记录	验证
				对象	方法	频率	人员			
自查	生物性	细菌	进货查验、食品添加剂使用、食品安全自查等记录，应按照法律法规要求进行保存，法律法规未进行要求的，记录保存时间不得低于6个月；应综合考虑食品品种及工业特点，原料控制等因素合理确定检测项目、指标和频次，以有效验证加工环节中的控制措施	原料	自行或委托第三方机构开展食品安全自查	每批次	检测人员	食品安全自查不合格的停止营业并进行整改；应建立食品安全管理制度	自查记录	审核记录，定期抽查
		真菌及其毒素								
		农药残留								
	化学性	兽药残留								
		重金属								
进货查验	生物性	细菌	应如实记录采购的食品，食品添加剂，食品相关产品的名称，生产商，生产时间，保质期，规格，数量，进货日期，供货者名称、联系方式、地址等；食品进货查验记录、收货记录和相应凭证的保存期限应不少于食品保质期后6个月，如无明确保质期的，应保存不少于2年	原料及相关证明	审核原料检测合格证明；委托第三方检测机构开展检测	每批	验收人员	拒收不能提供原料检测合格证明的原料	原料验收记录	审核每批产品的原料验收记录、原料检测合格证明和审核检测报告
		真菌及其毒素								
		农药残留								
	化学性	兽药残留								
		重金属								
晨检	生物性	细菌、病毒	管理人员每日在食品从业人员上岗时应进行晨检，记录晨检结果，确保食品从业人员未患"五病"，无发热状况等	食品从业人员	每日晨检	每日一次	管理人员	卫生管理员对从业人员进行每日晨检，不达标者不准上岗，整改后经批准方可上岗	每日晨检从业人员健康与卫生情况	审核记录，定期抽查

第 6 章

餐饮企业 HACCP 管理体系的建立实例

6.1 净菜 HACCP 管理体系的建立与实施

净菜加工工艺是将采收的新鲜蔬菜根据原料性质，进行挑选、洗涤、沥干、切分等一系列的过程，具体工艺流程见图 6-1。净菜加工企业必须具有一定规模的生产基地、生产加工设备、低温储藏设备、电脑设备及运输设备等。

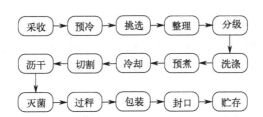

图 6-1 净菜生产加工工艺流程图

（1）具体工艺流程及说明

原料采收：要求蔬菜采收的气候时节适宜，蔬菜具有固有的风味，不同蔬菜采购的成熟度和方法不同，根据蔬菜种类具体情况而定。预冷：将蔬菜从田间带入的热量去除，减少新陈代谢，降低蔬菜制品的呼吸作用，从而保持蔬菜原料的新鲜，延长其保质期。挑选：排除虫害、腐败、破损的蔬菜以及混在原料中的异物，预防物理性危害及防止微生物侵染繁殖。整理：其目的是去除蔬菜制品不可食用或易含毒素的部分。分级：根据清洁度、坚实度、重量、形状、大小、颜色、新鲜度和成熟度的各个方面对原料蔬菜进行分级，一般分为特级、一级、二级和三级，而净菜加工原料应选用特级或一级品蔬菜。洗涤：清除附着在原料蔬菜表面的淤泥、灰尘和微生物，清洗前，正常原料表面的微生物数为 $10^4 \sim 10^8$ CFU/g，清洗之后会降低到原来的 2.5% ~ 5%。蔬菜制品的洗净程度由清洗温度及时间、清洗力度及方法、清洗液的种类、pH和化学成分等因素共同决定。预煮（烫漂）：一般情况下菜与水的比例为1∶3，不同品种蔬菜的预煮温度和预煮时间要求不同。预煮主要是为了破坏蔬菜制品中的氧化酶活性、排除原料中的氧气以及软化原料组织。冷却：一般以流动水或冷风冷透，应注意蔬菜制品不冷透易变色。切割：其目的是使蔬菜的形状、长度、厚度整齐均匀，符合消费者的需求。沥干：其目的是使蔬菜制品表面残留水分脱除，避免微生物侵染繁殖，常用的干燥方法有自然冷风干燥及空气对流干燥。灭菌：其目的是将蔬菜制品上的病原菌全部杀死，预防生物性危害，消毒杀菌的方法有商业无菌、巴氏杀菌和超高温瞬时灭菌等。过秤：要求每份蔬菜制品称量精准、重量保持一致或其质量差保持在一定微小范围内。过秤需在无菌操作间进行，无菌操作需采用空气过滤器进行过滤，除去空气中有害物质，注意工作前需紫外线消毒半小时。包装：包装袋通常采用塑料薄膜袋，且有气调贮藏功能，包装袋要标明商品名称、重量或数量、品种和产地、生产日期和保质期，装袋同样在无菌操作间进行。封口：其目的是隔绝空气、避免灰尘及有害物质进入。封口应紧密、平整，要求真空度接近0.1MPa，此操作同样在无菌操作间进行。贮存：贮存过程通常要求低温避光，应尽量减少周围环境变化，贮存包括工厂内以及销售运输过程中的保藏，发货时特别注意冷链运输、轻拿轻放。若消费者将净菜制品贮存于冰箱内1周仍很新鲜或劣变程度很低，表明该净菜食品品质良好。

（2）进行危害分析及确定关键控制点

基于GMP、SSOP和判断树法的基础，将HACCP管理体系用于净菜食品原料到成品的整个过程。由于农药残留、微生物污染繁殖及机械损伤等不利因素的影响，净菜食品加工的过程需严格要求。对净菜原料以及生产过程中可能发生的危害进行分析及确定关键控制点，详情见表6-1。

表6-1 净菜生产过程危害分析表及关键控制点

加工工序	潜在危害		危害是否显著	依据	预防措施	是否为CCP
采收	生物性	细菌、真菌、昆虫	是	蔬菜制品温度过高易造成微生物繁殖污染	加强采购人员的能力，要求全面系统地排查原料	是
	物理性	钢丝、沙粒等异物	否	净菜原料中可能含有砂石、钢丝等异物		否
	化学性	重金属、农药残留	是	高温潮湿天气，微生物和病虫易高发繁殖		是
预冷	生物性	细菌、寄生虫	是	蔬菜未预冷，温度过高易引起微生物生长繁殖，导致蔬菜变质	充分预冷，保持低温	是
挑选	生物性	细菌、昆虫	是	工作人员忽略果蔬破损或果蔬病虫害，造成微生物繁殖	工作人员接受相关培训和控制库房的贮藏环境	否
	物理性	机械损伤	否			否

续表

加工工序	潜在危害		危害是否显著	依据	预防措施	是否为CCP
整理分级	生物性	真菌、真菌毒素	是	产毒部位未剔除，贮毒部位危害人体健康	合理整理与分级，工作人员接受相应培训	否
	物理性	分级错误	否	分级错误易引起果蔬批量污染		
洗涤	生物性	细菌	否	清洗不彻底，以防微生物污染	清洗彻底及规定洗净程度；加强用水质量，定期检查水质	否
	化学性	农药残留、重金属	否	农药残留、重金属污染对人体健康有很大危害		
预煮	生物性	温度和时间	是	预煮不彻底会导致病虫及细菌残留	严格控制预煮时间及温度，需专人计时、巡查	是
冷却	生物性	微生物生长繁殖	是	相对温度过高易造成微生物污染	合理控制冷却温度	否
切割	生物性	细菌	否	切割器具存在杂质或磨损，间接感染蔬菜	利用金属探测器检测，定期对切割器具消毒杀菌	否
	物理性	切割使用等器具				
沥干	生物性	细菌	是	水分沥干不完全，导致食品变形，蔬菜制品水分过高	保证产品水分达标，定期进行沥干设备消毒杀菌	是
灭菌	生物性	细菌	是	杀菌不彻底，微生物有残留，造成污染	严格按照要求灭菌，设置灭菌参数，定期检查灭菌设备	是
过秤	生物性	微生物污染	是	金属仪器存在杂质或磨损，间接感染蔬菜制品	定期对金属仪器进行检测和消毒杀菌	否
	物理性	称量仪器				
包装	生物性	细菌	是	包装袋材料是否有毒，质量是否合格	包装前检测包装袋，定期检查及消毒相关设备	否
	化学性	包装袋材料		是否有微生物侵染		
封口	生物性	细菌	是	真空度不够导致水蒸气和空气进入，造成微生物侵染	封口前测试气密性，定期对封口机消毒杀菌且确保封口机质量达标	是
	物理性	真空度不够				
贮存	生物性	细菌	是	贮存温度过高促进微生物繁殖	低温保存净菜制品，定期检测低温储存库，运输发货过程轻拿轻放	是
	物理性	温度、机械损伤		运输过程用力过度造成产品变形、破损		

（3）关键限值的确定、监控措施及纠偏措施

原料采收：蔬菜采收环节，要选择符合生产要求的，无病虫害侵染，无破损损伤，大小、颜色、成熟度一致的原料，一般要求菌落总数≤10^5CFU、杂质率≤1%。原料预冷：一般要求预冷温度为-2℃，时间根据蔬菜种类而定，时间不宜过长，避免出现冷害现象。预煮（烫漂）：烫漂阶段需控制烫漂的温度、时间、压力等，要求预煮温度为95～100℃，时间根据蔬菜品种而定，一般为10～20s或者45～50s。利用温度计实时检测预煮温度，用计时器记录预煮时间，定期校准温度计和计时器，每天记录温度及时间。沥干：一般要求含水量降到40%～50%，选择合适的脱水方式及脱水时间，且定期对沥干设备进行杀菌消毒，防止设备仪器问题对蔬菜制品造成污染。杀菌：一般要求灭菌结束后菌落总数 ≤ 10^5 CFU。定期核查灭菌锅，确保灭菌后的蔬菜食品达到无菌要求，产品质量符合要求。真空密封：一般要求真空度为 0.06 ~ 0.07MPa。密封过程必须在无菌环境下进行，定期检查设备的密封性，做好审核记录，对密封设备定期消毒杀菌。低温贮藏：一般要求冷藏温度 ≤ 5℃。实时记录和检查温度、湿度，注意储藏周围的环境状况，定期对低温贮藏设备进行消毒杀菌，用温度计检查温度的准确性。运输发货：运输发货过程中，需要包装低温贮藏、轻拿轻放。蔬菜制品一般较脆弱，若用力过度将导致加工完成的净菜变形或破损，进而影响产品的外观，严重引起微生物繁殖等危害。

（4）HACCP 体系的记录保存程序和验证程序

记录保存程序：包括新鲜蔬菜采购记录、原料验收记录、挑选整理及分级记录、洗涤记录、水质检测记录、预煮（烫漂）记录、原料冷却记录、切割沥干记录、灭菌记录、过秤装袋记录、真空封口记录、低温储藏记录、金属检查记录、纠正措施记录等过程。

验证程序：验证程序对 HACCP 计划表进行验证，由企业设置的食品安全小组进行确认，证实 HACCP 计划要建立在科学的基础上。

（5）建立 HACCP 计划表

确定了净菜生产过程中的关键控制点、关键限值、控制措施、监控措施及纠偏措施等，利用净菜生产加工的工艺流程，有效制订 HACCP 计划，具体步骤如表 6-2。

表 6-2 净菜生产加工 HACCP 计划

CCP	显著危害	关键限值	监测方法 对象	监测方法 方法	监测方法 人员	监测方法 频率	纠偏措施	记录	验证
原料采收	生物性	虫卵、细菌 菌落总数 ≤ 10^5 CFU	供货商	理化、感官等检测	采购人员、检测人员	每批	拒收	原料验收记录，供货商合格登记表	定期检查采购记录及供货商合格证明
原料采收	物理性	机械损伤 杂质率 ≤ 1%	供货商	理化、感官等检测	采购人员、检测人员	每批	拒收	原料验收记录，供货商合格登记表	定期检查采购记录及供货商合格证明
原料采收	化学性	农药残留 农残含量符合 GB 2763—2021	供货商	理化、感官等检测	采购人员、检测人员	每批	拒收	原料验收记录，供货商合格登记表	定期检查采购记录及供货商合格证明
预冷	生物性	细菌	预冷温度 -2℃，时间根据蔬菜种类而定	原料	理化、感官检测	操作人员	每批	控制预冷温度和时间	每批蔬菜预冷温度及时间，从业人员培训记录	定期检查从业人员操作及相关设备的准确性
预煮	生物性	细菌	预煮温度为 100℃ 左右，时间一般为 10 ~ 20s	原料	理化、感官检测	操作人员	每批	严格控制温度和时间，无证人员不得上岗	每批蔬菜预煮时间及温度，从业人员培训记录	定期检查从业人员操作及相关设备的准确性
沥干	生物性	细菌	含水量降至 40% ~ 50%	原料	理化、微生物检测	操作人员	每批	严格控制沥干阶段的温度及时间，保证含水量符合规定	每批蔬菜沥干前后的含水量、时间和温度	定期检查沥干区域环境及设备，每周核查一次记录

续表

CCP	显著危害	关键限值	监测方法 对象	监测方法 方法	监测方法 人员	监测方法 频率	纠偏措施	记录	验证
灭菌	生物性	细菌	菌落总数≤10^5 CFU	净菜	微生物检测	操作人员	每批	严格控制杀菌时间和温度，保证杀菌完全	工作人员培训记录，杀菌时间及温度记录	定期验证杀菌锅的参数，每周核查一次记录
真空密封	生物性	细菌进入	真空度要求0.06~0.07MPa	净菜	理化、微生物、感官检测	操作人员	每批	严格控制密封真空度，保证蔬菜制品密封完全	封口记录，工作人员培训记录	定期检查封口设备的完整及准确性，每周核查一次记录
	化学性	有毒气体								
贮藏运输	生物性	细菌	冷藏温度≤5℃	净菜	理化、感官、微生物检测	操作人员	每批	始终保持低温贮藏，产品运输发货过程轻拿轻放	冷库贮藏记录表，温度检查报告，每批蔬菜受损程度	定期对贮藏运输设备进行检测保养，每周核查一次记录

6.2 禽蛋 HACCP 管理体系的建立与实施

（1）禽蛋食品在中央厨房中的加工流程

母鸡的培育及饲养、鸡蛋的采收及运输、中央厨房的加工和供餐，经过许多工序，中央厨房生产含鸡蛋的食品的基本流程见图 6-2。

确定菜谱：进行生产前中央厨房需要确定菜谱，确定其中鸡蛋的品种和用量。企业订货和原料采购：中央厨房联系相关供货商，向供货商确认订单，敲定提供的鸡蛋来源、价格和数量，定时从供货商那里购买新鲜鸡蛋。原料验收：中央厨房需要确认鸡蛋的来源无问题，供货的养鸡场无大规模鸡瘟发生，鸡蛋壳没有在运输过程中破碎。入库贮存：贮存的温度、湿度需要中央厨房进行精准的把控，避免鸡蛋变质。出库装车和运输配送：鸡蛋无防震保护措施，破坏鸡蛋的外壳，增加食材的成本，造成食品安全风险。运输过程环境条件不符合要求造成鸡蛋变质。食堂暂存：确保暂存环境温度和卫生情况。食品加工：鸡蛋需要进行有效的清洗，避免壳上沾染的污染源随着鸡蛋液一起进入食物中。烹饪加工主要就是加热，烹饪加工根据菜谱不同，选择的加热方式不同（包括快速加热、单一加热、混合加热等），需要注意食材本身的新鲜程度和对员工进行规定，避免从中央厨房外的污染由于人员走动带入加工车间，也要规定员工注意烹饪温度是否达到规定，食物是否熟透，生熟食品要分开存放，避免造成食品安全的隐患。检验：检验不合格，直接丢弃；若合格，就将成品暂时储存，并将少部分的食品留样。配餐：需要对准备好的食品进行消毒包装，运输至各个门店，由门店配送至消费者。剩余食品保存以备之后的二次加热，重复检验之后的程序。

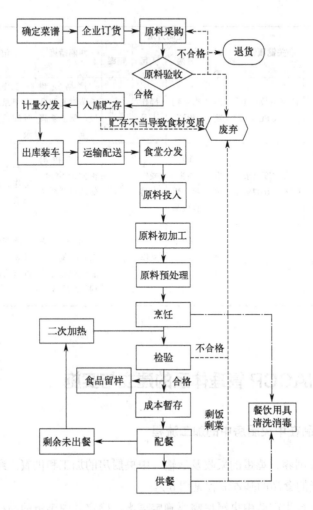

图6-2 含鸡蛋食品原料采购与生产加工流程图

（2）制订危害分析表

鸡蛋食品从生产到送给客户需要经历多个烦琐的步骤，这些步骤可以被分为三个主要的阶段。养殖、生产、运输至中央厨房验收并保存为第一阶段，中央厨房内加热烹饪为第二阶段，而鸡蛋食品包装、保存、运输至客户为第三阶段。分阶段对鸡蛋食品加工过程中受到的危害进行分析。养殖场地的选择要求场地开阔，空气、水源、土壤质量符合标准，养殖地一千米以内无化工厂等工厂，鸡舍应该配备日常所需的消毒剂，人员及车辆进出需进行消毒处理，以免生产的鸡蛋受到环境污染，造成安全问题。鸡蛋验收过程中，需要确认蛋壳干净，外形正常圆润，无细小破损，鸡蛋蛋黄与蛋白分界明显，颜色清亮，气味柔和，鸡蛋黄中的胚胎未发育。气室高度适中（7mm），蛋黄指数达标（0.36～0.39）。鸡蛋内不得检测出沙门氏菌等致病菌，要求鸡蛋的链霉素、双氢链霉素、红霉素和新霉素的残留量不超过0.5mg/kg，青霉素不超过0.011mg/kg，四环素残留量低于0.3mg/kg。鸡蛋内部的重金属（镉、汞等）含量必须低于 0.05mg/kg。鸡蛋保存时需要注意温度、湿度、时间，避免鸡蛋变质。

鸡蛋加热烹饪前的清洗和预处理也容易导致污染，存在食品安全隐患，若清洗不彻底有可能导致沙门氏菌等细菌污染食品，加工过程中的湿度、温度、时间、环境等条件不达标，也可能导致致病菌加速生长。中央厨房存在将未清洗的鸡蛋与其他食物混合放置等不规范操作。烹饪加热时，加热不足，导致沙门氏菌等致病菌无法完全灭活，因此必须要求烹饪时鸡蛋的中心温度大于70℃。同时，过度烹饪导致鸡蛋焦糊，可能产生多环芳烃的化学物等化学物质，成为潜在的食品安全隐患。

第三阶段中，最重要的是保证已经被加工完成的鸡蛋菜品不被污染，因此，包装用的餐具需要经过完善的消毒步骤，消除潜在的污染食品的风险。国家规定餐具消毒使用浓度大于 250mg/L 的消毒液，高温消毒时温度至少达到100℃。鸡蛋运输过程中温度达标，包装不破损并在规定时间内到达目的地，否则，鸡蛋类菜品也容易变质，导致安全问题。员工的不规范操作引起的食品安全事故也十分常见。员工的疏忽导致异物掉入菜品内，加工车间中人员携带细菌、病毒等，导致食品被污染。因此，规范相关从业人员的操作也是保障中央厨房内鸡蛋食品安全的重中之重。相关企业须对从业人员进行业务培训，增强其职业道德，加强工作管理，定期对从业人员进行健康检查，避免其有传染性疾病，导致食物污染。

基于鸡蛋的工艺流程和主要危害分析，对鸡蛋面临的潜在危害进行分类（生物性、化学性、物理性），评估其危险程度和可能程度，制订相应的危害分析表，见表 6-3。鸡蛋食品在中央厨房加工过程中 HACCP 计划表见表 6-4。相关标准名称见表 6-5。

表 6-3　鸡蛋食品在中央厨房加工过程中危害分析表

加工步骤	潜在危害		危害是否显著	依据	预防措施	是否为CCP
确定菜谱	化学性	鸡蛋中特有的化学物质导致特定人群产生过敏反应	否	鸡蛋中含有大量的蛋白质，易被机体识别成抗原，导致过敏；鸡蛋的蛋黄中存在胆固醇，少部分人可能会有过敏反应	制订新的菜谱时在菜谱中标出过敏原	否
原料验收	生物性	细菌	是	鸡蛋不新鲜、超过保质期可能导致鸡蛋变质；外包装、鸡蛋壳的破损会增加细菌入侵的可能性	建立鸡蛋验收的严格标准，拒收验收不合格的鸡蛋；要求食材供应商提供相应的检测报告；对验收人员进行培训提高其辨别能力和道德标准	是
原料验收	物理性	异物	否	鸡蛋表面混有泥沙等异物		否
原料验收	化学性	抗生素、兽药残留等	是	未通过检验的产品可能含有农药、兽药、抗生素、致病菌		是
入库贮存	生物性	细菌	是	存放时冷藏温度不合适，导致微生物快速繁殖，鸡蛋变质；贮存时间过长，超过鸡蛋的保质期	严格按照规定和要求控制鸡蛋贮存的湿度和温度，培训员工，更新设备，保证鸡蛋有合适的贮存环境；记录贮存时间，定期检查，避免存放的鸡蛋超过保质期变质	是
入库贮存	物理性	机械损伤	否	鸡蛋撞击破损		否
入库贮存	化学性	消毒剂	是	消毒剂混放导致交叉污染		是

续表

加工步骤	潜在危害	危害是否显著	依据	预防措施	是否为CCP
清洗（鸡蛋外壳）	生物性 细菌	否	清洗不彻底，造成沙门氏菌等致病菌污染	定期培训，以保证鸡蛋食品的清洗消毒流程能够按照规定执行	否
预处理（上浆、调味、挂糊等）	物理性 碎蛋壳等杂质、异物	否	加工过程中不合规则的操作导致杂质掉入食品	加强员工培训，及时更新加工设备；严格要求时间温度的控制；增设人工感官检查来确保食物中无异物	否
烹饪加工	生物性 细菌	是	热处理时的温度和时间均不达标，导致病菌无法被充分灭活	通过感官检查控制烹饪的时间和温度，保证鸡蛋熟透；培训相关从业人员，提升其专业素养和职业道德	是
烹饪加工	物理性 杂质	否	操作不当，混入异物		否
烹饪加工	化学性 加热程度控制不当	是	过度烹饪导致鸡蛋焦糊，产生多环芳烃等物质		是
成品暂存	生物性 细菌	否	暂存时环境不达标，室温下存放时间过长；存放容器未经过消毒或者消毒不彻底，导致食品污染	控制暂存环境，保证时间和温度达标；对保存用的容器进行严格消毒，防止污染	否
餐具消毒	生物性 细菌	是	消毒液浓度不足，消毒时间不足或紫外线照射时间不足	根据不同的消毒方法订制不同的消毒规定，并且要求员工严格执行；建立单独程序，对容器进行抽检	是
餐具消毒	物理性 杂质	否	清洗不彻底，混入杂质		否
餐具消毒	化学性 清洗剂	是	清洗消毒液的时候未能彻底清洗		是
食品再加热	生物性 细菌	是	剩余食物存放环境不符合规定导致沙门氏菌等生长迅速；加热前未确定暂存的食品是否变质；加热温度时间不符合规定，未能对细菌彻底灭活	建立单独程序，抽检二次加热的食品；控制加热食品的暂存环境条件，不允许超过保存期限的食物再加热；通过统计与规划，估算食品的日销量，按量制作食品，从而尽量减少剩余食品的量	是
食品再加热	物理性 杂质	否			否
包装	生物性 细菌	是	包装过程失误，未完全隔离食物与外界，导致致病菌污染	建立单独程序，通过抽检确保包装材料消毒完全；引入自动化装备，包装前测试其气密性	是
包装	化学性 包装材料选择不当	否	包装材料不符合国家规定；包装材料未完全消毒	确定符合标准的、值得信赖的包装材料	否
运输	生物性 细菌	否	运输过程中环境（温度、湿度）不合格，导致变质	运输过程需要低温保存，控制时间和湿度	否
运输	物理性 运输过程中产生碰撞，导致包装被破坏	否	运输过程中因为车辆颠簸等原因，食品外包装被破坏，致病菌、尘土污染食物	装货时需要注意食物摆放整齐，装货卸货均需轻拿轻放；选用更摔、防震的包装方式	否
从业人员	生物性 从业人员身上携带细菌	是	从业人员未按照要求在加工时自己的手进行消毒，或者未按照要求佩戴帽子和口罩；从业人员因为自身的身体健康状况问题，携带传染性疾病进入车间，污染食物	定期对从业人员进行健康检查，并对其进行健康管理，避免其有传染性疾病，导致食物污染	是
从业人员	物理性 杂物	否	员工未按照要求，佩戴各种首饰、配件进入车间，导致不慎掉落入食物内	对从业人员进行培训，增强其职业道德，加强管理，完善制度	否

表6-4 鸡蛋食品在中央厨房加工过程中 HACCP 计划表

CCP	潜在危害	关键限值	监控措施 对象	监控措施 方法	监控措施 监测人员	监控措施 频率	控制措施	记录	验证
原料验收	生物性 化学性 物理性	索取供货商的各项证明和发票，保存留档（6个月）	供货商	排查货物质量；要求供货商提供合格证	验货员	每批	拒收不合格产品；追责到个人；严格培训相关从业人员专业技能	发票；批次产品合格证明；验收或者拒收记录；排查记录	抽检；定期检查记录；与供货商沟通
原料验收	生物性 化学性 物理性	鸡蛋的气室高度低于7mm，蛋黄指数不低于0.36，蛋壳不破裂，胚胎未发育，破蛋率小于1%	供货商	排查货物质量；要求供货商提供合格证	验货员	每批	拒收不合格产品；追责到个人；严格培训相关从业人员专业技能	发票；批次产品合格证明；验收或者拒收记录；排查记录	抽检；定期检查记录；与供货商沟通
原料验收	生物性 化学性 物理性	链霉素、双氢链霉素、红霉素和新霉素的残留量≤0.5mg/kg；青霉素≤0.011mg/kg；四环素残留量≤0.3mg/kg；重金属（镉、汞等）含量必须小于0.05mg/kg	供货商	排查货物质量；要求供货商提供合格证	验货员	每批	拒收不合格产品；追责到个人；严格培训相关从业人员专业技能	发票；批次产品合格证明；验收或者拒收记录；排查记录	抽检；定期检查记录；与供货商沟通
烹饪加工	生物性	鸡蛋烹饪时其中心温度必须高于70℃	菜品	测量食物加热温度，记录加热时间	厨师	抽检	继续加热；查明原因；严格培训相关从业人员专业技能	鸡蛋加热时中心温度	专项检测；定期检查记录
烹饪加工	化学性	烹饪时长必须大于15秒，鸡蛋表面不得焦糊	菜品	观测鸡蛋表面	厨师	抽检	废弃；严格培训相关从业人员专业技能	不合格鸡蛋数量	专项检测；定期检查记录
餐具消毒	生物性	消毒液浓度大于250mg/L；消毒温度至少100℃；紫外线消毒时长达标	容器	对消毒时间进行记录；使用符合国家规定的消毒液	餐具消毒负责人	每批	重复前面的消毒步骤直到合格为止；查明不合格的原因，对设备进行修理或更换；严格培训相关从业人员专业技能	每批容器的消毒时间、温度	抽检；定期检查记录
食品再加热	生物性	剩余食品暂存温度是4℃以下，时间不超过24小时；鸡蛋烹饪时其中心温度必须比70℃高，烹饪时长必须大于15s，鸡蛋表面不得焦糊	菜品	测量食物加热温度，记录加热时间；加热前通过感官评价确认食品的状态	厨师	每批	继续加热或废弃；查明原因；严格培训相关从业人员专业技能	加热的时间和中心温度；剩余食品加热前状态和暂存时间	抽检；定期检查记录
包装	生物性	包装内细菌在可控范围内；包装袋不得破损	包装	要求供货商提供合格报告；严格对包装进行消毒；包装前检测包装的气密性	包装负责人	每批	对包装再次进行消毒；不使用不符合要求的包装；培训个人职业道德	发票；消毒记录	抽检；定期检查记录
包装	化学性	使用符合国家规定的包装材料	包装	要求供货商提供合格报告；严格对包装进行消毒；包装前检测包装的气密性	包装负责人	每批	对包装再次进行消毒；不使用不符合要求的包装；培训个人职业道德	发票；消毒记录	抽检；定期检查记录

续表

CCP	潜在危害	关键限值	监控措施				控制措施	记录	验证
			对象	方法	监测人员	频率			
从业人员	生物性 物理性	员工全部持有健康证；员工必须完全按照规范进行操作	员工	体检；定期检查员工健康状况；定期加强对员工的培训；加强对员工的监督，建立奖惩制度	员工	入职前；每年	重新培训，调离岗位，查明原因	健康证；健康状况表；培训记录；违规操作情况及名单	体检；建立专项检查小组；定期检查记录

表6-5 相关标准名称

GB 10133—2014 食品安全国家标准 水产调味品
GB 12694—2016 食品安全国家标准 畜禽屠宰加工卫生规范
GB 13104—2014 食品安全国家标准 食糖
GB 13122—2016 食品安全国家标准 谷物加工卫生规范
GB 13432—2013 食品安全国家标准 预包装特殊膳食用食品标签
GB 14880—2012 食品安全国家标准 食品营养强化剂使用标准
GB 14881—2013 食品安全国家标准 食品生产通用卫生规范
GB 14934—2016 食品安全国家标准 消毒餐（饮）具
GB 19295—2021 食品安全国家标准 速冻面米与调制食品
GB 19298—2014 食品安全国家标准 包装饮用水
GB 19303—2023 食品安全国家标准 熟肉制品生产卫生规范（2024年9月6日实施）
GB 19304—2018 食品安全国家标准 包装饮用水生产卫生规范
GB 20799—2016 食品安全国家标准 肉和肉制品经营卫生规范
GB 20941—2016 食品安全国家标准 水产制品生产卫生规范
GB 21710—2016 食品安全国家标准 蛋与蛋制品生产卫生规范
GB 22508—2016 食品安全国家标准 原粮储运卫生规范
GB 2707—2016 食品安全国家标准 鲜（冻）畜、禽产品
GB 2711—2014 食品安全国家标准 面筋制品
GB 2712—2014 食品安全国家标准 豆制品
GB 2714—2015 食品安全国家标准 酱腌菜
GB 2715—2016 食品安全国家标准 粮食
GB 2716—2018 食品安全国家标准 植物油
GB 2717—2018 食品安全国家标准 酱油
GB 2718—2014 食品安全国家标准 酿造酱
GB 2719—2018 食品安全国家标准 食醋
GB 2720—2015 食品安全国家标准 味精
GB 2721—2015 食品安全国家标准 食用盐
GB 2726—2016 食品安全国家标准 熟肉制品

续表

GB 2730—2015 食品安全国家标准 腌腊肉制品
GB 2733—2015 食品安全国家标准 鲜、冻动物性水产品
GB 2749—2015 食品安全国家标准 蛋与蛋制品
GB 2760—2014 食品安全国家标准 食品添加剂使用标准
GB 2761—2017 食品安全国家标准 食品中真菌毒素限量
GB 2762—2022 食品安全国家标准 食品中污染物限量
GB 2763—2021 食品安全国家标准 食品中农药最大残留限量
GB 29921—2021 食品安全国家标准 预包装食品中致病菌限量
GB 29924—2013 食品安全国家标准 食品添加剂标识通则
GB 29938—2020 食品安全国家标准 食品用香料通则
GB 31603—2015 食品安全国家标准 食品接触材料及制品生产通用卫生规范
GB 31605—2020 食品安全国家标准 食品冷链物流卫生规范
GB 31621—2014 食品安全国家标准 食品经营过程卫生规范
GB 31644—2018 食品安全国家标准 复合调味料
GB 31646—2018 食品安全国家标准 速冻食品生产和经营卫生规范
GB 31647—2018 食品安全国家标准 食品添加剂生产通用卫生规范
GB 31651—2021 食品安全国家标准 餐（饮）具集中消毒卫生规范
GB 31652—2021 食品安全国家标准 即食鲜切果蔬加工卫生规范
GB 31654—2021 食品安全国家标准 餐饮服务通用卫生规范
GB 4806.1—2016 食品安全国家标准 食品接触材料及制品通用安全要求
GB 7718—2011 食品安全国家标准 预包装食品标签通则
GB 8537—2018 食品安全国家标准 饮用天然矿泉水
GB 8953—2018 食品安全国家标准 酱油生产卫生规范
GB 8954—2016 食品安全国家标准 食醋生产卫生规范
GB 8955—2016 食品安全国家标准 食用植物油及其制品生产卫生规范
GB 9685—2016 食品安全国家标准 食品接触材料及制品用添加剂使用标准
GB/T 18526.3—2001 脱水蔬菜辐照杀菌工艺
GB/T 19537—2004 蔬菜加工企业 HACCP 体系审核指南
GB/T 23244—2009 水果和蔬菜 气调贮藏技术规范
GB/T 26432—2010 新鲜蔬菜贮藏与运输准则
GB/T 27305—2008 食品安全管理体系 果汁和蔬菜汁类生产企业要求
GB/T 29876—2013 非发酵豆制品生产管理规范
GB/T 30134—2013 冷库管理规范
GB/T 30643—2014 食品接触材料及制品标签通则
GB/T 31273—2014 速冻水果和速冻蔬菜生产管理规范
GB/T 33129—2016 新鲜水果、蔬菜包装和冷链运输通用操作规程
GB/T 40996—2021 食品接触材料及制品购销基本信息描述
NY/T 655—2020 绿色食品 茄果类蔬菜
GB 12693—2010 食品安全国家标准 乳制品良好生产规范 （GB 12693—2023 食品安全国家标准 乳制品良好生产规范，2024 年 9 月 6 日实施）
GB/T 27342—2009 危害分析与关键控制点（HACCP）体系 乳制品生产企业要求
GB 50998—2014 乳制品厂设计规范

第四篇

餐饮企业食品安全检测

第 7 章 餐饮食品安全检测内容

根据 5M1E 的原理，分别从从业人员日常健康与卫生检查（人）、食品加工设备和常用工具维护的保洁与检测（机）、餐饮食品原料安全检测（料）、餐饮加工与就餐环境的检测（环）等 4 方面展开，详细介绍餐饮企业的食品安全具体检测内容。

7.1 从业人员日常健康与卫生检查

《食品安全法》第四十五条明确规定食品生产经营者应当建立并执行从业人员健康管理制度。患有国务院卫生行政部门规定的有碍食品安全疾病的人员，不得从事接触直接入口食品的工作。从事接触直接入口食品工作的食品生产经营人员应当每年进行健康检查，取得健康证明后方可上岗工作。

从业人员直接接触食品，其健康和卫生是实现食品安全的重要保证。餐饮服务提供者必须建立并执行从业人员健康管理制度并进行日常检查，如为从业人员办理健康证明、执行个人卫生管理制度和每日晨检制度。健康体检证明有效期为一年，从业人员在健康证明过期之前应重新体检。目前，我国规定的餐饮服务从业人员体检项目包括：胸部 X 射线透视、肝脾触诊、皮肤检查、粪便检查、肝功能检查、病毒性肝炎检查等。

从业人员需进行日常检查并定期体检，防止在食品加工、贮存、运输、烹调、销售直到食用前的各环节中，因从业人员的身体疾病（如开放性呼吸道疾病、传染性消化道疾病、化脓性和溃烂型接触性皮炎等）、涂抹的化妆品（如胭脂、口红、粉底和指甲油等）、所佩戴的饰品（金属材质的首饰和手表等）、外表皮肤伤口以及违反操作规范等行为（如处理食品前未洗手、未穿戴工作衣帽）而造成食品污染。员工健康证登记表见表 7-1，员工身体状态点检表见表 7-2，每日安全检查自查表（人员健康卫生状况）见表 7-3，来访人员登记见表 7-4。

表 7-1　员工健康证登记表

登记时间：　　年　　月　　日

员工姓名	性别	签发日期	到期时间	签发单位	有效期预警

表 7-2　员工身体状态点检表

检查人：　　　检查时间：　　年　　月　　日

序号	姓名	健康检查项目				卫生检查				问题描述	处理措施
		精神状态是否有过度疲劳和病态	是否发热、咳嗽、咽痛、流涕、呕吐	双手是否有外伤或有化脓性、渗出性皮肤病、皮疹	有无痢疾和其他有碍食品安全的疾病	着装规范整洁	头发、胡须清洁干净	手部没有佩戴饰物	个人卫生是否符合要求		

表 7-3　每日安全检查自查表（人员健康卫生状况）

检查时间：　　年　　月

序号	检查项目	检查要点	检查日期				
			1日	2日	3日	…	31日
1	健康证	员工需取得当地市场监督管理局认可的，持有效期内的健康证					
2	着装	穿戴干净工作服和工作帽，穿戴规范，剪短指甲，不得使用香水，头发防护有效不外露，无饰物，不涂指甲油。处理直接入口食物时，须佩戴干净、无破损的口罩和手套					
3	个人卫生	工作人员须每日进行健康检查并记录，发现有腹痛、腹泻、恶心、呕吐、发热、皮肤伤口感染、灰指甲、湿疹、咽部疼痛等皮肤或消化道感染在痊愈前须离岗					
4	伤口	皮肤伤口无感染迹象，并包裹防水绷带和一次性手套，调离直接接触食品的岗位					
5	工作服	食品操作人员须配备两套工作服，工作服应定期清洗更换，保持清洁					
6	更换专间工作服	进入冷菜间、裱花间、水果切配间、分餐间须更换专间工作衣，并佩戴口罩					
7	禁烟	食品处理区内不得有抽烟、饮食及其他可能污染食品的行为					
8	洗手消毒	需重新洗手消毒和更换手套的情况：开始工作前、加工食物前、处理生食品后、饭后、喝水和吸烟后、上厕所后、休息后、清洗或处理完不洁物品后、咳嗽后、打喷嚏后、擤鼻后、触摸身体其他部位后。工作过程中至少 2 小时重新洗手消毒					

续表

序号	检查项目	检查要点	检查日期				
			1日	2日	3日	…	31日
9	健康状况	不得在疲倦状态下作业					
10	外来人员	外来人员如参观人员、供应商、维修人员等必须符合上述个人卫生要求,须被告知对健康的要求,进入厨房前须登记,并穿戴干净的工作服和工作帽,不得接触食品。活动结束后清点并带走所有与业务无关带入餐厅的物品					

备注:检查完成合格后其在对应日期打"√",若不合格,需在对应日期写出不合格原因

每日检查负责人:　　　　　　　确认人/时间:　　餐厅主管或厨师长

表7-4　来访人员登记

来访人	访客单位	来访事由	联系方式	日期	到达时间	离开时间

7.2　食品加工设备和常用工具的保洁与检测

《食品安全法》第五十六条中餐饮服务提供者对其有关设施设备的清洗消毒和保洁都有明确的要求。

7.2.1　食物接触设备及用具表面的保洁要求

凡会与食物接触的设备及用具的表面,例如煮食用具、刀具及餐具,须妥善维修、状况良好、平滑、没有裂缝和陷隙,并定期清洗和消毒,保持表面清洁不受有害物质沾染。清洗和消毒可每天进行一次,以达到防止油脂、污垢和其他残余物积聚的目的。

未经烹煮的食物和即食食物每次处理前与处理后,须清洗和消毒会与食物接触的设备及用具的表面。如设备和用具持续用以处理有潜在危害的食物(如切肉片机),要求至少每4小时清洗和消毒一次。

砧板和切菜板等易被弄花的用具表面,如清洁和消毒难以有效进行,须刮削板面使之平整。如果无法刮削平整,可更换砧板和切菜板。用于插进食物度量食品中心温度的温度计,每次使用之前及之后,尤其是度量未经烹煮的食物和即食食物之前及之后,均须进行清洁和消毒。

设备及用具与食物接触的表面须保持清洁卫生,以免食物受污染。曾用作处理生的食物的设备及用具,必须特别小心清洁和消毒,才可再次处理即食食物,以免交叉污染。

设备及用具的清洁和消毒程序须分开进行,一般先彻底清洁设备及用具的表面之后,

再加以消毒。清洗消毒保洁步骤可概括为"一刮、二刷、三冲、四消毒、五保洁",具体操作为：先刮掉设备及用具表面的食物残渣,以清水冲洗；再用温水和清洁剂清洗用具或设备表面,并用刷子、钢丝球等用具把餐具刷干净；随后用清水冲洗至少三次；清洁完毕后可采用物理方式或化学方式进行消毒,最后将消毒完清洗干燥后的设备及用具放入保洁柜中,密封,以隔绝尘埃。

餐饮具应首选热力方法进行消毒,热力消毒包括煮沸、蒸汽、红外线消毒等。煮沸、蒸汽消毒需保持100℃作用10分钟；红外线消毒一般控制温度120℃,作用15～20分钟；洗碗机消毒一般水温控制85℃,冲洗消毒40秒以上。食品加工场所使用的杀菌消毒液大都为氯化物,一般使用含有效氯250 mg/L的消毒液,将餐饮具全部浸泡入配制好的消毒液中,作用5分钟以上,随用水冲去餐饮具表面残留的消毒液。配好的消毒液一般每4小时更换一次。采用洗碗机消毒的,消毒温度、时间等应严格按照说明书操作。

《食品安全国家标准　消毒餐（饮）具》(GB 14934—2016)中规定了餐饮具的卫生要求。餐饮具的检测项目主要包括表面清洁度、气味等感官指标,游离性余氯、阴离子合成洗涤剂等消毒剂残留量理化指标,以及大肠菌群和沙门氏菌等微生物指标,国标规定餐（饮）具中不得检出阴离子合成洗涤剂、大肠菌群和沙门氏菌。

餐饮具消毒记录表见表 7-5,消毒液更换记录见表 7-6,食堂（厨房、餐厅）清洁、消毒记录表见表 7-7。

表 7-5　餐饮具消毒记录表

年份：　　年

日期	餐具/器具名称	消毒餐具数量/（个/套）	消毒方式及时间					感官检查				操作人员
			化学试剂	消毒柜（红外线）	蒸汽或煮沸	洗碗机清洗	消毒时间	光	洁	涩	干	
	份数盘											
	打餐勺											
	餐具托盘											
	汤勺											
	筷子											
	碗											
	碟子											

注：消毒柜（红外线）消毒温度120℃或设备使用说明上的温度,15～20分钟；蒸汽消毒温度100℃10分钟；化学试剂消毒使用次氯酸钠,浓度250mg/L,至少5分钟。消毒方式与感官检查,在对应的下方打"√"。

表 7-6　消毒液更换记录

日期：　　年　　月

日期	7:00	签名	11:00	签名	15:00	签名	19:00	签名
1日								
2日								
3日								
4日								
...								
31日								

表 7-7　食堂（厨房、餐厅）清洁、消毒记录表

日期：　　年　　月

日期	清洁、消毒时间		清洁、消毒内容				检查结果	清洁消毒人员	处理措施
	第一次	第二次	厨房	餐厅	仓库	消毒柜			
1日									
2日									
3日									
4日									
...									
31日									

注：每天由炊事员负责对该区域卫生设施进行全面清洁及检查，并在相应栏内做好记录，签名确认。由带班主任负责对各区域的卫生设施进行全面消毒及检查，做好记录并签名。检查正常的打"√"，不正常的打"×"，并立即进行处理整改。

7.2.2　餐饮器具表面洁净度检测方法

（1）表面洁净度速测卡法

方法原理

蛋白质和糖类是微生物孳生繁衍的温床，同时也是细菌菌体的组成部分，餐饮器具或食物加工器具上遗留或污染的蛋白质或糖类物质，可与特定试剂反应产生不同的颜色，由此可通过与对照色卡比对判断物体表面洁净的程度。

适用范围

本方法适用于餐饮器具和食物加工器具表面洁净程度的快速检测。

样品处理

检测样品不用清洗，保持常态。

检测步骤

① 在待测物体表面滴加 2 滴湿润剂。

② 取一片洁净度速测卡，揭去卡上的薄膜，试纸朝向湿润剂滴加部位，在物体表面 10cm×10cm 大小面积范围内交叉来回擦拭。

③ 将擦拭过待测器具的洁净度速测卡试纸面朝上平放于台面上。

④ 滴 1 滴显色剂到试纸上，静置 2min，观察颜色变化情况，与对照色卡比对判定测试结果。

结果判定

对照色卡分为洁净（绿色）、轻微不洁净（灰色）、不洁净（紫色）、深度不洁净（深紫色）。如果采集到的不是蛋白质是灰尘，白色试纸也会物理性变为灰土色，同样表示为轻微不洁净或不洁净。观察以 2～3min 时的结果为准，3min 以后的颜色变化不做考量。

注意事项

① 速测卡每片限用一次，不可重复使用。

② 擦拭的关键控制点应考虑从易清洁到难清洁的区域范围，比如平面、接缝、凹陷区域、混合机桨叶等。

③ 不要用手接触试纸检测部位。

④ 如果待检物体表面有液体存在，应等待至液体稍干燥后再进行检测。

（2）表面洁净度三磷酸腺苷荧光快速检测仪法

方法原理

三磷酸腺苷（ATP）荧光检测仪基于萤火虫发光原理，利用"萤光素酶-萤光素体系"快速检测 ATP。ATP 拭子含有可以裂解细胞膜的试剂，能将细胞内 ATP 释放出来，与试剂中含有的特异性酶发生反应，产生光，再用荧光照度计检测发光值，微生物的数量与发光值成正比。由于所有生物活细胞中含有恒量的 ATP，所以 ATP 含量可以清晰地表明样品中微生物与其他生物残余的多少，用于判断卫生状况。

适用范围

手持 ATP 荧光检测仪适用于食品加工、餐饮、医疗、卫生、日化、造纸、水处理、环保等多种行业的清洁度（微生物含量）现场快速检测。

使用步骤

① 按下开机键，仪器开机进入 15s 自检。

② 拭子解冻，把拭子从冰箱中取出，放置 10～20min，使其恢复到室温状态。

③ 棉签取样，拧下拭子下部反应管，用棉签在检测区取样，将棉签与待测表面呈 15～30°夹角、"Z"字形涂抹（涂抹区域为 10cm×10cm），涂抹过程中请旋转棉签，以便使棉头与检测样本充分接触，确保更精确的测试结果。

④ 安装反应管，将步骤②中取下的反应管恢复装配，安装到拭子正确位置（反应管口部端面与蓝色连接件下端面相平）。

⑤ 注入试剂，取下拭子上端保护帽，将拭子竖直握于手中，用力下压弹簧帽，可以反复几次下压，使试剂全部注入反应管内。

⑥ 混合摇匀，手握拭子上部弹簧盖，左右 30°摇匀（5s），使试剂与样本完全反应。

⑦ 样本检测。将拭子插入待检测界面的 ATP 仪器实验仓内，闭合仪器上盖，按"OK"键开始检测。

结果判定

根据检测值与用户设定的程序上、下限值，对被检测样本作出通过、不合格或警告的判定。

注意事项

① 拭子棉签不得接触非检测物，以免影响检测结果。

② 拭子内试剂与样本反应后，应尽快放入配套 ATP 仪器实验仓，并于 60s 内完成检测。

③ 如按照标准实验程序操作，拭子各组成成分不会对人体健康有任何威胁，为起到防

腐作用，拭子溶液中含有叠氮钠（0.5g/L）。废液丢弃之前请先用大量的水稀释。试剂如溅入眼中或皮肤上，请即刻用大量的水冲洗。

（3）消毒液有效氯的试纸快速检测

方法原理
利用碘化钾遇有效氯可被氧化成游离碘而显色的原理，制成有效氯含量指示卡。

适用范围
用于生活饮用水、环境水、海水、废水等水质使用含氯消毒剂消毒过程中有效氯浓度的检测，检测范围是 10～300mg/L。

使用方法
取一片试纸，将试纸浸入待测液中 2 秒，甩掉试纸上多余溶液，反应 5 秒，待试纸所显示颜色稳定后与标准色卡比对。

结果判定
试纸所显颜色稳定后与标准色卡对比，确定有效氯含量。

注意事项
检测过程中注意避免污染试纸，避免受潮。

7.2.3 食物非接触设备及用具表面的保洁要求

不会与食物接触的设备表面，例如碗柜、冷柜、冰箱、和面机、绞肉机、货架、炉灶、煮食炉和食物升降机等，应经常保持清洁、维修妥善和运作良好，有助于减少食物受污染的机会。清洁工作可按照先清洁墙壁，然后是碗柜、冷柜、煮食炉等不会与食物接触的设备的表面，最后清洁地面的程序进行。为防止污垢和油脂积累，可每星期清洁一次以上，如有需要，可使用清洁剂。

冰箱冷库储存温度与卫生记录表见表 7-8，洗碗机温度记录表见表 7-9，食堂油烟机清洗记录表见表 7-10，食堂设备清洗维护检查表见表 7-11，每日安全检查自查表（食品加工设备清洗消毒状况）见表 7-12，紫外灯使用记录见表 7-13。

表 7-8 冰箱冷库储存温度与卫生记录表

日期：　　年　　月　　日

冰箱/冷库编号	记录日期	时间段	冷藏温度/℃	冷冻温度/℃	运转情况	清洁情况	消毒情况	记录人	备注
		上班							
		中餐							
		下班							
		上班							
		中餐							
		下班							

续表

冰箱/冷库编号	记录日期	时间段	冷藏温度/℃	冷冻温度/℃	运转情况	清洁情况	消毒情况	记录人	备注
		上班							
		中餐							
		下班							

注：1. 冷冻时，温度要求为 -12℃，而当温度达到或超过 -12℃时，部门负责人需校正温度。食品中心温度超过 -12℃时，应在 48 小时内加工或丢弃。

2. 冷藏时，温度要求为 0～8℃，当温度达到或超过 8℃时，部门负责人需校正温度。食品中心温度超过 10℃时，该食品应在 12 小时内加工或丢弃。

3. 清洁情况与消毒情况，如果"已清洁""已消毒"，则在对应的表格里打"√"；如果"未清洁""未消毒"，则在相应的表格里打"×"，并在备注里说明原因。

4. 每天观察 3 次，上班 1 次，中餐后 1 次，下班 1 次。

表 7-9　洗碗机温度记录表

日期：　　年　　月　　日

日期	时间	预洗温度/℃	主洗温度/℃	时间	预洗温度/℃	主洗温度/℃	时间	预洗温度/℃	主洗温度/℃	签名
1 日	11:00	65	85	14:00			18:00			
2 日										
3 日										
4 日										
…										
31 日										

注：三个时间对应三个餐点时间，哪个时间使用，就填相应的时间，比如：只用中餐，就填中餐洗碗机洗完时间及温度。

表 7-10　食堂油烟机清洗记录表

清洗方名称			是否有相应资质	
清洗时间		清洗负责人	部门负责人	
上次清洗时间		结果	下次清洗时间	
清洗位置				
清洗情况	完成情况		备注	
油烟机净化器				
油烟抽排机				
油烟罩				
油烟管道内壁				
油烟管道对外排放口				
其他				
清洗检查结果		验收人	日期	

表 7-11　食堂设备清洗维护检查表（　　月）

检查日期：　　　　　　检查人：

序号	检查项目	检查点	维护检查	管理员签字
1	冰箱消毒柜	①是否能正常使用，有无安全隐患，压缩机位置清理		
		②内外温度显示是否一致		
2	蒸车	①是否能正常使用，有无地线，是否存在安全隐患		
		②电热管是否老化，是否清洗		
		③控开是否正常；线路检查		
3	灭火器	是否过期，失效		
4	油烟机	是否能正常使用，油渍清理		
5	和面机	①是否清洗		
		②控开、插头试用；线路老化		
6	绞肉机	内外是否清洗；线头、插座是否安全		
7	切肉机	内外是否清洗；线头、插座是否安全		
8	烤箱	内外是否清洗；线头、插座是否安全		
9	电饼铛	内外是否清洗；线头、插座是否安全		
10	电饭锅	①按键使用是否正常		
		②线头、插座是否安全		
11	其他			

表 7-12　每日安全检查自查表（食品加工设备清洗消毒状况）

检查时间：　　年　　月

序号	检查项目	检查要点	检查日期				
			1日	2日	3日	…	31日
1	餐饮具清洗消毒	餐饮具清洁可见，无食物残渣					
2	清洁消毒试剂配备	分装的洗涤剂和消毒剂在容器外表必须标注名称					
3		清洁工具如扫帚、手刷、拖把等保持状态正常并洗净消毒沥干，无损坏，禁止使用钢丝球。用于直接入口食品加工区域的抹布必须保持清洁，每日清洁消毒					
4		清洁设备如机械洗地机和吸水机等；时刻保持清洁，不用时需存放在专用清洁区域					
5	食品容器和厨房加工用具清洗消毒	干净的物品应离地存放					
6		清洁后的物品应洁净可见，无食物残渣					
7	设施、设备和布局检查	灭蝇灯可用并总是开启，铁格子洁净无灰尘和死虫					
8		所有通向外部的门窗需保持关闭					
9		厨房内无虫害					

备注：检查完毕合格后，在其对应日期打"√"；若不合格，需在其对应日期说明不合格原因

每日检查负责人：　　　　　　确认人/时间：　　　餐厅主管或厨师长

表 7-13 紫外灯使用记录

年份：　　　　年

日期	开启时间	关闭时间	签名	备注
	9:00	9:30		
	13:30	14:00		
	18:00	18:30		
	9:00	9:30		
	13:30	14:00		
	18:00	18:30		

注：工作结束后，将砧板和刀具平放于操作台上，人员离开后开启紫外灯，并保持 30 分钟。闭灯 5 分钟后，人员可进入并进行操作。自行检查灯管上的使用寿命标示，如到期应自行更换保证消毒质量。

7.3 餐饮食品原料安全检测

餐饮食品原料是餐饮从业者从其他食品生产经营者购进的用于加工餐饮食品的原料。餐饮食品原料从采购、运输和贮存，到加工、烹调成为供餐食品的过程中，所存在的食品安全问题主要集中在两个方面：一是采购了不符合食品安全国家标准的原料；二是在运输、贮存过程中餐饮食品原料发生了卫生、质量的变化。餐饮食品原料种类繁多，性质各异，采购验收与贮存条件也不尽相同，因此把好食品原料这一关是餐饮业食品安全控制的重中之重。

7.3.1 餐饮食品原料采购制度

《食品安全法》第五十条要求食品生产者采购食品原料、食品添加剂、食品相关产品，应当查验供货者的许可证和产品合格证明；对无法提供合格证明的食品原料，应当按照食品安全标准进行检验。记录和凭证保存期限不得少于产品保质期满后六个月；没有明确保质期的，保存期限不得少于二年。

食品原料采购关键查验点如下：

① 选择合格的供应商。餐饮服务提供者应当到证照齐全（食品生产经营许可、食品质量认证、营业执照等）的食品生产经营单位或批发市场采购，索取、留存有供货方名称、产品名称、产品数量、购买日期及供货方盖章（或签字）的购物凭证。每年至少一次或者委托第三方机构对原料供应商的食品安全管理状况进行全面现场检查。

② 不得采购和出售国家禁止经营的食品原辅料，如有毒、有害的食品，掺杂、掺假的食品，未检验、检疫或检验、检疫不合格的食品，过期、失效、变质的食品，不符合强制性国家标准或行业标准的食品。

③ 严格落实索证索票管理制度。餐饮服务提供者对所采购原料的索证索票资料可按进货日期或食品种类整理成册，分类保存（不少于 2 年），以保证每件原料能够及时追溯到上一级供应商。

④ 畜禽肉类的采购还应注意查验索取"检疫合格证明"；批量采购进口食品与食品添

加剂时，须索取进口食品法定检验机构出具的食品检验合格证明的复印件；集中消毒的餐饮具，应查验、索取并留存集中消毒企业盖章的营业执照复印件、盖章的批次出厂检验报告（或复印件）。

⑤ 严把进货查验，建立进货验收和台账记录。餐饮服务提供方须配备专人负责进货质量验收，每批食品进货时均应检查货证是否相符，食品标签、保质期、食品感官、冷冻冷藏食品温度（测量食品中心温度，冷藏温度范围在 0～10℃之间，冷冻温度范围在 −20～−10℃之间）是否符合要求，运输中有无交叉污染等，记录各项内容的验收情况。

原料采购索证台账见表 7-14，原料进货查验记录见表 7-15，不合格品与潜在不合格品处置报告见表 7-16，食品添加剂领用使用记录见表 7-17。

表 7-14 原料采购索证台账

序号	食品名称	采购单位	食品生产（流通）许可证号	营业执照注册号	单位地址	联系电话	联系人	备注

表 7-15 原料进货查验记录

到货日期：　　　　　验收人：　　　　　审核人：

进货日期	原材料名称	检验报告/合格证	规格	数量	生产日期或批号	保质期	储存条件	食材颜色是否正常	外包装是否完整无变形	内包装是否完整无更换	材料是否新鲜	温度/℃	标签是否合规	车辆卫生状况	验收结论	备注

注：1. 填写储存条件时，数字 1 表示常温、2 表示冷藏、3 表示冷冻，按实际情况只填写相对应的数字即可。

2. 其他内容填写，如果是"是"，在相应的表格里打"√"，如果是"否"，则在相应表格里打"×"，并在备注中注明异常原因。

表 7-16 不合格品与潜在不合格品处置报告

不合格品发生类别/名称	□采购物资　　□半成品产品　　□成品　　□交付后产品		
	规格与数量：	发生日期：	发生地点：
不合格事实			
性质	□严重不合格	□一般不合格	
评审意见	□返工　　□返修 □拒收　　□退换 □重检（结果：　　　　　　　　　） □让步接收（批准：　　　　　　　　　）		

续表

原因分析	
可采取的纠正/预防措施	责任部门/人员确认：餐厅管理人员签字
纠正/预防措施验证	验证人：安全/质量管理人员签字　　验证时间：

表 7-17　食品添加剂领用使用记录

年份：　　　年

领用时间	添加剂名称	生产商名称	生产日期或批号	添加剂领用量/g	使用时间	剩余量/g	用途	食品制作量/kg	领用使用人	核准人	备注

7.3.2　餐饮原料的采购验收方法

为保证餐饮原料的质量安全，餐饮生产经营单位除了需要选择合格的原料供应商和建立索证索票制度之外，还需要对采购的食品原料进行一般卫生状况的验收。餐饮行业的原料验收可参考现有的食品安全国家标准，从感官、理化（如营养成分含量、污染物、真菌毒素限量、农药残留限量等）及微生物等方面对原料进行质量检验和食品安全检测，目前在餐饮行业应用最为广泛的是感官检验、理化检验、微生物检验和快速检验。

（1）感官检验

感官检验是利用科学客观的方法，借助人的感觉器官，即视觉、嗅觉、味觉、触觉和听觉对食品的色、香、味和外观形态进行综合鉴别和评价。感官检验是鉴定食品掺假、新鲜度、变质和污染等质量优劣问题中更为简便、快捷和比较准确的常用方法，也是检测过程的第一步，感官检验不合格则不必进行后续检验。

视觉检验，应在自然光下进行，重点观察食品的形态与色泽。一般食品质量好时，带有其特有的颜色、光泽和透明度，若食品发生腐败变质，其颜色、光泽和透明度也会发生变化。另外，还应观察食品包装是否完整，食品表面有无霉斑、虫蛀、异物，标签商标与内容是否相符等。

嗅觉检验，以嗅觉检验食品的气味，尤其适用于肉、鱼及海产食品的检验。注意进行嗅觉检查时，应按由淡到浓的气味顺序进行。嗅觉检验持续时间不宜过长，以免灵敏度降低。

触觉检验，主要通过手的触、摸、捏、搓等动作，对食品的轻重、冷热、软硬、脆韧、弹性、黏稠、紧密程度、滑腻等性质的描述，检查食品的组织状态、新鲜程度、有无吸潮硬结或龟裂崩解现象。

味觉检验，一般在食品的视觉检验和嗅觉检验基本正常之后进行，品评食物应有的滋味。检验前不要吸烟或吃刺激性较强的食物，检验时取少量被检食品（温度在 20～45℃ 之间为宜）放入口中，细心品尝，然后吐出，用温水漱口。每品尝一种样品后均要用温水漱口，按照由淡到浓的味道顺序进行。

（2）理化检验

理化检验是指使用物理、化学等方法，借助某种测量工具或仪器设备对食品的营养成分及化学性污染问题进行分析检验，并与国家有关的食品安全标准作比较，以确定其营养卫生状况。国家安全标准中餐饮业食品与原辅料、餐饮具中涉及的主要理化检验项目包括水分含量、蛋白质含量、脂肪、农药残留、兽药残留、食品添加剂、重金属、黄曲霉毒素等。

（3）微生物检验

微生物检验是在实验室条件下对食品中的微生物进行培养、观察、分类、计数等，主要是指细菌学检验，包括菌落总数、大肠菌群和致病菌的检验。

菌落总数是指食品检样经过处理，在一定条件下培养后所得 1mL/g 检样中所含菌落的总数。菌落总数一是作为判断食品被污染程度的标志，二是用来预测食品的耐存放程度或期限。

大肠菌群主要来源于人畜粪便，故以此作为粪便污染指标，用来评价食品卫生质量，推断食品是否有污染肠道致病菌的可能，具有广泛的卫生学意义。

致病菌是以食品为传播媒介引起食源性疾病的致病性细菌。致病菌直接或间接污染食品原料，人经口感染可导致肠道传染病的发生及食物中毒。食源性致病菌是导致食品安全问题的重要来源。常见的食品原料中致病菌主要有致病性大肠埃希氏菌、沙门氏菌、霍乱弧菌、阪崎肠杆菌、金黄色葡萄球菌等。

（4）快速检验

《食品安全法》第一百一十二条：县级以上人民政府食品安全监督管理部门在食品安全监督管理工作中可以采用国家规定的快速检测方法对食品进行抽查检测。

快速检验是指包括样品制备在内，能够在短时间内出具检测结果的行为，常用于筛查评判食品是否处于正常状态，食品中被检物质或其含量是否符合标准。相较于传统经典的化学检测和仪器检测而言，快速检验需要的检测时间相对较短，对仪器设备等条件的要求不高，能够携带到交易（生产）现场或在线实施检测。目前在食品安全监管部门对餐饮经营单位进行日常的现场监督时应用较多，在进行原料采购验收时餐饮经营单位可以借鉴，作为企业内部监督的手段之一。

常用的食品安全快速检验方法包括化学比色分析法、免疫分析法、分子生物学方法、生物传感器技术、光谱分析法、电化学方法等。

化学比色分析法是一种简便、快速的检测技术，它通过待测成分与特定试剂发生特异性显色反应，通过颜色的深浅来定性或定量地判断食品中某些成分的含量。这种方法适用于检测食品中的农兽药残留、微生物、重金属、生物毒素、食品添加剂及非法添加物等项目。因其操作简单、结果直观且成本较低，化学比色分析法成为食品安全快速检验中常用的技术之一。

免疫分析法是一种利用抗原和抗体特异性反应的生物化学检测技术，广泛应用于食品安全、医疗诊断、环境监测等领域。在食品安全检测中，免疫分析法可以用于检测食品中的蛋白质、激素、农药残留、微生物等污染物。免疫分析法具有灵敏度高、特异性高、操作简便、成本相对较低等优点，其中较为常见的类型有酶联免疫吸附试验（ELISA）、胶体金免疫层析法（GICA）、放射免疫分析（RIA）法等。

为保证餐饮原料的质量安全，餐饮经营单位在原料采购验收时应根据不同种类食品的特性选择合适的检验方法，以感官检验为主，结合其他检验方法对食品的安全性作出全面、准确的评价。

7.3.3 不同餐饮原料的采购验收要点

7.3.3.1 粮食的采购验收要点

《食品安全国家标准 粮食》（GB 2715—2016）中描述粮食是供人食用的原粮和成品粮，包括谷物、豆类、薯类等，不包含用于加工食用油的原料。成品粮是原粮经机械等方式加工后的初级产品，包括大米、面粉、小米、玉米粉等。粮食采购应符合《食品安全国家标准 粮食》（GB 2715—2016）、《食品安全国家标准 食品添加剂使用标准》（GB 2760—2014）和《食品营养强化剂使用标准》（GB 14880—2012）等，主要指标包括有毒有害菌类、植物种子指标，如麦角、毒麦、曼陀罗属及其他有毒植物的种子等，其他指标要求见表 7-18。

表 7-18 粮食的食品安全国家标准

指标要求	应符合的食品安全国家标准	主要指标
污染物限量	GB 2762—2022	铅、镉、汞、无机砷等
真菌毒素限量	GB 2761—2017	黄曲霉毒素 B_1、脱氧雪腐镰刀菌烯醇、玉米赤霉烯酮、赭曲霉毒素 A 等
农药残留限量	GB 2763—2021	磷化物、溴甲烷、马拉硫磷、甲基毒死蜱、甲基嘧啶磷、溴氰菊酯、六六六等

索证检查时应重点检查内容如表 7-19 所示。

表 7-19 重点查验内容

种类	主要的质量安全问题
大米	大米新鲜度及新陈率、石蜡、矿物油加工陈米、黄曲霉毒素 B_1、镉超标、无机砷等
小米	染色小米
玉米及玉米粉	黄曲霉毒素 B_1、脱氧雪腐镰刀菌烯醇、镉等
面粉及挂面	违法使用"吊白块"、滑石粉、石膏粉、增白剂、溴酸钾等

(1) 大米的验收要点

感官检验：参照《粮油检验　粮食、油料的色泽、气味、口味鉴定》（GB/T 5492—2008）中的检验方法，合格的大米色泽呈青白色或精白色，具有光泽，呈半透明状；外观上看米粒大小均匀，坚实丰满，粒面光滑、完整，很少有碎米，爆腰（米粒上有裂纹）、腹白（米粒上乳白色不透明部分），无虫，不含杂质；具有正常的香气味，无其他异味；品尝滋味佳，微甜，无任何异味。

① 大米新鲜度及新陈率的快速检验。随着时间的延长及储存条件的不当，大米或米粉在储藏过程中会逐渐被氧化，光泽减退、黏性下降、蒸煮品质变差，大米中的脂肪被氧化生成脂肪酸，从而使酸度增加，pH 下降。当大米的脂肪酸值大于 37% 即为陈化。

方法原理

大米新鲜度快速检测盒试剂中包含三种常用的酸碱指示剂，分别对应不同的 pH 值范围与颜色。新米的 pH 在 6.5~6.8，陈米的 pH 在 5.8~6.8，37% 相当于滴瓶标签色卡上"三年及三年以上米"的最后一个色阶，黄色至橙色。

适用范围

本法适用于米、米粉等米制品的新鲜度快速检测。

使用方法

a. 称取 2g 大米样品加入到干净的样品杯中。

b. 取一瓶大米新鲜度快速测试剂摇匀，加 4mL 到样品杯中，充分振荡，静置观察溶液显色的情况。

c. 静置 5min 就可与色阶卡比较。

结果判定

新鲜大米的样品溶液显绿色，陈米样品溶液显黄色，陈化米样品溶液显橙黄色甚至橙红色，对照标准色板进行判断。

注意事项

a. 试剂瓶底有沉淀属于正常现象，使用前须摇匀。

b. 试剂具有一定的腐蚀性，小心操作，无沾染皮肤，如误入眼中，请立即用清水冲洗。

c. 显色后 30min 之内要完成结果判定，放置时间太久会影响结果的准确性。

② 石蜡、矿物油加工陈米的快速检验。陈化米表面色泽暗淡，加入石蜡、液体石蜡或其他矿物油混合后可使表面光滑亮丽，但却掩盖了陈化米中可能存在的霉菌毒素。液体石蜡来源于石油分馏的产物，对人体肠胃有刺激作用，食用后会导致腹部不适、腹泻，甚至有致畸和有致癌的风险。

方法原理

固体石蜡熔点 50～65℃，常温下矿物油不溶于水，密度比水小。70℃ 以上的热水会溶解固体石蜡和矿物油，温度下降后石蜡会再次凝固而浮于水上，矿物油溶解后也会浮于水上。

适用范围

本法适用于陈化米中加入液体石蜡的快速检测。

检验步骤

a. 取大米放入样品杯中至一半容积（铺满烧杯底部）。

b. 加入 70℃以上的热水至样品杯近满处。

c. 用洁净牙签轻轻搅动 30s 以上。

d. 静置片刻使溶液温度降低到 50℃以下。

结果判定

如果样品中掺有石蜡，液面上会出现细微的油珠，随着温度的降低和时间的延长，液体石蜡的油珠聚集加大，固体石蜡的油珠会结成白色片状物浮于液面上。

注意事项

必要时可用液体石蜡对照液做对照实验，发现阳性样品时，可送往实验室进一步验证。

③ 大米掺霉变米的鉴别。粮食在储运、运输中若管理不善，水分过高、温度过高时极易发霉。市售粮食中发现，有人将发霉米掺入好米中销售，或将发霉米漂洗之后销售，进口粮中曾发现霉变米。感官检验霉变米的方法是，看是否有霉斑、霉变的臭味，米粒表面是否有黄、褐、黑、青斑点，胚芽部位是否有霉变变色，如有上述现象，说明待测米是霉变米。

④ 大米中重金属镉的快速检验（电化学法）。近年来，灌溉用水的安全问题备受关注。农药、化肥的大量使用以及工矿业"三废"的排放致使许多水体和食品受到不同程度的重金属污染，重金属会通过食物链最终进入人体，富集并沉积在多个器官内，导致人体出现慢性或急性中毒等症状，对人类的健康造成严重影响。

方法原理

重金属镉快速检测试剂盒利用可抛式的一次性丝网印刷电极，同时采用电化学阳极溶出伏安法，短时间内快速有效将重金属镉离子富集并溶出，溶出电流大小与重金属浓度成比例关系，从而通过溶出电流计算重金属浓度。

适用范围

本法需配合便携式重金属检测仪同时使用，可用于同时快速定量检测粮食（大米、糙米、小麦和玉米等）中重金属镉，适用于各类企业、检测机构、监督部门的现场快速检测。

检测限

镉：50μg/kg。

样品处理

a. 预处理：小麦、大米样品去杂物后，磨碎，储于塑料瓶中，保存备用。

b. 样品处理：称取预处理后的样品（0.5±0.01）g 于 15mL 离心管中，加入超纯水 7.5mL 和提取液 2.5mL，充分涡旋摇匀后，于超声清洗仪中超声提取 20min（样品超声过程中需振摇几次）。再于离心机中 4000r/min，离心 5min。离心后的上清液即为待测液。

检测步骤

a. 取 3.8mL 上述样品待测液于冷冻管中，加入 0.4mL 试剂 A，加入 0.25mL 试剂 B，再加入 0.3mL 修饰液，即得到测试液（测试液静置恢复常温，并在 30min 内完成检测）。

b. 重金属检测仪准备。打开检测仪电源开关，进入样本检测界面，选择所需要的样本检测类型；检测所需一次性电极，试剂、反应池恢复至室温。

c. 样品检测。取出检测电极，插入电极插头内，将反应池置于搅拌台插座中，用移液器吸取 900μL 试剂 B 置于反应池中，充分压下电极插头，使得一次性电极工作区域完全浸没于溶液中，点击仪器"活化"按钮，开始活化。

d. 活化完成后再用移液器尽快吸取 200μL 样本上清液置于反应池中（注意从电极背面缓慢加入样品上清液），点击仪器"检测"按钮。

e. 等待测试完成后，直接读取仪器界面显示的数据结果即为该样品中重金属镉的含量。

结果判定

以仪器判读数据与结果为准，仪器显示结果即为最终结果。

大米中镉含量大于 0.2mg/kg 为阳性，小于或等于 0.2mg/kg 为阴性；小麦中镉含量大于 0.1mg/kg 为阳性，小于或等于 0.1mg/kg 为阴性。

判定依据

GB 2762—2022，镉标准值：大米（粉）≤ 0.2mg/kg。

检测方法的局限性

当样品中重金属含量接近最低检出限时，测试结果误差较大。

注意事项

a. 注意电极正负。

b. 取电极时避免碰触黑色工作电极部分。

c. 提取剂为强酸，需小心操作，以防止检测液渗漏，若不小心沾到检测液，可用大量清水冲洗干净。

d. 样品超声过程中需振摇几次。

e. 冷冻管及离心管使用前请用 5% 的优级纯硝酸浸泡 24h，然后用超纯水洗涤，烘干。

f. 样品加标：大米需要提前一天加标，小麦粉需要现场加标。

g. 如果测试曲线异常，请重新配制溶液，换电极再测一次。

⑤ 小米加色素的鉴别。部分商贩为掩盖轻度霉变的小米，将其漂洗后用姜黄等黄色素进行染色，使其色泽鲜黄，蒙骗消费者。检测时可采用纸搓的方法，取少量待测小米于软白纸上，用嘴哈气使其湿润，然后用纸捻搓小米数次，观察纸上是否有轻微的黄色，如有黄色，说明待测小米中染有黄色素。亦可用水洗的方法鉴别，取少量样品用温水清洗，若水色显黄，说明掺有黄色素。

（2）面粉的验收要点

感官检验：合格的面粉色泽呈白色或微黄色，不发暗，无杂质；外观上呈细粉末状，不含杂质，手指捻捏时无粗粒感、无虫子和结块，置手中紧握后放开不成团；具有面粉的正常气味，无其他异味；品尝味道可口，淡而微甜，无发酸、刺喉、发苦、发甜及外来滋味，咀嚼时无砂声。

① 面粉中滑石粉、石膏粉的快速检验。

方法原理

利用面粉与滑石粉、石膏粉密度不同的原理加以区分。

适用范围

本法适用于面粉中滑石粉、石膏粉的快速检测。

样品处理

原样处理。

检验步骤

a. 取一固定容器，如 50mL 平口烧杯，将样品面粉轻轻撒入其中，并冒出瓶口，用器具平行刮去冒出部分的面粉，将装满面粉的烧杯放在天平上称量，记录总体质量。

b. 采用同一容器，将对照面粉进行称量，记录总体质量。

结果判定

掺有滑石粉、石膏粉的面粉质量远远大于正常面粉的质量。

② 吊白块的快速检验（试剂盒法）。吊白块又称雕白块，学名为甲醛合次硫酸氢钠。工业上用作印染剂、有机物的脱色和漂白剂等，由二氧化硫、甲醛、烧碱、锌粉合成。吊白块具有恶臭，在食物中分解成甲醛、次硫酸氢钠和二氧化硫后恶臭消失，毒性仍在，对人体有严重的毒副作用，国家严禁其在食品中使用。

方法原理

吊白块游离出的甲醛与显色剂反应生成紫色化合物，与比色板比对得出甲醛含量。当甲醛含量较高时再测定二氧化硫含量，当二氧化硫含量超出国家规定限量值时，可推断吊白块的存在。

适用范围

本方法适用于米粉、面粉及由此制作的食品如粉丝等食品中吊白块的快速检测。

样品处理

原样处理。

检验步骤

液体样品：无色或颜色浅的液态样品可直接作为样品待测液。

固体样品：取 2g 切碎的样品于样品杯，加纯净水至 20mL，浸泡 10min，其间搅拌数次后作为待测液。

取待测液 1mL 于离心管中，依次加入 3 滴检测液 A 和 3 滴检测液 B，盖子盖上后摇匀，反应 5min 后再加入 1 滴检测液 C，盖子盖上后摇匀，继续反应 5min，观察颜色变化。

结果判定

溶液出现明显的紫红色，说明样品中含有吊白块，且颜色越深表示吊白块浓度越高，对照标准比色板可进行半定量判定。

注意事项

米粉、面粉、粉丝、馒头、面条、年糕等食品本底会含有少量的甲醛，大约在 20mg/kg，当检测结果显示甲醛含量大于这一数值时，应通过检测样品中二氧化硫的含量是否大于国家标准规定值来确定样品中是否掺入了吊白块。

本方法为现场快速检测方法，精确定量应以标准方法为准。

③ 面粉中增白剂的快速检验（试剂盒法）。面粉增白剂的有效成分过氧化苯甲酰（BPO），白色至微黄色斜方结晶或结晶粉末，微有苦杏仁气味。BPO 是一种强氧化剂，常被用作小麦粉的增白剂，能够与小麦胚乳产生的黄色胡萝卜素迅速完全地反应，从而将小麦粉脱色增白。由于 BPO 能破坏小麦粉中 β-胡萝卜素等营养成分，其还原产物为食品防腐剂苯甲酸，如果摄入过多也不利于人体健康。自 2011 年 5 月 1 日起，过氧化苯甲酰在小麦粉中禁止添加。

方法原理

违法添加于面粉及面制品中的过氧化苯甲酰能与本试剂反应生成紫红色的产物，颜色深浅与添加量成正比。反应时间为 15min，最低检出限为 50mg/kg。

适用范围

本法广泛用于检测小麦粉、各类面粉及其制品中过氧化苯甲酰的残留量。

样品处理

原样处理。

检验步骤

a. 称取 1g 样品于样品杯中，加入 4mL 无水乙醇，振摇提取 5min 以上，静置。

b. 取上层清液 1mL 于离心管或比色管中，滴加 1 滴检测试剂 A，1 滴检测试剂 B，开始计时显色 10min，每隔 1min，把离心管颠倒一次。

结果判定

显色 10min 后立即与比色卡对照，找出相应的含量。如颜色有变红则说明可能掺有过氧化苯甲酰，颜色越深，含量越高。

过氧化苯甲酰不在 GB 2760—2014《食品安全国家标准 食品添加剂使用标准》的范畴，属于非法添加物，食品中不得检出。

注意事项

a. 显色时间要严格控制，10min 后立即比色，久置溶液颜色会加深。

b. 过氧化苯甲酰检测液极易受空气和光的影响，用后应立即盖上密闭，于冰箱或阴凉干燥处避光保存；若长时间在空气中暴露易失效，有效期 1 年。

④ 面粉制品中含铝添加剂的快速检测

食品在加工过程中往往添加膨松剂硫酸铝钾或硫酸铝铵（又名明矾），使用量较大时，铝的含量可能会超过国家有关食品标准。铝通过食物进入人体，在体内蓄积，会损害脑细胞，是阿尔茨海默病的病因之一，同时影响铁、钙等成分的吸收，导致骨质疏松、贫血，甚至影响神经细胞的发育。根据 GB 2760—2014《食品安全国家标准 食品添加剂使用标准》，目前我国面制食品中铝的最大允许量为 100mg/kg。

方法原理

食品中铝与显色试剂形成蓝色物质，浓度越高，蓝色越深。检测方法参考标准 GB 5009.182—2017《食品安全国家标准 食品中铝的测定》。

适用范围

本速测盒适用于面制品中铝的快速检测。

样品处理

将样品粉碎,称取 0.5g 粉碎的样品于 50mL 烧杯中,加入 19mL 蒸馏水,1mL 试剂 A,搅拌 2min,静置 3min,取上清液检测。

检验步骤

在 10mL 比色管中,加入 2 滴(0.1mL)样品提取液、8 滴(0.4mL)蒸馏水、10 滴(0.5mL)试剂 B、1 滴试剂 C,混匀,加 2 滴试剂 D,混匀,再加 2 滴试剂 E,摇匀后,室温放置 20min 或 40℃水浴 5min。

结果判定

标准色阶卡对比,读出样品中铝的含量。

注意事项

除试剂 C 需避光 0~4℃保存,有效期 3 个月外,其他试剂均常温保存,有效期 12 个月。

7.3.3.2 豆类及其制品的采购验收要点

《食品安全国家标准 豆制品》(GB 2712—2014)中定义以大豆或杂豆为主要原料,经加工制成的食品称为豆制品,包括发酵豆制品、非发酵豆制品和大豆蛋白类制品。非发酵性豆制品是指以大豆或其他杂豆为原料制成的豆腐、卤制、炸卤、熏制、干燥豆制品;发酵性豆制品是指以大豆或其他杂豆为原料经发酵制成的腐乳、豆干、纳豆等。

大豆及其制品的采购应符合《食品安全国家标准 面筋制品》(GB 2711—2014)、《食品安全国家标准 豆制品》(GB 2712—2014),主要指标见表 7-20。

表 7-20 豆制品的食品安全国家标准

指标要求	应符合的食品安全国家标准	主要指标
微生物限量	GB 2712—2014、GB 2711—2014	大肠菌群
致病菌	GB 29921—2021	沙门氏菌、金黄色葡萄球菌
污染物限量	GB 2762—2022	总砷、铅等

此外,对大豆及其制品中食品添加剂与营养强氧化剂的要求,详见《食品安全国家标准 食品添加剂使用标准》(GB 2760—2014)和《食品营养强化剂使用标准》(GB 14880—2012)。

索证检查时对照 GB 2711—2014 和 GB 2712—2014 的规定,应重点检查产品检验报告中铅、菌落总数(不包括干燥豆制品)、大肠菌群(不包括干燥豆制品)、黄曲霉毒素 B_1 等指标。

感官检验:GB 2711—2014、GB 2712—2014 中规定,各类豆制品及面筋制品应具有该产品应有的色泽、滋味和气味,无异味,应具有该产品应有的形态,无霉变,无正常视力可见的外来异物。

以下列举了几种常见的豆制品的感官检验要求。

豆腐的感官检验:合格的豆腐呈均匀的乳白色或淡黄色,稍有光泽;块形完整,软硬适度，有一定的弹性，质地细嫩，结构均匀，无杂质；具有豆腐特有的香味；口感细腻鲜嫩，味道纯正清香。

豆腐干的感官检验：合格的豆腐干呈乳白色或淡黄色，有光泽；质地细腻边角整齐，有一定的弹性，切开处挤压不出水，无杂质；具有豆腐干特有的清香味；滋味纯正，咸淡适口。

豆腐皮的感官检验：合格的豆腐皮呈乳白色或淡黄色，有光泽；组织结构紧密细腻，富有韧性，软硬适度，厚薄度均匀一致，不黏手，无杂质；具有豆腐皮特有的清香味；具有豆腐皮固有的滋味，微咸。

豆豉的感官检验：豆豉应豆粒饱满、干燥，色泽乌亮，香味浓郁，甜中带鲜，咸淡适口，中心无白点，无霉腐气味以及其他异味。

腐乳的感官检验：合格的腐乳应块形整齐均匀，质地细腻，无霉斑及杂质；具有各品种腐乳特有的香味或特殊气味；滋味鲜美，鲜咸适口，无任何其他异味。红腐乳表面鲜红或紫红色，断面为杏黄色。白腐乳颜色表里一致，为乳黄色、淡黄色或清白色。青腐乳表里呈青色或豆青色。酱腐乳表面和内部颜色基本一致，具有自然生成的红褐色或棕褐色。

7.3.3.3 果蔬的采购验收要点

我国蔬菜种类繁多，根据其食用部分的器官形态，可将经常食用的蔬菜分为根茎类、叶菜类、花果类、菌菇类。果蔬应符合的食品安全国家标准有《食品安全国家标准 食品中农药最大残留限量》（GB 2763—2021）、《食品安全国家标准 食品中污染物限量》（GB 2762—2022），对蔬菜中铅、镉、汞、铬、亚硝酸盐等污染物做了限量规定；使用保鲜剂、防腐剂及其他食品添加剂的果蔬还应符合《食品安全国家标准 食品添加剂使用标准》（GB 2760—2014）的规定。农业农村部门制定了农药安全使用标准，对不同蔬菜可使用的农药品种、常用药量、最高使用药量、施药方式、最多使用次数、安全间隔期等都作了明确规定。

大批量购进或长时间从某一蔬菜种植基地购进蔬菜时，可向供货商索取农业生产主管部门颁发的农业种植示范区证书、无公害食品或绿色食品证书。蔬菜种植者有关合理使用农药的内部管理制度以及该批蔬菜的农药、污染物残留量检测报告（重点核查高、中毒农药残留指标）等有助于证明蔬菜食用安全的文件。

蔬菜的感官检验：主要观察蔬菜的色泽、气味、滋味和形态。优质的蔬菜鲜嫩、无黄叶、无伤痕、无病虫害、无烂斑。各种蔬菜都应具有该品种固有的颜色，新鲜蔬菜大多有发亮的光泽；多数新鲜蔬菜具有清香、辛香气味，无腐烂变质味和其他异常气味；多数滋味甘淡、甜酸，清爽鲜美，少数具有辛酸、苦涩等特殊滋味；蔬菜的形态是鉴别蔬菜新鲜度及品质的重要方法之一，各种蔬菜品种应具有该品种所特有的植物学形态特征，当蔬菜的新鲜度下降或发生病变、虫害、损伤时，可能会出现萎蔫、枯塌等异常状态。

水果的感官检验：优质水果的表皮色泽光亮，果体洁净，成熟度适宜；肉质鲜嫩、清脆，具有固有的清香味；已成熟的水果还具有水分饱满和该品种固有的一切特征。

以下为几种特殊蔬菜的感官检验要求：

马铃薯,以皮薄、体大、表面光滑、芽眼浅、肉质细密者为佳,勿选青皮、发芽的马铃薯。

豆芽,以颜色洁白、芽身挺直,长短合适,组织结构脆嫩,有豆芽固有的鲜嫩气味,无烂根、烂尖,无异味为佳。

黄花菜(干制),以颜色金黄有光泽,花条身紧、挺拔、均匀、粗而长,无霉烂和虫蛀,无杂质无油条(花体发黑、发黏),有清香味,无异味为佳。

(1)蔬菜中有机磷和氨基甲酸酯类农药残留的快速检验(速测卡法)

目前果蔬中所施用的农药主要包含有机氯类、有机磷类、氨基甲酸酯类和拟除虫菊酯等。我国 70% 的农药为有机磷农药,且生产使用的 70% 的有机磷农药为剧毒、高毒类,较多是禁止在蔬菜作物上施用的。《蔬菜中有机磷和氨基甲酸酯类农药残留量的快速检测》(GB/T 5009.199—2003)中规定了基于酶抑制法原理的两种测定蔬菜中有机磷和氨基甲酸酯类农残的快检方法,可以实现现场快速筛选。以下详细介绍速测卡法的原理及使用方法。

方法原理

胆碱酯酶可催化靛酚乙酸酯(红色)水解为乙酸与靛酚(蓝色),有机磷或氨基甲酸酯类农药对胆碱酯酶有抑制作用,使催化、水解、变色的过程发生改变,由此可判断出样品中是否有高剂量有机磷或氨基甲酸酯类农药的存在。

适用范围

本法适用于蔬菜中有机磷和氨基甲酸酯类农药残留的快速筛选测定。

样品处理

原样处理。

检验步骤

① 擦去青菜表面泥土,滴 2~3 滴缓冲溶液在青菜叶表面,用另一片青菜叶在滴液处轻轻摩擦。

② 取一片速测卡,将蔬菜上的液滴放在白色药片上。

③ 放置 10min 以上进行预反应,有条件时在 37℃恒温装置中放置 10min。预反应后的药片表面必须保持湿润。

④ 将速测卡对折,用手捏 3min 或用恒温装置恒温 3min,使红色药片与白色药片叠合发生反应。每批测定应设一个缓冲液的空白对照卡。

结果判定

与空白对照卡比较,白色药片不变色或略有浅蓝色为阳性结果。白色药片变为天蓝色或与空白对照卡相同为阴性结果。对阳性结果的样品,可用其他分析方法进一步确定具体农药品种和含量。

注意事项

① 葱、蒜、萝卜、韭菜、芹菜、香菜、茭白、蘑菇及番茄汁液中,含有对酶有影响的植物次生物质,容易产生假阳性。处理这类样品时,可采取整株蔬菜浸提。对一些含叶绿

素较高的蔬菜，也可采取整株蔬菜浸提的方法，减少色素的干扰。

② 注意样品放置时间与空白对照卡放置时间一致。温度低于 37℃时，酶促反应变慢，放置时间适当延长。

③ 红白药片叠合反应时间以 3min 为宜，3min 后蓝色会逐渐加深，24h 后颜色会逐渐褪去。

（2）果蔬中重金属铅离子的现场快速检验

铅是一种累积性的重金属毒素，食品中的铅主要来源于食品加工、包装、存放过程中的污染。过量摄入铅会引起神经、造血、消化、泌尿、生殖等器官损伤，尤其对婴幼儿及儿童的身体健康和智力的危害更为严重。重金属铅现行的检测标准《食品安全国家标准 食品中铅的测定》(GB 5009.12—2023)中包含三种检测方法，分别为石墨炉原子吸收光谱法、电感耦合等离子质谱法和火焰原子吸收光谱法，成本较高且受仪器限制，不适合现场快速检测。适宜大规模现场快速检测的方法有胶体金或化学比色试剂盒法，以下详细介绍铅离子快速检测中的化学比色试剂盒法。

方法原理

本法利用蔬菜等农产品残留的铅离子与特定显色剂在酸性条件下反应，生成的产物颜色深浅与蔬菜中残留的铅离子的含量相关，在一定浓度范围内产物颜色的深浅与重金属铅的含量成比例关系，本方法标准品检测限为 0.1 mg/kg。《食品安全国家标准 食品中污染物限量》(GB 2762—2022)规定食品中铅的限量标准为：新鲜水果（蔓越莓、醋栗除外）小于或等于 0.1mg/kg，新鲜蔬菜（芸薹类蔬菜、叶菜蔬菜、豆类蔬菜、生姜、薯类除外）小于或等于 0.1mg/kg，叶菜蔬菜小于或等于 0.3mg/kg，芸薹类蔬菜、豆类蔬菜、生姜、薯类小于或等于 0.2mg/kg。

适用范围

本法适用于应急保障以及日常对白糖、皮蛋、蔬菜、水果等样品中重金属铅离子的现场快速检测，检测限为 0.1mg/kg。

样品处理

原样处理。

检验步骤

称取 2.0g 样品于容器中，加入蒸馏水或纯净水至 10mL 容量，加入 3 滴指示剂 A，搅拌后浸泡 10min 以上。

结果判定

取样品处理后的上清液或滤液 5mL 于比色管中，依次加入 5 滴指示剂 B，混匀，2 滴指示剂 C，混匀，2 滴指示剂 D，混匀，3min 后观察颜色变化并与比色卡比对，找出相同或相近的色阶，色阶上标示的数值乘 5 即为样品中所含铅的大概含量（mg/kg）。

注意事项

① 本方法为现场快速检测方法，主要检测样品中离子铅的含量，实际样品中铅的总量（含有机铅）会比本检测结果高，精确定量应以国标法为准。

② GB 2762—2022《食品安全国家标准 食品中污染物限量》部分食品中铅的限量标准（供参考）：谷物及其制品（麦片、面筋、粥类罐头、带馅料面米制品除外）小于或等于 0.2mg/kg，麦片、面筋、粥类罐头、带馅料面米制品小于或等于 0.5mg/kg，水果干类小于或等于 0.5mg/kg，茶叶小于或等于 5.0mg/kg，蛋及蛋制品小于或等于 0.2mg/kg。

（3）果蔬中腐霉利的快速检测

腐霉利是一种广泛使用的农药，属于咪唑类杀菌剂。它主要用于防治果树、蔬菜、谷物和其他作物上的多种真菌病害，特别是对灰霉病有较好的防治效果。腐霉利的作用机制是通过抑制真菌细胞膜上麦角固醇的生物合成，从而破坏细胞膜的结构和功能，达到防治病害的目的。然而，腐霉利在食品中的残留问题也引起了人们的关注。长期摄入含有腐霉利残留的食物可能对人体健康造成潜在的风险，包括影响内分泌系统、神经系统和生殖系统等。GB 2763—2021《食品安全国家标准 食品中农药最大残留限量》规定食品中腐霉利的限量标准为：鲜食玉米小于或等于 5mg/kg，韭菜小于或等于 0.2mg/kg，大蒜、番茄、黄瓜小于或等于 2mg/kg，青蒜、花椰菜、茄子、辣椒、茎用莴苣小于或等于 5mg/kg。

方法原理

腐霉利快速检测卡应用了竞争抑制免疫层析的原理，样品经过提取、稀释加入检测卡加样孔中。样品中的腐霉利在流动的过程中与胶体金标记的特异性单克隆抗体结合，抑制了抗体和 NC 膜检测线上腐霉利-BSA 偶联物的结合。如果样本中腐霉利含量高于 0.2mg/kg，检测线（T）显色比对照线（C）浅或检测线（T）不显色，该结果为阳性。检测线（T）显色比对照线（C）深或一样深时，该结果为阴性。

适用范围

该方法适用于快速检测蔬菜、水果中的腐霉利残留。

检测阈值

检测阈值为 0.2mg/kg。

溶液配制

用蒸馏水将 20 倍浓缩液以 1∶19 的比例稀释（3mL 20 倍浓缩液+57mL 蒸馏水），即可作为缓冲液使用。

样品处理

取 2g 果蔬样品（块茎类取 4g，细条状取整段 2g），叶菜剪成边长为 1cm 左右方形的碎片，块茎类取横截面样品或取其表皮，放入样品杯中，加入 3mL 缓冲液，振荡 1～2min，倒出浸泡液，静置 2min，待测（若浸泡液混浊或杂质太多可过滤后再测）。

检测步骤

① 测试前将未开封的检测卡和样本恢复至室温。

② 从原包装铝箔袋中取出的检测卡，在一小时内使用。

③ 将检测卡平放，用一次性塑料吸管垂直滴加 3～4 滴无气泡样品液（约 80～100μL）于加样孔中。

④ 液体流动时开始计时，5min 过后根据示意图判定结果，其他时间判读无效（读取

结果时，检测卡水平置于观察者正面）。

结果判定（图7-1）

① 阴性：检测线（T）显色比质控线（C）深或者一样深；表明样品中腐霉利浓度低于检测限或无腐霉利残留。

② 阳性：检测线（T）线显色比C线浅，或者检测线（T）不显色；表明样品中腐霉利浓度高于检测限，T线比C线越浅，表明样品中腐霉利浓度越高。

③ 无效：质控线（C）不显色；可能是操作不当或者检测卡失效，建议用新的检测卡重新检测。

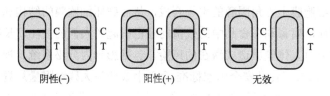

图7-1 胶体金检测卡示意图

注意事项

① 检测卡不同批次所配备的试剂请勿混合使用。

② 检测卡在室温下一次性使用，检测时避免阳光直射和风扇直吹。

③ 自来水、蒸馏水或去离子水不能作为阴性对照。

④ 出现阳性结果或无效结果，建议用本批次新的检测卡复查一次。

7.3.3.4 食用菌的采购验收要点

菇、蘑、耳等都属于食用菌的范畴，一直被视为餐桌上特殊的山珍美味。食用菌及其制品应符合《食品安全国家标准 食用菌及其制品》（GB 7096—2014）、《食品安全国家标准 食品中农药最大残留限量》（GB 2763—2021）、《食品安全国家标准 食品中污染物限量》（GB 2762—2022）和《食品安全国家标准 食品添加剂使用标准》（GB 2760—2014）等。食用菌主要理化指标包括水分、米酵菌酸，其他指标如总砷、铅、总汞、六六六、滴滴涕、食品添加剂等；银耳及其制品重点核查产品检验报告中水分（干制品）、米酵菌酸和二氧化硫残留量等指标。

以下列举了几种常见食用菌的感官检验：

鲜香菇：菇体圆齐整，菌伞肥厚，盖面平滑质干不碎；手捏菌柄有坚硬感，放开后菌伞随即蓬松如故；色泽黄褐，菌伞下的褶皱紧密细白，菌柄短而粗壮；远闻有香气，无焦片、雨淋片、雷变片、虫蛀片和碎屑。

干香菇：底色均匀一致，无焦黄或褐色部分出现；褶面整齐直立，不碎，香味浓郁。

平菇：平顶呈浅褐色，片大，菌伞较厚，伞面边缘完整，破裂口较少，褶皱均匀，菌柄较短。

厚菇：平面无花纹，呈栗色，略有光泽，肉厚质润，朵较大，边缘破裂较多。

银耳中二氧化硫的快速检测如下。

银耳有"菌中之冠"的美称。二氧化硫是一种漂白剂,部分生产厂商对银耳产品进行"超量漂白",导致银耳产品中二氧化硫的残留量超标。银耳产品中的二氧化硫主要来自"硫黄熏蒸"这种传统的银耳漂白加工工艺。硫黄燃烧产生的二氧化硫具有漂白作用。二氧化硫遇水则形成亚硫酸盐,亚硫酸盐不仅会引发支气管痉挛,还会在人体内转化成一种致癌物质——亚硝胺。以下介绍银耳中二氧化硫的速测盒法。

方法原理

二氧化硫速测盒参照国家标准方法《食品安全国家标准 食品中二氧化硫的测定》(GB 5009.34—2022)进行研制,二氧化硫或亚硝酸盐与检测试剂反应生成蓝紫色或紫红色化合物,含量越高,颜色越深。

适用范围

本法适用于银耳、莲子、龙眼、荔枝、虾仁、白糖、冬笋、白瓜子和中药材中二氧化硫的快速检测。

样品处理

① 液体样品:无色或颜色较浅的液体样品可直接作为样品待测液。

② 固体样品:取 2g 切碎样品于比色管或烧杯中,加纯净水 20mL,充分震荡,浸泡 10min,待测。

检验步骤

取待测液 1mL 于离心管中,依次加入 2 滴检测液 A 和 2 滴检测液 B,盖上盖子后摇匀,反应 5min,观察颜色变化。

结果判定

溶液显示明显的蓝紫色或紫红色,说明样品中含有二氧化硫,颜色越深,二氧化硫浓度越高,对照标准比色板可进行半定量判定。本方法检测下限为 0.2mg/L。

注意事项

① 本方法可用于现场的快速测定,对结果不符合国家标准规定值或标签标示值的样品,建议送至法定或有资质的检测机构进行复检。

② 进行结果判定时,应以白纸或白瓷板衬底。

7.3.3.5 畜禽肉类及其制品的采购验收要点

我国居民通常食用的畜肉包含猪肉、牛肉、羊肉等及其制品,禽肉包含鸡肉、鸭肉、鹅肉等及其制品,其中肉泛指胴体、头、蹄(爪)以及内脏,肉制品指以肉为主要原料,经酱、卤、熏、烤、蒸、煮等任何一种或多种加工方法制成的生或熟的制品。

畜禽肉类及其制品应符合的食品安全国家标准包括《食品安全国家标准 鲜(冻)畜、禽产品》(GB 2707—2016)、《食品安全国家标准 腌腊肉制品》(GB 2730—2015)、《食品安全国家标准 熟肉制品》(GB 2726—2016)、《食品安全国家标准 食品中污染物限量》(GB 2762—2022)、《食品安全国家标准 食品中兽药最大残留限量》(GB 31650—2019)及其增补版(GB 31650.1—2022)。主要理化指标包括挥发性盐基氮、铅、汞、砷、铬等,腌腊制品还包括过氧化值、三甲胺氮、苯并[a]芘(熏烧烤肉类制品)、亚硝酸盐残留量等,对熟肉制品应特别注意硝酸盐、亚硝酸盐、人工色素及复合磷酸盐（保持肉的鲜嫩及风味）的过量与滥用。微生物指标包括菌落总数、大肠菌群、致病菌[如沙门氏菌、出血性大肠埃希氏菌（O157∶H7）]等。

索证应查看有无兽医卫生检验检疫合格证明，且该证明表明的产品批次应与所购的鲜（冻）畜禽肉产品相对应。重点核查产品检验报告中上述指标的检验报告，必要时，核验"瘦肉精"的检验报告。

以下列举了各类畜禽肉及制品的感官检验：

（1）鲜肉的感官检验

鲜肉指畜类屠宰后，经兽医卫生检验符合市场鲜销的肉品。肉品新鲜度可分为新鲜肉、次鲜肉和变质肉三种。不同品质鲜肉的感官检验如下：

新鲜肉：肌肉有光泽，红色均匀，脂肪洁白；外表微干或微湿润，不黏手；指压后凹陷立即恢复；具有鲜肉正常气味；肉汤透明澄清，脂肪团聚于表面，具有香味。

次鲜肉：肌肉色稍暗，脂肪缺乏光泽；外表略湿，稍粘手；指压后凹陷恢复慢且不完全恢复；略有氨味或略带酸味；肉汤稍有浑浊，脂肪呈小滴浮于表面，稍有哈喇味。

变质肉：肌肉无光泽，脂肪灰绿色；外表发黏起腐，粘手；指压后凹陷不能恢复，留有明显痕迹；有臭味；肉汤浑浊，有絮状物，不见脂肪滴，有臭味。

（2）肉制品的感官检验

肉馅：良质的肉馅红白分明，气味正常，不含脏肉、砟屑、血筋等杂物；次质的肉馅呈灰暗色或暗绿色，有氨味、酸味或臭味，含脏肉、砟屑、血筋等杂物较多。

香肠（腊肠）：良质的香肠肠衣干燥完整而紧贴肉馅，无黏液及异味，坚实而有弹性，切面有光泽，肌肉呈玫瑰红色，脂肪白色或微带红色，具有香肠固有的风味；次质的香肠肠衣湿润发黏，易与肉馅分离并易断裂，表面霉点严重，抹后仍有痕迹，切面不齐，裂缝明显，中心部有软化现象，肉馅无光泽，肌肉呈灰暗色，有酸味或臭味。

腊肉：良质的腊肉色泽鲜明，肌肉暗红色，脂肪透明呈乳白色，肉干燥结实，具有腊肉的固有香味；次质的腊肉肌肉灰暗无光，脂肪黄色，有霉点，肉体松软带黏液，有酸败味或异味。

咸肉：良质的咸肉肌肉呈红色，脂肪白色，肉质紧密，具有咸肉的固有气味；次质的咸肉肌肉呈暗红色或灰绿色，有霉斑、虫蚀，有异味、腐败酸臭味（骨骼周围明显）、严重哈喇味。

火腿：良质的火腿肌肉呈桃红色，脂肪白净，有光泽，肉质致密结实，有香味；次质的火腿肌肉切面呈酱色，上有各色斑点，脂肪呈褐黄色，无光泽，肉质疏松，有腐败味、哈喇味或酸味。

肉松：良质的肉松呈金黄色，有光泽，肌肉纤维清晰疏松，无异味和臭味；次质的肉松呈黄褐色，无光泽，潮湿、黏手，有酸味或臭味。

(3)内脏的感官检验

肠：良质的肠呈乳白色，稍软，略带坚韧，黏液无异味，无脓点和出血点，无伤斑；次质的肠呈淡绿色或灰绿色，组织软化，无韧性，易断裂，有腐败臭味。

胃：良质的胃呈乳白色，黏膜清晰，质地结实，较强韧性，无异臭无血块，无污物；次质的胃呈灰绿色，黏膜模糊，组织松弛，易破，无光泽有臭味。

肝：良质的肝呈棕红色或淡黄色，有光泽，有弹性，组织结实，切面整齐，无异味；次质的肝呈青绿色或灰褐色，无光泽无弹性，组织松软，切面模糊，有腥臭味。

心：良质的心呈淡红色，脂肪乳白色或微红色，组织结实，有弹性，无异味；次质的心呈红褐色或绿色，组织松弛，无弹性有异臭。

肺：良质的肺呈粉红色，有弹性，有光泽，无异臭；次质的肺呈灰绿色，无弹性，无光泽，有异臭。

肾：良质的肾呈浅褐色，有光泽，有弹性，组织结实，无异臭；次质的肾呈灰绿色，无光泽，组织松弛，无弹性，有异臭。

(4)死畜肉的感官检验

牲畜因各种原因死后屠宰的肉品称为死畜肉，包括瘟疫肉、口蹄疫肉和猪丹毒肉。患瘟疫的牲畜肉皮表面布满紫红色的、细小的出血点，尤其在耳根、颈和腹部更为密集且较大；患口蹄疫的牲畜其心脏上会呈现出虎皮状的斑纹；患丹毒的猪肉皮上会呈现紫红色疹块。

健康畜肉的肌肉色泽鲜红，脂肪洁白（牛肉脂肪为黄色），有光泽；肌肉紧实致密，不易撕开，有弹性，手指按压后即可复原；血管中无凝结的血液，胸腹腔内无瘀血；淋巴结大小正常，切面呈鲜灰色或淡黄色。

死畜肉的肌肉色泽暗红或带有血迹，脂肪呈桃红色；肌肉松软，肌纤维易撕开，肌肉弹性差；毛细血管有瘀血，胸腹腔呈暗红色，无光泽；淋巴结肿大。

(5)注水畜肉的感官检验

注水畜肉肌肉色泽浅淡、外观湿润，具有渗水光泽，肌纤维肿胀，切面可见血水渗出；指压后凹陷恢复缓慢，如果是冻肉，有如摸在冰块上的滑溜感；注水后的刀切面，有水顺刀流出，如果是冻肉，肌肉间有冰块残留，且生硬度增加。注水后的畜肉较正常鲜畜肉味淡，煮后肉汤混浊，脂肪滴不匀，缺少香味，有的上浮血沫，有血腥味。用吸水性较好的纸覆盖于切面，纸张很快浸湿且不易点燃出明火者，即为注水猪肉。

① 注水肉的快速检测

违反国家相关食品法律法规的不法经营者，人为利用注射器、皮管、压力泵等器械，对宰前或者宰后的禽（鸡、鸭、鹅）畜（牛、猪、羊、兔），通过禽畜肛门直肠、血管、皮下、口腔食管等部位注射部分水分，从而增加禽肉重量，致使禽畜肉肌肉、胴体等部位的含水量增加，甚至使得含水量达到饱和，这些禽畜统称为注水肉。

注水肉的危害主要有：第一，注入的水分达不到相应卫生标准，导致肉极易被病原微生物污染；第二，注入不洁水后的动物肠道易出现腐败，进而分解出氨、胺、硫化氢等有毒物质，进入动物机体，导致肉的品质和营养价值降低，随后又流入市场最终导致消费者身体健康受损；第三，不法商贩生产和销售注水肉属于违法的行为，严重侵犯了消费者权益，同时，注水肉食用问题很多，如口感差、极易变质，有时会酿成严重的食品安全卫生事件。依据现行国家标准 GB 18394—2020《食品安全国家标准 畜禽肉水分限量》中规定，猪肉水分含量≤76.0%、鸡肉水分含量≤77.0%、羊肉水分含量≤78.0%、牛肉水分含量≤77.0%。

方法原理

正常畜禽肉的含水量在试纸上虹吸展开的距离有着一定的规律。当被检样品超出这一规律的常规值时，可推断出样品的含水量超出限定值。

适用范围

本方法适用于畜禽肉含水限量的现场快速检测。

样品处理

取畜禽肉样品若干。

检测步骤

在被检肉的肌肉（瘦肉）横断面上切一小口，将检测纸片插入约 1cm（最深 1.15cm）深处，将两侧肉体与试纸轻轻靠拢，等待 2min，目视或用尺子测量肉体表面以上部位的试纸吸水高度。

结果判定

吸水高度大于 0.5cm 以上的样品，可初步判定为注水肉，可将样品送实验室按 GB 5009.3—2016《食品安全国家标准 食品中水分的测定》方法进一步测定。

注意事项

a. 切口深度应大于 1cm；市售鸡肉往往外部较湿，肉皮部位不能代表肉体含水程度，肉皮部位不要靠拢纸片。

b. 附带的干燥剂无色后，应更换新的干燥剂，或将干燥剂重新干燥后放回原处。

② 肉及肉制品中瘦肉精的快速检测（瘦肉精三联快速检测）

兽药是指用于预防和治疗畜禽疾病的药物，包括动物保健品和饲料添加剂，其主要用途是防病治病，促进生长，提高生产性能以及改善动物性食品的品质。兽药残留是指用药后蓄积或存留于畜禽机体或产品（如鸡蛋、奶品、肉品等）中的原型药物或其代谢产物，包括与兽药有关的杂质的残留。

兽药中有一类人工合成的、具有同化作用的生长激素能够促进瘦肉生长并抑制肥肉生长，但实现这种功能的物质是一类肾上腺素受体激动药，也称瘦肉精。瘦肉精不是一种特定的物质，而是一类化学合成的苯乙醇胺类物质，可大致分为苯胺型（如克伦特罗、西马特罗、马布特罗等）、苯酚型（如莱克多巴胺、沙丁胺醇等）、苯二酚型（如特布他林、盐酸多巴胺）等三大类。兽药残留主要是由于不合理使用药物治疗疾病和作为饲料添加剂而引起的，滥用兽药的直接后果是导致兽药在动物性食品中残留，进入人体后，影响人类的健康。

克伦特罗是一种典型的瘦肉精,作为一种β肾上腺素受体激动药,在临床上用于治疗支气管哮喘、慢性支气管炎和肺气肿等疾病。因该药可以提高瘦肉率,减少脂肪沉积和促进动物生长,被一些畜牧养殖企业作为养殖促进剂使用。作为饲料添加剂,克伦特罗的用量远超过临床用药剂量的5～10倍,人食用了饲喂克伦特罗作为添加剂的动物所生产的禽畜产品后,残留的克伦特罗可引起食物中毒,通常会出现肌肉震颤、心悸、精神紧张、头疼、肌肉疼痛、晕眩、恶心、呕吐、发热、战栗等症状,严重者可引起死亡,对消费者的健康构成极大危害。目前国家已经明令禁止克伦特罗在动物饲养中使用。

莱克多巴胺是一种人工合成的β肾上腺素受体激动药,可用于治疗充血性心力衰竭、肌肉萎缩,增长肌肉,减少脂肪蓄积。莱克多巴胺正被作为一种新型瘦肉精被一些养猪场使用。对此药物在养殖业的适用范围和安全性世界各国的规定不尽相同。自2011年12月5日起,在中国境内禁止生产和销售莱克多巴胺。

沙丁胺醇为选择性$β_2$肾上腺素受体激动药,在现代猪肉养殖中被用作瘦肉精,来提高生猪的瘦肉产量。2002年始,被列为养殖行业违禁药物,不得在畜禽养殖中添加。

方法原理

本方法采用竞争抑制免疫层析原理。样品中克伦特罗、沙丁胺醇、莱克多巴胺与胶体金标记的特异性抗体相结合,抑制抗体和检测卡中检测线(T线)上抗原的结合,从而会导致检测线颜色深浅的变化。通过检测线与控制线(C线)颜色深浅比较,对样品中克伦特罗、莱克多巴胺、沙丁胺醇进行定性判定。

适用范围

本产品适用于组织样本中盐酸克伦特罗、莱克多巴胺及沙丁胺醇残留快速定性筛查检测。

检测限

盐酸克伦特罗:0.5μg/kg。

莱克多巴胺:0.5μg/kg。

沙丁胺醇:0.5μg/kg。

样品收集

标本必须收集在洁净、干燥且不含任何防腐剂的容器内。若不能及时检测,组织样本应在2～8℃冷藏保存。若需超过48h长期保存,需冷冻于-20℃以下,忌反复冻融。

样品处理

a. 将已去脂肪的动物组织样品用搅碎机捣碎,或用刀剁碎(浆状)。

b. 称取4.0g捣碎的组织样品,装入15mL的离心管中,加入500μL样本提取液,用涡旋仪涡动1min。

c. 放入80℃水浴10min后取出,以不低于4000r/min室温(20～25℃)离心5min,上层相对澄清液为待测液。

检测步骤

a. 使用前将检测条和待检样本溶液恢复至20～40℃。

b. 吸取 200μL 待测样本于微孔中，充分与微孔中试剂混匀后，开始计时。

c. 20～40℃孵育 3min 后，吸取 100μL 混匀液到加样孔中。

d. 液体流动时开始计时，反应时间 5min，根据示意图判定结果。

结果判定

阴性：若检测线（T 线）显色比质控线（C 线）深或者一样深，表示样本中不含待测物或者其浓度低于检测限。

阳性：若检测线（T 线）显色比质控线（C 线）浅或 T 线不显色，表示样本中待测物浓度等于或高于检测限。

无效：若质控线（C 线）不显色，表示存在不正确的操作过程或检测卡已变质失效。在此情况下，应再次仔细阅读说明书，并用新的检测卡重新测试（图 7-2）。

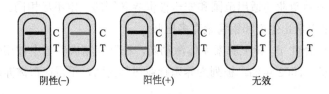

图 7-2 胶体金检测条示意图

注意事项

a. 检测条取出后，请立即盖好试剂桶盖子，以免受潮。

b. 检测条从铝膜袋中取出后，应于 1h 内进行实验，置于空气中时间过长，检测卡会受潮失效。

c. 实验环境应保持一定湿度、避风，避免在过高温度下进行实验。

d. 检测条在常温下保存，谨防受潮。

e. 对于重复检测仍为阳性结果的样品，应送实验室进一步确定。气质联用法是瘦肉精检测的确证方法。

③ 肉制品中亚硝酸盐的快速检测

作为发色剂和防腐剂的亚硝酸盐在食品加工中应用广泛，主要包括亚硝酸钠和亚硝酸钾，是一种白色不透明结晶的化工产品、剧毒物质，成人摄入 0.2～0.5g 即可中毒，3g 即可致死。亚硝酸盐能使人体血红蛋白氧化而失去运输氧的能力，造成慢性、急性中毒，还能与食品中、人体内的仲胺类化合物反应生成具有强致癌性的亚硝胺类化合物。亚硝胺除致癌外，还可经胎盘对胎儿产生致畸和毒性作用。6 个月以内的婴儿对亚硝酸盐特别敏感，食用亚硝酸盐或硝酸盐浓度高的食品引起的高铁血红蛋白症，能导致婴儿缺氧，出现发绀，甚至死亡，因此欧盟规定亚硝酸盐严禁用于婴儿食品。

由于亚硝酸盐对肉制品具有发色和防腐保鲜作用，高浓度的亚硝酸盐不仅可改善肉制品的感观色泽，还可大大缩短肉制品的加工时间，因此在肉制品加工中经常被大量使用。同时，蔬菜和肉类中富含的硝酸盐在腌制、加工或储存不当的情况下，也会在还原酶的作用下转变成有毒的亚硝酸盐。我国对食品中的亚硝酸盐允许的残留量有严格的限量标准，但目前食品中亚硝酸盐超标的现象仍较普遍。

方法原理

样品中抽提分离出的亚硝酸盐在弱酸性溶液中,与对氨基苯磺酸反应,生成重氮化合物。再与盐酸萘乙二胺生成紫红色化合物,其颜色的深浅与亚硝酸盐含量成正比,含量越高颜色越深。根据颜色深浅与标准比色卡对照确定样品中亚硝酸盐含量。

检测范围

检测范围为 0 ～ 200mg/L。

适用范围

本法适用于检测食品中亚硝酸盐含量是否超标。

样品处理

样品匀浆。

检测步骤

a. 液体样品测定:液体样品需澄清,有颜色样品用活性炭脱色。取样品 5mL 加入到比色管中,插入检测试纸条 2s 后取出,与标准色阶卡比较得出亚硝酸盐的含量。

b. 固体或半固体样品测定:粉碎样品,取粉碎的样品 5.0g 于烧杯中,加 50mL 水,浸泡 20min。取上清液 10mL 于比色管中,将试纸条浸入上清液中,5s 后取出与色阶卡比较,所得数值即为样品中亚硝酸盐的含量。

结果判定

a. 吹干试纸后未出现紫色,或只有很浅的紫色,表示样品中无亚硝酸盐。

b. 吹干试纸后在样品液区域出现明显的紫色色斑,表示样品中含有亚硝酸盐,紫色色斑颜色越深表示其亚硝酸盐浓度越高。

注意事项

a. 在生活饮用水中存在微量的亚硝酸盐,不能作为检测用水,可以用市售纯净水代替。

b. 肉类制品由于含有蛋白质,如在检测中干扰颜色判断,应采用过量的饱和硼砂溶液(一般是 1 : 2 的质量比)去除蛋白质。

c. 对阳性样品应重复操作加以确定。

④ 肉丸中硼砂的快速检测

硼砂又名四硼酸钠,早期曾被人们用于乳或乳制品、肉、豆制品中的防腐剂,年糕、油面、烧饼、油条、鱼丸等中多用硼砂作为增加韧性、脆度以及改善食品保水性、保存性的添加物。硼砂能对食品的口感有显著的提高作用,特别是有助于肉制品口感的提升,因而被不少小吃店等肉制品单位添加使用,由于硼砂的防腐力比较低,为了达到效果,添加量往往比较大。近年来还使用硼砂防止虾类的黑变,以保持其色泽美观。但硼砂因为毒性较高,国家明文规定禁止其作为食品添加剂使用。

硼砂影响人体健康,进入体内后经过胃酸作用转变为硼酸,而硼酸在人体内有积存性,连续摄取会在体内蓄积,妨碍消化酶的作用,引起食欲减退、消化不良、抑制营养素吸收、促进脂肪分解,因而体重减轻,其中毒症状为呕吐、腹泻、红斑、循环系统障碍、休克、昏迷等。硼酸防腐力较弱,因而常被多量使用,致死量成人约为 20 g,小孩约 3 g。

方法原理

试剂盒采用样品提取液与 A 检测液反应,其产物再与姜黄试纸加热反应生成红棕色色斑，该色斑再与 B 检测液反应显示为蓝紫色来确定是否添加硼砂。

适用范围

鱼丸、牛肉、牛肉制品、扁食、米粉、油面、扁肉、蒸饺、水饺肉馅、各种粽子等。

样品处理

取样品约 5～10g，剪碎，加 25mL 左右蒸馏水或纯净水，振摇多次，浸泡 10min。

检测步骤

a. 取试纸 1 条，用小吸管吸取浸泡液，加 1 滴至试纸正中间，再加 1 滴检测液 A 在同一位置，适当倾斜试纸，使两者均匀混合。

b. 拿好试纸，用电吹风的低挡风将试纸慢慢吹干（3min 左右）。

c. 试纸出现红棕色色斑，再往色斑上滴加 1 滴检测液 B；若未出现红棕色色斑，不用加检测液 B。

结果判定

a. 吹干试纸后没有出现红棕色色斑，或只有很小的红棕色色斑，表示样品中没有添加硼砂。

b. 吹干试纸后在样品液区域出现明显的红棕色色斑，并在滴加 B 检测液后色斑变成蓝紫色或绿黑色，表示样品中含有硼砂，红棕色色斑颜色越深表示硼砂浓度越高。（吹干试纸后试纸只有边缘有一点或一道红色斑，或只有很小的红棕色色斑，可判断为样品中没有添加硼砂；加有硼砂一般在加液部分显示红棕色比较明显。）

注意事项

a. 试纸应避光保存。

b. 所有试剂应在有效期内使用。

c. 初次使用建议按以下方法作对照实验。

阳性对照：用 1 滴标准品代替样品液加到试纸条上，其他操作步骤与样品检测相同，试纸条加液部分均应出现红棕色。

阴性对照：用 1 滴蒸馏水代替样品液加到试纸条上，其他操作步骤与样品检测相同，试纸条不显色或仅在边沿有少许红边。

⑤ 肉及肉制品中氟苯尼考的 ELISA 检测

兽药的滥用或使用不当、不执行休药期规定、动物饲料的兽药污染、非法使用违禁或淘汰的兽药等行为均可能导致动物性食品中兽药残留超标。长期食用兽药残留超标的食品后，当体内蓄积的药物浓度达到一定量时会使人体发生多种急慢性中毒；动物机体长期反复接触某种抗菌药物后，其体内敏感菌株受到选择性的抑制，从而产生耐药菌株；许多兽药还有致癌、致畸、致突变等危害。在动物源食品中较容易引起兽药残留量超标的兽药主要有抗生素类、磺胺类、呋喃类、抗寄生虫类和激素类药物。

氟苯尼考，又称为氟甲砜霉素，是人工合成的甲砜霉素的单氟衍生物，为兽医专用氯霉素类的广谱抗菌药。动物专用抗菌药，用于敏感细菌所致的猪、鸡及鱼的细菌性疾病，尤其对呼吸系统感染和肠道感染疗效显著。氟苯尼考自研究成功以后立即得到广泛应用，在我国被列入国家二类新兽药，被广泛应用于各类家禽、家畜、水产养殖业及蜂产品的各种传染性疾病的治疗。临床上泛用、乱用造成了诸多不良的后果，如中毒、免疫抑制等。

因此，联合国食品法典委员会（CAC）和许多国家规定食品中氟苯尼考的残留量不得超过 0.1ppm（1ppm=1mg/L）。原农业部第 235 号公告《动物性食品中兽药最高残留限量》规定，氟苯尼考作为广谱抗菌药物，可用于猪、牛、羊、禽、鱼等禽畜，但特别规定"家禽（产蛋禁用）"，从检验角度，鸡肉、皮、脂、肝、肾中允许检出，但鸡蛋中不得检出。美国相关法规标准规定，氟苯尼考可用于猪、牛、鱼；欧盟则只允许用于鱼类。动物性食品中氟苯尼考及氟苯尼考胺残留量测定的食品安全国家标准为 GB 31658.5—2021，检测方法为液相色谱-串联质谱法，本实验采用 ELISA 试剂盒法进行快速检测。

方法原理

本实验采用间接竞争一步法。在酶标板中同时加入标准品（或样本）、酶标二抗及氟苯尼考抗体，酶标板上包被的抗原与加入的标准品（或样本）中的抗原竞争结合加入的氟苯尼考抗体，同时酶标二抗与氟苯尼考抗体结合。用 TMB 底物显色，样本吸光值与其残留物中氟苯尼考浓度呈负相关，与标准曲线比较再乘以其对应的稀释倍数，即可得出样本中氟苯尼考的含量。

适用范围

氟苯尼考检测试剂盒可定性、定量检测动物组织（肌肉、肝脏等）、尿液、血清、肠衣、牛奶、奶粉、蜂蜜及蛋类等样本中氟苯尼考的残留量。

技术指标

a. 试剂盒灵敏度：0.15ppb（1ppb=1ng/mL）。

b. 反应模式：25℃、15～30min。

c. 样本检测下限：组织、肝脏、蜂蜜、牛奶为 0.075ppb；鸡蛋为 0.075ppb；饲料、奶粉为 0.15ppb。

d. 交叉反应率：氟苯尼考为 100%；甲砜霉素小于 0.1%；氟甲砜霉素小于 0.1%。

e. 样本回收率：组织、肝脏为 85%±20%；蜂蜜、肠衣为 85%±25%；牛奶、饲料为 75%±25%；鸡蛋为 85%±20%。

样品处理

称取 2g 剪碎的猪肉，加 5mL 复溶液，用匀浆器进行组织匀浆；制备好的组织匀浆 4000r/min，离心 10min，取 50μL 上清液用于检测。其他各种试剂移至室温（20～25℃）平衡至少 30min。

检测步骤

a. 每孔加标准品/样品 50μL，然后加入酶结合物 50μL 和抗体 50μL，用板贴封板，轻轻震荡 30s，混匀，25℃反应 30min。

b. 取出微孔板，甩干孔内液体，用稀释好的洗液工作液洗板 4 次。每次浸泡 30s，250μL/每孔，在吸水纸上拍干。

c. 显色：每孔加入底物溶液 90μL，轻轻震荡，25℃避光显色 15min。

d. 依序每孔加终止液 50μL，终止反应（此时蓝色立转黄色）。终止液的加入顺序应尽量与底物液的加入顺序相同。为了保证实验结果的准确性，底物反应时间到后应尽快加入终止液。

e. 用酶标仪在 450nm 波长依序测量各孔的光密度值（OD 值）。加终止液后 5min 以内进行检测（建议用双波长 450/630nm 检测，5min 内读完数据）。

结果判定

粗略判定，用样本的平均吸光度值与标准值比较即可得出其浓度范围（ppb）。假设样本 1 的吸光值为 0.3，样本 2 的吸光值为 1.0，标准液吸光度值分别是：0ppb 为 2.243；0.1ppb 为 1.816；0.3ppb 为 1.415；0.9ppb 为 0.74；2.7ppb 为 0.313；8.1ppb 为 0.155。则样本 1 的浓度范围是 2.7～8.1ppb；样本 2 的浓度范围是 0.3～0.9ppb，乘以其对应的稀释倍数即为样本中氟苯尼考试剂浓度。

注意事项

a. 室温低于 20℃或试剂及样本没有回到室温（20～25℃），会导致所有标准的 OD 值偏低。

b. 在洗板过程中如果出现板孔干燥的情况，则会出现标准曲线不成线性，重复性不好的现象。所以洗板拍干后应立即进行下一步操作。

c. 每加一种试剂前需将其摇匀。

d. 反应终止液为 2mol/L 硫酸，避免接触皮肤。

e. 不要使用过了有效日期的试剂盒，也不要使用过了有效期的试剂盒中的任何试剂；掺杂使用过了有效期的试剂盒会导致灵敏度降低；不要交换使用不同批号试剂盒中的试剂。

f. 储存条件保存试剂盒于 2～8℃，切勿冷冻，将不用的酶标板、微孔板放进锡箔袋重新密封。标准物质和无色的发色剂对光敏感，因此要避免直接暴露在光线下。

g. 显色液若有任何颜色表明变质，应当弃之。0 标准的吸光度（450/630nm）值小于 0.5（A_{450nm}<0.5）时，表示试剂可能变质。

h. 在加入底物液 A 液和底物液 B 液后，一般显色时间为 15min。若颜色较浅，可延长反应时间到 20min，但不得超过 20min。反之，则减短反应时间。

i. 浓缩洗涤液如有结晶属正常现象，请加热溶解后使用。

j. 该试剂盒最佳反应温度为 25℃，温度过高或过低将导致检测吸光度值和灵敏度发生变化。

7.3.3.6 水产品的采购验收要点

水产品包括供人们食用的鱼类、甲壳类、贝类和藻类等淡、海水产品及其加工制品。动物性水产制品是以鲜、冻动物性水产品为主要原料，添加或不添加辅料，经相应工艺加工制成的水产制品，包括即食动物性水产制品、预制动物性水产制品以及其他动物性水产制品。由于环境以及生产经营过程的污染等诸多因素，水产食品安全问题日益突出。

水产品应符合的食品安全国家标准包括《食品安全国家标准 鲜、冻动物性水产品》（GB 2733—2015）、《食品安全国家标准 动物性水产制品》（GB 10136—2015）、《食品安全国家标准 食品中兽药最大残留限量》（GB 31650—2019）、《食品安全国家标准 水产调味品》（GB 10133—2014）、《食品安全国家标准 食品中污染物限量》（GB 2762—2022）、《食品安全国家标准 食品添加剂使用标准》（GB 2760—2014）等。

鲜、冻动物性水产品主要理化指标包括挥发性盐基氮、组胺、铅、无机砷、甲基汞、镉、多氯联苯，动物性水产品干制品及其他制品理化指标包括无机砷（贝类及虾蟹类）、铅（鱼类）、酸价、过氧化值。微生物指标包括菌落总数、大肠菌群、致病菌（沙门氏菌、金黄色葡萄球菌、志贺氏菌、副溶血性弧菌）。即食生制动物性水产制品还需注意寄生虫指标，如吸虫囊蚴、线虫幼虫等均不得检出。

索证应重点核查产品检验报告中上述指标的检验报告。

水产品的感官检验方法主要是通过外观、色泽、气味和滋味等判断水产品的死活与鲜度：首先，观察其生命活力；其次，看外观形体的完整性，注意有无伤痕、鳞片脱落、骨肉分离等现象；再次，观察体表洁净程度，有无污秽物及杂质等，触摸质地是否紧实而有弹性，不应黏滑或过于软烂；最后，观其色泽，颜色是否正常，嗅其气味是否新鲜，有无异味或腥味过重。

以下列举了几类常见水产品的感官检验：

（1）鱼的感官检验

新鲜的鱼表面有光泽，有清洁透明的黏液，鳞片完整不易脱落，具有海水鱼或淡水鱼固有的气味；眼球饱满、凸出，角膜透明；鱼鳃鲜红，清晰；腹部坚实，无胀气、破裂现象，肛孔白色凹陷；肉质坚实有弹性，骨肉不分离。

次鲜的鱼表面光泽较差，有浑浊黏液，鳞片较易脱落，稍有异味；眼球平坦或稍陷，角膜稍浑浊；鱼鳃色淡红、暗红或紫红，有黏液；腹部发软，但膨胀不明显，肛孔稍凸出；肉质稍软，弹性较差。

变质的鱼表面暗淡无光，有污秽黏液，鳞片脱落不全，有腐败臭味；眼球凹陷，角膜混浊；鱼鳃呈灰褐色，有污秽黏液；腹部松软、膨胀，肛孔凸出，有时破裂流出内脏；肉质软而松弛，弹性差，指压时形成凹陷不恢复，骨肉分离。

（2）虾的感官检验

新鲜的虾头胸节与腹节连接紧密；体表色泽呈青白色或青绿色，外壳清晰透明；虾体表手摸有干燥感，有伸曲能力。活虾还表现出活跃的行为，能快速移动等。

次鲜的虾头胸节与腹节连接松弛；体表色泽泛红，透明度较差，虾体表手摸有滑腻感，无伸曲能力。

（3）蟹的感官检验

新鲜的蟹其蟹壳完整无损，通常呈现出有光泽的蓝绿色或褐色，且颜色均匀。肢与体连接紧密，提起蟹体时蟹脚和蟹钳紧实有力，不松弛下垂，没有胃印，蟹黄呈凝固状态，腮色洁净，腮丝清晰。蟹肉是白色或微带透明，肉质紧实。活蟹应表现出活跃的行动能力，能够快速移动和夹击。

次鲜的蟹其蟹壳软塌，肢与体连接松弛，提起蟹体时蟹脚和蟹钳松弛下垂，蟹的眼睛模糊或者凹陷，有胃印，蟹黄呈半流动状态，腮色不洁、腮丝粘连。蟹肉呈现黄色、灰色或其他异常颜色。

（4）泥螺与淡水贝类的感官检验

新鲜的泥螺壳体应完整且颜色自然，没有明显的破损或变色，壳体坚硬；有淡淡的海水味，无腥臭或其他不良异味；肉质紧实，颜色正常，无异色或异物。

淡水贝类，如蛤蜊、扇贝等，贝壳应闭合或者在轻敲时能够闭合，表面无裂痕或损伤；壳体坚硬，内部肉质饱满；有淡淡的海水气息，无腥臭或其他不良异味；肉质紧实有弹性，颜色正常，无异味。

（5）动物性水产干制品的感官检验

动物性水产干制品包括鱼类干制品、虾类干制品、贝类干制品以及其他种类如梅花参、刺参、乌参等。对于这些水产干制品的感官检验，主要依据的是产品的外观、色泽、气味和质地。通常，优质的水产干制品在外观上应表现出自然的色泽，没有明显的变色或斑点；在气味上应该无异味，带有淡淡的海水气息；在触感上应具有相应的硬度和弹性，不应出现软塌或过于硬实的情况；无异物附着，如沙子或其他杂质。

① 水发水产品中甲醛的快速检测

甲醛是一种无色气体，具有强烈的刺激性气味，易溶于水，常作为防腐剂、漂白剂和消毒剂在工业生产中使用。然而，甲醛对人体有害，长期摄入低剂量的甲醛可能导致呼吸道刺激、皮肤过敏。在水发水产品的加工过程中，一些不法商贩可能使用含有甲醛的溶液来浸泡这些产品，以延长其保质期、增加重量或改善外观。这种做法不仅违法，而且对消费者的健康构成了严重威胁。残留在食品中的甲醛可严重危害人类的健康，过量摄取可引起恶心、气喘和肺水肿，长期接触可引发慢性呼吸道疾病、肝功能异常、染色体异常、儿童体质下降，严重的甚至可导致死亡。

为了保护消费者的利益，各国食品安全监管机构制定了严格的标准和检测方法来限制食品中甲醛的含量。在中国，水发水产品中的甲醛属于非法添加物，不在 GB 2760—2014《食品安全国家标准 食品添加剂使用标准》的范畴，甲醛不得在食品中使用。以下采用化学比色的方法对水发水产品中的甲醛进行快速检测。

方法原理

根据甲醛在碱性介质中与显色剂缩合，然后生成紫红色络合物，且络合物颜色深浅与甲醛的含量呈线性关系，通过比较颜色深浅可以对甲醛的浓度进行半定量。

适用范围

本法适用于水发水产品及其浸泡液中甲醛的快速定性测定，包括银鱼、鱿鱼、牛肚、竹笋等水发产品。检出范围：0～50mg/L。

样品处理

将水发水产品的浸泡液或水产品上残存的浸泡液滴加到检测管中反应。有色样品液体，可取同等量的液体做对照液观察；深色液体可以用活性炭脱色后进行实验。

检测步骤

取样品溶液 10mL，加入甲醛检测液 A 液 3～4 滴，摇匀。再加入检测液 B 液 3～4 滴，摇匀。放置 1min 后比色，即为样品中甲醛含量。

结果判定

a. 吹干试纸后未出现紫色，或只有很小的紫色，表示样品中无甲醛。

b. 吹干试纸后在样品液区域出现明显的紫色色斑，表示样品中含有甲醛，紫色色斑颜色越深表示其甲醛浓度越高。

注意事项

a. 甲醛含量低的样品会褪色，高含量的样品不褪色或者褪色很慢。

b. 如果样品颜色过深，应进行稀释后再检测。检测结果乘以稀释倍数即为样品中甲醛含量。

c. 试剂 B 为强腐蚀性溶液，勿沾染皮肤，如果误入眼中，请立即用大量清水冲洗。

d. 对于甲醛含量的具体数值需要通过更精确的定量分析方法来确定，如高效液相色谱法。

② 水发水产品中工业碱的快速检测（试纸法）

工业火碱，即氢氧化钠，是一种强腐蚀性的强碱。它易溶于水，溶解时释放大量热能。其水溶液具有涩味和滑腻感，被广泛应用于肥皂、石油、造纸等众多领域。与食用碱不同，氢氧化钠是剧毒化学品，对人体有严重危害，误食极小量便可致命。在水发食品加工中，非法使用氢氧化钠可使产品体积膨胀，外观饱满，增加收益，但其对人体消化系统有强烈腐蚀作用，常见于海参、鱿鱼等干水产品及豆腐制品中。

方法原理

氢氧化钠和氢氧化钾等工业碱为强碱性物质，会破坏细胞的通透性和改变细胞内外的水分平衡，通常细胞内的水分较少，通过浸泡工业碱的水产品蛋白质变性加大细胞间隙，细胞自动吸收大量水分，从而使产品急剧膨胀，有的可以使水发产品体积膨胀 2~3 倍，重量也增加 2 倍多，甚至颜色显得更新鲜。

定性快速检测原理：pH 试纸在酸碱条件下显色不同，适用于检测水发水产品的 pH 值是否 ≥ 8。

适用范围

本法适用于干制品水发产品的水产品（包括水发海参、水发墨鱼等）、浸泡销售的解冻的水产品（解冻虾仁、解冻银鱼等），以及浸泡销售的鲜水产品（鲜墨鱼仔、鲜小鱿鱼等）和其他类似水产品等。

样品处理

取适量的样品于样品杯中，用蒸馏水或纯净水浸泡 5～10min 得均匀的待检测液，水发产品直接取浸泡液或淋洗液即可。

检测步骤

1mL 待检测液于小离心管中，截取 1/2 条试纸浸入检测液中。

结果判定

如果试纸变成蓝色，可以认为样品浸泡过碱，为不合格产品。

注意事项

a. 试剂保质期为 1 年。

b. 纯净水或蒸馏水作为稀释液。

c. 试纸必须放在干燥阴暗的地方，避免与酸碱性气体及其他物质接触，否则会影响测定的结果。

③ 水产品中孔雀石绿的快速检测（胶体金法）

孔雀石绿是一种带有金属光泽的绿色结晶体，又名碱性绿、孔雀绿。孔雀石绿是一种工业染料，因其具有杀菌和杀虫效果，在水产养殖中曾被广泛应用。然而，由于其具有潜在的致癌、致畸、致突变作用，农业农村部门自 2002 年起就明确禁止在所有食用动物中使用孔雀石绿。

方法原理

本产品应用竞争抑制胶体金免疫层析的原理制成，用于检测鱼虾组织、水样等样品中的孔雀石绿。样品中的孔雀石绿和隐色孔雀石绿经过有机试剂提取和吸附剂净化后，加入氧化剂将隐色孔雀石绿氧化成孔雀石绿。随后，孔雀石绿与胶体金标记的特异性抗体结合，抑制抗体和检测卡中检测线上抗原的结合，导致检测线颜色变化，从而判断样品中是否含有孔雀石绿。

适用范围

本试剂盒适用于鱼、虾、蟹等水产品中孔雀石绿及隐色孔雀石绿的检测。

样本检测下限

孔雀石绿（显性）1ppb；孔雀石绿（隐性）2ppb。

样本前处理

水样：取 60μL 待检水样品与 60μL 复溶液混匀，备用。

鱼虾组织（虾要去头去壳，鱼要去鳞），按如下操作进行：

a. 取（3±0.1）g 去脂肪均质组织样本于 15mL 离心管中。

b. 加入提取剂 1 溶液 4mL、乙腈 4mL，将瓶塞盖紧密封，剧烈振荡 3min。

c. 再加入 1 瓶提取剂 2，盖上盖子后剧烈振荡 3min，室温下 4000r/min 离心 5min。

d. 移取 1.2～1.5mL 上清液（切记不要吸取到中间层）于玻璃试管中，加入 100μL 氧化剂，混匀后在 50～60℃条件下用氮气（或空气）吹干（若管底剩余少于 100μL 吹不干液体为正常现象，可直接加复溶液，不影响检测结果）。

e. 加 300μL 复溶液到玻璃试管中，溶解残渣，振荡混匀，备用。

检测步骤

a. 撕开检测卡铝箔包装袋，取出试剂板，放于平整、洁净的台面上。

b. 取已准备好的待测样本溶液 120μL 加入到金标微孔中，等待反应 2min 后，用滴管吹打至完全溶解孔内紫红色物质，再等待 2min，吸取孔内所有溶液滴加到加样孔中，加样后开始计时。

c. 于室温下放置 5～8min 判断结果，30min 后结果判读无效。

结果判定（图 7-3）

阴性：在检测窗内，对照线（C）出现紫红色线，若检测线（T）显色与对照线一致或更深，表明样本中孔雀石绿残留浓度低于 2ppb 或无孔雀石绿残留。

阳性：在检测窗内，对照线（C）出现紫红色线，若检测线（T）不显色或比对照线色浅（5min 后，T 线呈现绿色的可判定为阳性），表明样本中孔雀石绿残留浓度高于 2ppb。

无效：在检测窗内，对照线（C）不出现紫红色线，或对照线（C）和检测线（T）均不出现紫红色线。

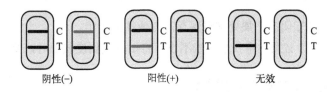

图 7-3　胶体金检测卡示意图

注意事项

a. 过期或铝箔袋破损的产品，均不可使用。

b. 检测卡从冰箱中取出时应恢复到室温后打开，打开的检测卡应尽快使用以免受潮后失效。

c. 不要触摸检测卡中央的白色膜面。

d. 取液滴管不可混用，以免交叉污染。

e. 待检样品溶液须清亮、无混浊颗粒、无细菌污染，否则容易导致阻塞、显色不明显等异常现象，从而影响实验结果的判定。

f. 实验器具必须洁净并使用一次性吸头，以避免污染干扰实验结果。

④ 水产品中组胺的快速检测（试剂盒法）

组胺是生物体内组氨酸在组氨酸脱羧酶的作用下形成的。在新鲜的水产品中，组胺含量通常较低。然而，当水产品储存不当或变质时，微生物的生长和繁殖会加速组氨酸的脱羧反应，导致组胺含量增加。组胺具有毒性，能够引起一系列过敏反应，如脸红、头痛、皮疹、恶心、呕吐等，严重时可能导致血压下降、休克甚至危及生命。此外，组胺还可能与其他物质结合生成亚硝酸盐，进一步增加危害健康的风险。为了防止组胺中毒，许多国家和地区都制订了水产品中组胺含量的标准，并要求采取适当的保存和处理方法来控制组胺的产生。

方法原理

样品中的组胺经过提取和净化后，与偶氮试剂发生反应，生成橙色化合物。这种橙色化合物的颜色深浅在一定范围内与组胺含量成正比关系。通过与标准色阶卡进行比较，可以对样品中的组胺含量进行定性判定。

适用范围

本法适用于海产鱼类、淡水鱼类及其制品中组胺的定性检测。

检测步骤

a. 样品处理：取剪碎的样品约 1g 于提取剂瓶中，加入 2mL 提取剂，振荡提取 5min，静置 5min。

b. 样品检测：取提取瓶中的上清液 0.5mL 于 5mL 离心管中，滴加 5 滴检测试剂 A，振荡混匀后静置 2min，再加入 3 滴检测试剂 B，振摇 5 秒，静置分层，观察液体颜色。

结果判定

若上层液体显红色证明样品中含有组胺，并将离心管中上层液体颜色与色阶卡比较，相近颜色对应的含量即为样品中组胺的含量。

注意事项

a. 试剂在 4～30℃阴凉干燥处常温保存，有效期为 1 年。

b. 在使用试剂时，必须注意安全，若不小心将试剂溅到皮肤上时，要立即用清水冲洗。

7.3.3.7 蛋及蛋制品的采购验收要点

蛋及蛋制品是消费量比较大的餐饮原料，尤其是鲜蛋应用最为广泛。蛋制品是指以鲜蛋为原料、添加或不添辅料，经相应工艺加工制成的，包括液蛋制品、干蛋制品、冰蛋制品及再制蛋。

蛋及蛋制品应符合的食品安全国家标准有《食品安全国家标准 蛋与蛋制品》（GB 2749—2015）、《食品安全国家标准 食品中污染物限量》（GB 2762—2022）、《食品安全国家标准 食品中农药最大残留限量》（GB 2763—2021）、《食品安全国家标准 食品中兽药最大残留限量》（GB 31650—2019）、《食品安全国家标准 食品添加剂使用标准》（GB 2760—2014）等。主要微生物指标包括菌落总数、大肠菌群、致病菌（沙门氏菌）。

鲜蛋的感官检验主要通过眼看、手摸等方法，也可以用灯光透视。打破鲜蛋，观察其内容物颜色、稠度、性状，有无血液，胚胎是否发育，是否有异物和臭味等。

眼看：新鲜蛋的蛋壳应完整，颜色正常，略有一点粗糙，蛋壳上有一层霜状物。如果蛋壳颜色变灰变黑，说明蛋内容物已腐败变质。如果蛋壳表面光滑，说明该蛋已孵化过一段时间。

手摸：用手摸蛋的表面、试重量、试重心。如果蛋壳手摸光滑，则一般为孵化蛋；蛋放在手中掂量其重量，若较轻则说明蛋因存放过久而水分蒸发为陈蛋，较重则表明蛋为熟蛋或水泡蛋。把蛋放在手心翻转几次，若始终为一面朝下，则为贴壳蛋。

打开：将鲜蛋的蛋壳打破，将其内容物置于平皿上，观察蛋黄和蛋清的颜色、稠度、性状、有无血液，胚胎是否发育，有无异味等。鲜蛋的蛋清与蛋黄色泽分明，无异常颜色。蛋黄呈圆形凸起而完整，蛋清浓厚，系带粗白有韧性，紧贴蛋黄两端。

灯光透视法是于暗室里将蛋放在照蛋器上的光线小孔处，利用蛋对光线有半透过性，把蛋上下左右前后轻轻转动，观察蛋壳是否有裂缝、气室的大小、蛋的透明度、蛋黄移动的影子和其他异常现象的发生。鲜蛋的气室直径小于 11 mm，整个蛋呈微红色，蛋黄略见阴影或无阴影，且位于中央，不移动，蛋壳无裂纹。

在采购和验收蛋及蛋制品时，除了对其进行感官检验外还要特别注意保质期及包装检查，确保所购买的蛋制品在保质期内，避免购买过期产品；对于预包装的蛋及蛋制品，要检查包装是否完好无损,密封性能是否良好。此外,还要查看包装上的生产日期、保质期、生产厂家等信息,确保产品来源可靠。

(1)鸡蛋新鲜度的快速检测(相对密度测试法)

方法原理

新鲜鸡蛋的平均比重为1.0845,保存时间越长,蛋内水分蒸发越多,致使蛋内气室增大,相对密度降低。鸡蛋存放时间越长,新鲜度越低,微生物污染和繁殖率越高。

适用范围

本法适用于鸡蛋、鸭蛋等蛋品新鲜度鉴定。

样品处理

取鸡蛋样品若干。

检测步骤

① 配制3种不同密度的盐水:11%食盐溶液,密度为1.080g/mL;10%食盐溶液,密度为1.073g/mL;8%食盐溶液,密度为1.060g/mL。

② 把鸡蛋投入10%食盐溶液,再把鸡蛋移入11%和8%食盐溶液中,观察其沉浮情况。

结果判定

在10%食盐液中下沉的蛋,为新鲜蛋;当移入11%食盐液中仍下沉的蛋,为最新鲜的蛋,在10%和11%食盐溶液中都悬浮不下沉的蛋,而在8%食盐液中下沉的蛋,表明该蛋介于新陈之间,尚可食用;如在上述3种食盐液中均悬浮不沉,表明为腐败变质的蛋,不可食用。

注意事项

过检测的蛋不宜久藏。

(2)变质蛋的快速检测

方法原理

变质蛋在外观上有许多异常,通过视觉检测,可甄别异常。

适用范围

本法适用于鸡蛋、鸭蛋等蛋品鉴定。

样品处理

取鸡蛋样品若干。

检测步骤

不同质量的鸡蛋的判定与处理(进行光照测试前先用厚纸卷成一个长15cm,一端略细的纸筒,将蛋放在粗端对着阳光检测)方法如下:

① 良质鲜蛋蛋壳上有白霜,完整清洁,光照透视气室小,看不见蛋黄或呈红色阴影无斑点。

② 血圈蛋(受精蛋)由于受热开始生长,光照透视气血管形成,蛋黄呈现小血环。血

圈蛋应在短期内及时食用。

③ 霉变蛋轻者壳下膜可有小霉点，蛋白和蛋黄正常；严重者可见大块霉斑，蛋膜及蛋液内有霉点或斑，并有霉味，霉变蛋不能食用。

④ 黑腐蛋蛋壳多呈灰绿色或暗黄色，有恶臭味。黑腐蛋不能食用。

结果判定

参照检测步骤。

注意事项

变质蛋不能食用。

7.3.3.8 食用油脂的采购验收要点

食用油脂是指用于食品加工和烹饪的油脂产品，分为动物油脂和植物油两大类。食用油脂是日常饮食中不可或缺的成分，它们不仅为食物提供独特的风味和口感，还携带着人体必需的脂肪酸和脂溶性维生素。食用油脂的来源广泛，包括猪脂、牛羊脂等动物脂肪，以及豆油、菜籽油、花生油等植物油。这些油脂在物理性状、稳定性和营养价值上各有特点。

食用油脂应遵循的食品安全国家标准包括《食品安全国家标准 植物油》（GB 2716—2018）、《食品安全国家标准 食用动物油脂》（GB 10146—2015）、《食品安全国家标准 食品添加剂使用标准》（GB 2760—2014）、GB 14880《食品安全国家标准 食品营养强化剂使用标准》（GB 14880—2012）以及《食品安全国家标准 预包装食品标签通则》（GB 7718—2011）等。

植物油的主要理化指标包括酸价、过氧化值、极性组分和溶剂残留，真菌毒素及污染物指标还包括黄曲霉毒素 B_1 及苯并[a]芘的残留限量等；动物油脂的理化指标除酸价与过氧化值之外，还包含丙二醛。

索证查验时重点核查油脂的包装完好、外观气味、生产日期及保质期、成分和营养标签，同时注意油脂的储存条件。

以下为植物油与动物油脂的感官检验方法：

（1）植物油的感官检验

植物油的感官检验主要从色泽、滋味、气味及状态等方面进行评价。正常植物油的色泽一般为黄色，但颜色有浅有深，花生油为淡黄色至棕黄色，大豆油为黄色至橙黄色，菜籽油为黄色至棕色，精炼棉籽油为棕红色或红褐色，玉米油为淡黄色，葵花籽油为浅黄色。冷榨油无味，热榨油有各自的特殊气味，如花生油有花生香味，芝麻油有芝麻香味，油料发霉、炒焦后制成的油，带有霉味、焦味，所以优质油脂应无焦臭味、霉味、哈喇味。浸出油脂若带有汽油味，不得销售和食用。取油样滴在舌尖上以辨别油的滋味，正常植物油不带任何异味，无苦、辣、刺激味。发霉油料制成的油带苦味，酸败油脂带有酸、苦、辣味。正常油脂是透明状的液体，无沉淀，不混浊。透明度越高油脂质量越好。

（2）动物油脂的感官检验

正常的动物油脂呈白色或略带黄色、无霉斑，具有特有的气味、滋味，无酸败及其他异味，油脂质地均匀，没有分层或沉淀物。在室温下，动物油脂应常为固态或半固态。

① 食用油酸价、过氧化值的快速检测

油脂品质好坏的重要指标是酸价和过氧化值。酸价和过氧化值高，会导致不饱和脂肪酸、脂溶性维生素被氧化破坏，油脂就开始酸败变质，油脂迅速"变味"，出现被称为哈喇味的酸涩异味。酸败后的油脂会产生大量自由基，不但对人体健康造成不良影响，如对机体重要的酶系统有明显破坏作用，可导致肝脏肿大、生长发育障碍和加速衰老等，还会引起食物中毒和产生致癌物危害人类生命。

以下采用食用油酸败速测卡对食用油的酸价和过氧化值进行快速测定。

方法原理

利用食用油酸败所产生的游离脂肪酸与试纸上的药剂发生显色反应，试纸的颜色变化反映出食用油样品酸败的程度。

利用食用油氧化所生产的过氧化物与试纸上的药剂发生显色反应，试纸的颜色变化反映出食用油样品被氧化的程度。

适用范围

本法适用于常温下为液态的食用油中的酸价和过氧化值的快速检测。

检测范围

酸价：0～5.0（KOH）mg/g；过氧化值：0～0.60g/100g。

样品处理

原样处理。

检测步骤

a. 用清洁、干燥容器取油样约5mL，并使油样温度调整至（25±5）℃后再测试。

b. 过氧化值试纸：将试纸的反应膜浸入油样中并开始计时，试纸浸入油样中5秒后取出，从试纸侧面将多余的油样用吸水纸吸掉，将试纸反应膜的一面朝上平放，反应10min。

c. 酸价试纸：用小滴管吸取待测油样滴2滴于试纸的反应膜处，反应10s，吸掉多余油样。

d. 当计时到达比色表标定的比色时间，将试纸测试部分的颜色与比色表上的色块进行比较，判定检测结果，颜色相同或相近的色块下的数值即本样品的检测值，如试纸的颜色在两色块之间，则取两者的中间值。

结果判定

试纸颜色与色卡相同或相近时，以色卡标示值报告结果。颜色相同色块下的标记数值即为样品的检测值，如试纸颜色在两色块之间，则取两者的中间值。

GB 2716—2018《国家食品安全标准 植物油》中规定食用植物油（包括调和油）中酸价（KOH mg/g）≤3，过氧化值（g/100g）≤0.25；煎炸过程中的食用植物油酸价（KOH mg/g）≤5。

注意事项

a. 从密封包装中取出的试纸条应在 10min 内使用,开封后的试纸条应在 1 个月内使用完。

b. 酸价纸片上如带有红色痕迹、过氧化值纸片上如带有灰色痕迹,说明该纸片已被污染或失效。

c. 注意掌握环境温度与反应时间,以便得到正确结果。

② 芝麻油纯度的快速检测(感官检验)

颜色检验:小磨香油的颜色红中带黄,机榨香油比小磨香油颜色浅淡。香油中加入菜籽油后颜色呈深黄色,加入棉籽油后颜色呈黑黄色。还可将少许待测油样倒入试管中,用力摇动,如不起泡,或只有少量的泡沫,且迅速消失,说明待测油样为纯正芝麻油;如泡沫多且消失得慢,可能是掺有花生油;如泡沫是黄色,且不易消失,用手掌心擦一擦除有香油味外尚有一股豆腥味,说明掺进了豆油。另外,用筷子蘸 1 滴香油,滴到平静的水面上,纯香油会出现无色透明的薄薄大油花,掺假产品则会出现较厚较小的油花。

气味检验:纯香油具有芝麻酚的香味,且香味醇厚浓郁。如掺入别的油,醇香味差,并带有其他油的气味。

透明度检验:香油在阳光下透明,如掺入 1.5% 的水,在光照下即呈不透明液态,掺入 3.5% 的水,油会分层并易沉淀变质。

③ 食用油中黄曲霉毒素的快速检测

黄曲霉毒素是由生长在食物及饲料中的黄曲霉菌、曲霉菌等代谢产生的一组化学结构类似的真菌毒素。目前已分离鉴定出 17 种,主要是黄曲霉毒素 B_1、黄曲霉毒素 B_2、黄曲霉毒素 G_1、黄曲霉毒素 G_2,以及由黄曲霉毒素 B_1 和黄曲霉毒素 B_2 在体内经过羟化而衍生成的代谢产物黄曲霉毒素 M_1 和黄曲霉毒素 M_2 等。在天然污染的食品中以黄曲霉毒素 B_1 最多见,毒性最强,已被世界卫生组织(WHO)划定为一类致癌物;食用油中黄曲霉毒素 B_1 含量超标,源自花生、玉米等油作物霉变,其在种植、运输及储存过程中因天气湿热发霉,造成黄曲霉、寄生曲霉等生长繁殖。本产品利用免疫层析技术原理来定性检测食用油中的黄曲霉毒素 B_1 残留,具有操作简单、检测时间短、可通过肉眼直接判读结果的特点,适用于各类企业、检测机构的现场快速检测。

方法原理

本方法采用竞争抑制免疫层析原理。油脂样品中的黄曲霉毒素 B_1 经提取后与胶体金标记的特异性抗体相结合,抑制抗体与试纸条或检测卡中检测线(T 线)上抗原的结合,从而导致检测线颜色深浅的变化。通过检测线与控制线(C 线)颜色深浅比较,对样品中黄曲霉毒素 B_1 进行定性判定。

适用范围

本法适用于玉米、大米、糙米、小麦、植物油、豆瓣酱等样本中黄曲霉毒素的检测。

检出限

检出限为 5μg/kg。

样品处理

a. 取 1g 样品,加入 2mL 样品抽提液,充分搅拌混合至少 5min,静置 10min。

b. 静置后轻轻吸取上清液 200 μL，加入样品稀释液管，混合后用于测定。必要时可用滤纸过滤上清液，取滤过的样品进行测定。

检验步骤

a. 试卡袋中取出所需试卡，在卡上做好标注。向样品槽中缓慢加入 100μL 处理后的样品。

b. 观察 5min 后测定结果，并与标准黄曲霉毒素的结果或标准比色卡对比，估算黄曲霉毒素浓度。

结果判定（图 7-4）

阴性（-）：T 线显色比 C 线深或一样深，均表示样品中黄曲霉毒素 B_1 浓度低于检出限。

阳性（+）：T 线显色比 C 线明显变浅或 T 线不显色，表示样品中黄曲霉毒素 B_1 浓度等于或高于检出限。

无效：未出现 C 线，表明操作过程不正确或试纸卡已失效。在此情况下，应再次仔细阅读说明书，并用新的试纸卡重新测试。

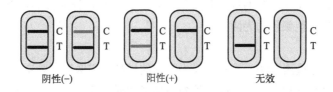

图 7-4　胶体金检测卡示意图

注意事项

a. 仅用于体外诊断，必须在有效期内使用，当包装袋被打开后，应立刻使用，检测前将检测卡和待检样品恢复至室温。

b. 标本处理过程中应戴手套，并防止形成气溶胶。

c. 尽量不要触摸试纸卡中央的白色膜面，检测时避免阳光直射。

d. 本检测卡为一次性产品，请勿重复使用。

e. 提取瓶内液体不可食用，避免儿童接触。

f. 本产品检测结果仅供参考，如需确证，请参照国家相关标准方法。

④ 劣质油（地沟油）检测管

广义的地沟油主要包含潲水油、煎炸老油、变质油和其他劣质油。其中，煎炸老油是多次煎炸食品残剩的不可再食用的油脂，由于长时间高温加热，油脂与空气中的氧、煎炸食物所带入水分发生作用，产生一系列饱和及不饱和的醛、酮、内酯等有害物质。潲水油则更甚，经过烹调的油被废弃到下水道中，再与水、金属元素、微生物等作用，酸败并发生更复杂的反应；在回收提炼过程中，由于高温加热，酸败以及其他反应又会继续，产生更多有毒有害物质。变质油是正常的油样在保存过程中由于氧化、水解等反应发生变质，产生了有害物质。

方法原理

地沟油、煎炸老油、变质油等劣质油中产生某种相同的极性物质，该物质在油样经过酸碱水洗、脱色、过滤、纯化等精炼过程中不易被去除。利用该特性研制出劣质油（地沟油）检测管，通过极性组分与特定试剂反应显色对油样进行快速评定。

适用范围

本法适用于快速检测食用油。

适用场合

本法适用于市场监管、企业自检、家庭自检。

样品处理

原样处理。

检验步骤

取少量油样于样品杯中，用小滴管吸取油样，加 4 滴到地沟油检测管中，拧紧盖子摇匀 50 次；将上述检测管按顺序摆放到配套的白色架子上，然后将架子放到水中煮沸 5 min 后取出，观察颜色变化。

结果判定

与对照管相比，呈粉红色且颜色比对照管深的为阳性，说明样品可能为地沟油；颜色比对照管浅，或为其他颜色的为阴性。

注意事项

a. 本方法为快速检测方法，检测结果为阳性的样品，需送到实验室进一步确认。

b. 检测时，对照管和未使用的检测管勿与加了油样的检测管一同加热。

c. 加热时，小心操作，避免烫伤。

7.3.3.9 调味品的采购验收要点

调味品是指在饮食、烹饪和食品加工中广泛应用的，用于调和滋味和气味，并具有去腥、除膻、解腻、增香和增鲜等作用的产品。目前 GB/T 20903—2007 调味品分类中将调味品主要分为：食用盐、食糖、酱油、食醋、味精、酱类、豆豉、腐乳、香辛料和复合调味料产品等。

我国调味品行业市场潜力巨大，地域特征明显，企业众多。调味品中主要存在以下质量安全问题：①超限量使用食品添加剂，比如超量使用防腐剂、漂白剂和甜味剂的问题；②产品微生物超标，如菌落总数、大肠菌群数实测值超过标准限量；③部分产品品质指标不合格，如食醋、酱油、食糖中的品质指标总酸、氨基酸态氮、色值等不合格或以次充好；④标签标注不规范，如酿造酱油、配制酱油等未按标准要求标明等。

索证查验时应注意查验供货商的许可证和产品合格证明，确保供货者的合法性和产品质量的合规性。

以下列举几种常见调味品的感官检验：

酱油：具有正常酿造酱油的色泽、气味和滋味，无异味，不得有酸、苦、涩等异味和霉味，不混油，无正常视力可见外来异物，无霉化浮膜。

酿造酱：应具有正常酿造酱的色泽、气味和滋味，无异味、无异嗅，无正常视力可见霉斑、外来异物。

食醋：具有正常酿造食醋的色泽、气味和滋味，尝味不涩，无其他不良气味和异味，不混浊，可有少量沉淀，无可见外来异物。

食用盐：色泽呈白色，味咸，无异味，结晶体，无正常视力可见外来异物。

（1）食盐中碘含量的快速检测

碘是人体必需的微量元素，缺乏时会影响胎儿和儿童的大脑发育等，严重时会导致甲状腺肿大和克汀病发生。食用加碘盐可有效地预防碘缺乏病，但碘摄入量过多也会对机体造成危害，因此，测定食盐中的碘含量有着重要意义。

方法原理

采用淀粉指示剂法，碘与碘盐试剂反应显色，颜色深浅与碘含量成正比，与标准比色卡对比确定碘含量。

适用范围

本法适用于经碘酸钾强化后的食盐中碘含量的快速检测。不适用于海藻碘盐。

检测步骤

取被检盐 0.5g 左右，置于白色盘或白纸上，滴加试剂 1～2 滴，10s 后与标准比色板比色，确定含碘量的大约浓度（mg/kg）。

结果判定（图 7-5）

根据食盐中含碘量的不同，其呈现的颜色不同，与标准比色板对照，即可确定食盐中的碘含量。

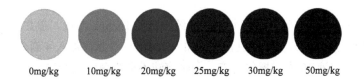

图 7-5 食盐中碘含量测定比色卡

注意事项

① 本方法为碘盐含碘量的快速检测方法，准确测定需送实验室操作。
② 滴检测液时，以离样品大约 1 cm 高度滴加为宜。
③ 检测试剂出现絮状沉淀，不影响使用及结果的判定。

（2）食盐鉴伪（亚硝酸盐速测管法）

适用范围

本法适用于食盐掺假工业盐的快速检测。

检测原理

工业盐往往含有亚硝酸盐，可与试剂反应生成紫红色特殊物质，通过与比色卡对比，可判定食盐中是否掺假工业盐。

检测步骤

使用试剂盒袋内附带小勺取食盐 1 平勺，加入到亚硝酸盐速测管中，加入蒸馏水或纯净水至 1mL 刻度处，盖上盖，摇匀至固体部分溶解，10min 后与标准比色卡对比。

结果判断

速测管颜色与比色卡一致的色阶数值乘以 10 即为食盐中亚硝酸盐的含量（mg/kg）。

注意事项

① 生活饮用水中常存有微量的亚硝酸盐，因此不能作为测定用溶解液或稀释液。

② 对检测出含亚硝酸盐的食盐样本，应送实验室用标准检测方法加以确认。

（3）食醋中总酸的快速检测

酿造食醋按发酵工艺分为两类，其中固态发酵食醋是以粮食及其副产品为原料，采用固态醋醅发酵酿制而成的食醋；液态发酵食醋是以粮食、糖类、果类或酒精为原料，采用液态醋醪发酵酿制而成的食醋。食醋中含多种有机酸，其中以乙酸为主。GB 2719—2018《食品安全国家标准 食醋》规定，食醋总酸（以乙酸计）为每 100mL 食醋中总酸含量应 ≥ 3.5g。并应符合成品醋标签上标示的总酸含量，否则为造假醋或劣质醋。

方法原理

食醋中主要成分是乙酸，含有少量其他有机酸，用氢氧化钠标准溶液滴定，以指示剂显示终点，得出样品中总酸的含量。

适用范围

本方法适用于食醋中总酸的现场快速检测。

检测步骤

① 取 1.0mL 样品到 10mL 比色管中，加纯净水到 10.0mL 刻度，盖盖后混匀。

② 取 1.0mL 放入到另一个比色管中，加入 20mL 纯净水，加入 4 滴总酸显色剂，用滴瓶直立式滴入测定液 10 滴，摇匀溶液，此时溶液不应变色，继续滴加测定液，每滴一滴后都要充分摇匀，直到溶液变为紫红色（深色醋变为棕红色）时停止滴定。

③ 同时做一份试剂空白（21mL 水和 4 滴总酸显色剂）试验，记录空白液消耗的测定液滴数。

结果判定

在取样量不变的情况下，每 1 滴（0.05mL）的测定液相当于 0.003g 的总酸。合格产品（总酸含量 ≥ 0.035g）消耗的测定液应该在 12 滴以上。

例如：样品消耗了 14 滴，空白消耗了 1 滴，这份样品的总酸含量为（14-1）×0.3%=0.039g。

注意事项

① 本方法适用于现场快速测定，对于测定结果介于合格与不合格之间难以区分时，可将样品送实验室精确定量。

② 检测试剂中有腐蚀性物质，请小心操作，以防止检液渗漏；若不小心沾到检液，可用清水冲干净。

③ 试液避光常温保存；滴定过程中应采用直立式滴定，即滴瓶应竖直向下滴液，否则可能会影响检测结果的正确率。

（4）食醋中游离矿酸的快速检测

食醋主要成分是乙酸（含量在 3.5% 以上）并含有其他少量的有机酸。而以非食用酸配制的食用醋中可检出游离矿酸，或在被污染了的食用醋中也常能检出游离矿酸，消费者食用以后会造成消化不良、腹泻，若长期食用会危害身体健康。国家标准 GB 5009.233—2016 中规定了食醋中游离矿酸的检测方法，分别为百里草酚蓝试纸法和甲基紫试纸法。

方法原理

游离矿酸（硫酸、硝酸、盐酸等）存在时，氢离子浓度增大，可改变指示剂颜色。游离矿酸在百里草酚蓝试纸上显紫色，甲基紫试纸显蓝色或绿色。

适用范围

本法适用于假冒伪劣食醋中混杂有游离矿酸的现场快速检测。

检测步骤

取百里草酚蓝试纸（黄色）和甲基紫试纸（紫色），揭去上盖膜，用毛细管或玻璃棒蘸少许检测样品，点在试纸上，观察颜色。

结果判断

① 百里草酚蓝试纸法：若试纸出现紫色斑点或紫色环（环内浅紫色）为阳性结果（有游离矿酸）。试纸不出现紫色斑点或出现紫色环（环内黄色或白色）为阴性结果。检测白醋时要等试纸稍干后观察。

② 甲基紫试纸法：若试纸变为蓝色或绿色为阳性结果（有游离矿酸）。若试纸仍保持紫色不变，为阴性结果。

注意事项

① 百里草酚蓝试纸（黄色）比较适合检测颜色较深的食醋，甲基紫试纸（紫色）比较适合于检测白醋和颜色较浅的食醋。

② 若试纸法检测结果呈阳性，可将样品送实验室精确定量。

（5）酱油中氨基酸态氮的快速测定

GB/T 18186—2000 规定，高盐稀态发酵酱油（含固稀发酵酱油）的氨基酸态氮（以氮计）每 100 mL 酱油中的含量：特级、一级、二级和三级分别应 ≥ 0.80g、0.70g、0.55g 和 0.40g。低盐固态发酵酱油中的含量：特级、一级和二级分别应 ≥ 0.80g、0.70g 和 0.60g。GB 2717—2018《食品安全国家标准 酱油》标注中规定，每 100mL 中氨基酸态氮含量应 ≥ 0.4g。

方法原理

利用氨基酸的两性作用，加入甲醛以固定氨基酸的碱性，使羟基显示出酸性，用氢氧化钠标准溶液滴定，以指示剂显示终点，得出样品中氨基酸态氮的含量。

适用范围

采用甲醛值法和酸碱滴定法,适用于对酱油品质优劣进行现场快速测定。

检测步骤

① 取 1.0mL 样品到 10mL 比色管中,加水稀释至 10.0mL,盖塞后摇匀。

② 从中取 1.0mL 加入到小三角瓶中,再加入 60mL 水和 3 滴显色剂 A,充分摇匀,用滴瓶直立式逐滴地滴加氨基酸态氮滴定液,每滴加 1 滴均需摇匀,待溶液初显粉红色时即停止滴定。

③ 再向溶液中加入 10.0mL 甲醛溶液(36%~40%)和 4 滴显色剂 B,充分摇匀,继续用滴定液滴定至溶液呈现蓝紫色时即停止滴定,记录消耗滴数 M_1。

④ 空白试验:另取小三角瓶,加入 60mL 水和 3 滴显色剂 A,充分摇匀,用滴瓶直立式逐滴地滴加氨基酸态氮滴定液,每滴 1 滴均需摇匀,待溶液初显粉红色时停止滴定。再向溶液中加入 10.0mL 甲醛溶液(36%~40%)和 4 滴显色剂 B,充分摇匀,继续用滴定液滴定至溶液变为蓝紫色时停止滴定,记录消耗滴数 M_0。

结果计算与判断

按上述方法取样滴定,酱油样品中氨基酸态氮含量计算公式如下:

$$氨基酸态氮(g/100mL)=(M_1-M_0)\times 0.068$$

式中,0.068 表示每滴滴定液相当于 0.068 g/100 mL 氨基酸态氮,所测结果可根据酱油的实际情况加以认定为合格或不合格产品。

注意事项

① 本方法为现场快速检测方法,准确测定需送实验室检测。

② 检测试剂中含有腐蚀性物质,需小心操作,以防止检液渗漏;若不小心沾到检液,可用清水冲洗干净。

③ 检测用水及试剂要求:稀释用水建议用纯净水或蒸馏水;正常情况下,甲醛的酸碱度不会影响检测结果,但可能影响滴定液的用量,检测中建议用 pH≥4.0 的甲醛溶液。甲醛溶液需自备。

④ 滴定过程中应采用直立式滴定,即滴瓶应竖直向下滴液,否则可能影响检测结果的正确率。

(6)辣椒调味品中苏丹红的快速检测

苏丹红是一种人工合成的偶氮类、油溶性的化工染色剂,它为亲脂性偶氮化合物,主要包括Ⅰ、Ⅱ、Ⅲ和Ⅳ四种类型。苏丹红被大量用在生物、化学等领域,主要用于机油、汽车蜡和鞋油等工业产品,还可以用于焰火礼花的着色。由于其染色鲜艳,被一些不法商家使用在食品加工中,为求制品色彩的艳丽或保持原有的色泽,借以改善食品的感官性状,增进人们的食欲,并提高其食用价值。由于苏丹红具有致癌性,对人体的肝肾器官具有明显的毒性作用,因此国际癌症研究机构(IARC)将苏丹红归为第 3 类可致癌物质。

简单易行的初步排除苏丹红的办法,可以看食品着色剂是否溶于水,苏丹红不溶于水,易溶于有机溶剂如氯仿等。可拿一个容器,取一点辣椒粉放进去,然后加一点食用油进行搅拌，几个小时后油的颜色很红，就可能是加入了苏丹红，如果颜色变化不大，那就说明没有加入苏丹红。此外，没有加入苏丹红的辣椒面颜色很自然，呈金黄色。加入苏丹红后颜色非常鲜艳，红得不自然。天然辣椒粉随着存放时间的延长，颜色会慢慢黯淡下来，或者是在日光下暴晒，慢慢会褪色；而添加了苏丹红的辣椒粉颜色很鲜艳，存放了一年也不会变色。

以下详细介绍利用苏丹红快速检测盒法检测苏丹红的具体操作。

方法原理

食物中苏丹红与其他成分性质和结构上的不同，在层析纸上固定相和流动相间产生的吸附作用不同，通过食物中各成分与苏丹红标准溶液在层析纸上比移值的差异来直接判断样品中是否存在苏丹红。

适用范围

本法适用于辣椒粉、辣椒酱、汉堡等食品中非食用色素苏丹红（Ⅰ～Ⅳ号）的现场定性检测。

样品前处理

① 调料（辣椒粉、辣椒油等）：取约 1g 样品于比色管中，再加入 5mL 正己烷，振荡提取 2min，静置 3min 以上。待分层，其上清液即为样品提取液，待测。

② 汉堡、香肠等：取 3～5g 样品于比色管中，再加入 10mL 正己烷，振荡提取 2min，静置 3min 以上。待分层，其上清液即为样品提取液，待测。

检测步骤

① 取一块硅胶板，在底端向上 1.5cm 处用铅笔和直尺轻轻画一条平行线。在此平行线上，平行相隔约 0.7cm，用铅笔轻轻画出将要点样的 5 个小点。

② 取 2 根点样管分别插入对照液 A 和对照液 B 中，约 1s 后取出，分别点在平行线的 2 个小点上。另取点样管蘸取样品提取液，以相同方式点在平行线的其他小点上（溶液颜色较浅时，可在斑点挥干后重复点样），斑点直径控制在 3mm 以内。

③ 取一个 250mL 的烧杯，加入约 10mL 展开剂，上覆盖保鲜膜密封，饱和 10min 后，将点好样的硅胶板（样品端朝）插入展开剂中靠在杯壁上，待展开剂沿硅胶板向上展开至约 7 cm 处时取出硅胶板，观察结果。

结果判断

在本实验条件下，如果样品在展开轨迹中出现斑点，其斑点展开的距离与某一对照液展开后的斑点距离相等、形状相同、颜色虽浅却相近时，即可判断样品中含有苏丹红。

注意事项

① 本方法能够判定样品中是否含有苏丹红，同时对判断样品中是否含有其他油溶性非食用色素也有一定的参考价值。

② 如果在展开剂顶端或点样原点出现斑点，可能是干扰物质。在展开轨迹中其他位置出现斑点，可初步判定含有非食用色素，可用高效液相色谱仪进一步确证。

③ 对照液发现有一定挥发时，可加入少量的正己烷加以混匀。

④ 现场检测出的阳性样品应送有资质的实验室或检测机构加以确认。

7.3.3.10 常见食品添加剂的检测

GB 2760—2014《食品安全国家标准 食品添加剂使用标准》中对食品添加剂的定义为：在食品加工制造过程中，为改善食品品质和色、香、味，以及为防腐、保鲜和加工工艺的需要而加入食品中的人工合成或者天然物质。食品添加剂的种类繁多，包括色素、香料、甜味剂、防腐剂、抗氧化剂、增稠剂、乳化剂、稳定剂、营养强化剂等。

一方面，合理使用食品添加剂可以改善食品的感官特性，提高食品的营养价值，方便食品的生产和加工，有助于满足消费者的需求。另一方面，如果滥用或不当使用食品添加剂，可能会对人体健康造成危害。目前在食品工业中，食品添加剂使用过程中主要存在以下几个方面的问题（表7-21）：

① 食品生产中超量使用食品添加剂，如果脯、蜜饯中超量使用食品防腐剂和甜味剂等。

② 食品生产中超范围使用食品添加剂，如部分食品企业使用食品添加剂来掩盖食品质量问题，在膨化食品中使用含铝食品添加剂等。

③ 将非食用物质当成食品添加剂使用，比如苏丹红、三聚氰胺、吊白块、甲醛、硼砂等工业级原料或违禁添加物被滥用到食品中，对消费者健康造成极大危害，并引起人们对食品添加剂与食品安全的恐慌。

表 7-21 餐饮服务环节易超范围易超量使用的食品添加剂名单

序号	添加剂名称	易超范围超剂量的食品	能否使用	限值
1	硫酸铝钾（钾明矾、铵明矾）	发酵面制品（馒头、包子等）	禁止使用	禁止
		淀粉制品（粉条等）	可使用	≤200mg/kg
		油炸面制品、焙烤食品	可使用	≤100mg/kg
2	脱氢乙酸及其钠盐（又名脱氢醋酸及其钠盐）	腌渍的蔬菜（盐渍菜、醋渍菜等），淀粉制品（粉条等）	可使用	≤1.0g/kg
		面包、焙烤食品及表面用挂浆，熟肉制品	可使用	≤0.5g/kg
		果蔬汁（浆）、腌渍的食用菌和藻类	可使用	≤0.3g/kg
3	苯甲酸及其钠盐	腌渍的蔬菜（盐渍菜、醋渍菜等），果蔬汁（浆）类饮料	可使用	≤1.0g/kg
4	决明胶	小麦粉制品	可使用	≤3.0g/kg
		方便米面制品、焙烤食品	可使用	≤2.5g/kg
		肉灌肠类	可使用	≤1.5g/kg
5	山梨酸及其钾盐	灌肠类（杂粮灌肠、米面灌肠、肉灌肠）、蛋制品（改变其物理性状）	可使用	≤1.5g/kg
		腌渍的蔬菜（酱渍菜等），面包、糕点、焙烤食品用馅料及表面挂浆，熟制品水产品（可直接食用），加工食用菌和藻类	可使用	≤1.0g/kg
		熟肉制品	可使用	≤0.075g/kg
		经表面处理的鲜水果、新鲜蔬菜，加工食用菌和藻类（腌渍的食用菌和藻类，经水煮或油炸的藻类等），果蔬汁及其饮料	可使用	≤0.5g/kg
6	糖精钠	腌渍的蔬菜（酱渍菜等）	可使用	≤0.15g/kg

续表

序号	添加剂名称	易超范围超剂量的食品	能否使用	限值
7	胭脂虫红	粉圆	可使用	≤1.0g/kg
		焙烤食品及糕点（面包、月饼、饼干、糕点用彩装等），果蔬汁及饮料	可使用	≤0.6g/kg
		面糊（如用于鱼和禽肉的拖面糊）、裹粉、煎炸粉	可使用	≤0.5g/kg
		熟制坚果与籽类（仅限油炸坚果与籽类）	可使用	≤0.1g/kg
8	焦糖色（普通法）	面糊（如用于鱼和禽肉的拖面糊）、裹粉、煎炸粉；饼干；焙烤食品馅料及表面用挂浆（仅限风味派馅料）；果蔬汁（浆）类饮料；风味饮料	可使用	按生产需要适量使用
9	亮蓝及其铝色淀	装饰性果蔬，粉圆	可使用	≤0.1g/kg
		焙烤食品馅料及表面用挂浆（仅限风味派馅料），腌渍的蔬菜（酱腌菜等），加工坚果与籽类（如腌渍的果仁），果蔬汁（浆）类饮料	可使用	≤0.025g/kg
10	氨基乙酸（又名甘氨酸）	果蔬汁（浆）类饮料，熟肉制品	可使用	≤1g/kg
11	沙棘黄	糕点的彩装	可使用	≤1.5g/kg
		以上未列出的食品分类中禁止使用该添加剂	禁止使用	禁止
12	丙二醇	糕点及糕点的彩装（中式糕点、西式糕点）	可使用	≤3.0g/kg
		生湿面制品（如面条、饺子皮、馄饨皮、烧卖皮）	可使用	≤1.5g/kg
13	卡拉胶	生湿面制品（如面条、饺子皮、馄饨皮、烧卖皮）	可使用	按生产需要适量使用
		生干面制品	可使用	≤8.0g/kg
		果蔬汁（浆）	可使用	按生产需要适量使用
14	硫酸钙（又名石膏）	淀粉制品（粉条、藕粉、粉圆），饼干、糕点用彩装，焙烤食品用馅料及挂浆	可使用	≤10g/kg
		调理肉制品（生肉添加调理料）、腊肠、其他熟肉制品	可使用	≤5g/kg
		肉灌肠类、冷冻鱼糜制品（包括鱼丸等）	可使用	≤3g/kg
		小麦粉制品（发酵面制品，面糊、裹粉，煎炸粉，油炸面制品）	可使用	≤1.5g/kg
15	麦芽糖醇和麦芽糖醇液	腌渍的蔬菜，熟制豆类，加工坚果与籽类（脱壳熟制坚果与籽类），粮食制品馅料，面包，糕点，饼干，冷冻鱼糜制品（包括鱼丸等）	可使用	按生产需要适量使用
		焙烤食品馅料及表面用挂浆	可使用	≤0.5g/kg
16	辣椒橙	糕点及其彩装，饼干（夹心及装饰类饼干、威化饼干、蛋卷、其他饼干），熟肉制品类、肉灌肠类、发酵肉制品类	可使用	按生产需要适量使用
		焙烤食品馅料及表面用挂浆	可使用	≤1.0g/kg
17	焦糖色（亚硫酸铵法）	装饰糖果（如工艺造型，或用于蛋糕装饰）、顶饰（非水果材料）和甜汁	可使用	按生产需要适量使用
		饼干（夹心饼干、威化饼干、蛋卷、其他饼干）	可使用	≤50.0g/kg
		面糊（如用于鱼和禽肉的拖面糊）、裹粉、煎炸粉	可使用	≤2.5g/kg

续表

序号	添加剂名称	易超范围超剂量的食品	能否使用	限值
18	红曲米，红曲红	方便米面制品，粮食制品馅料、果酱、腌渍的蔬菜、蔬菜泥（酱）（番茄沙司除外），粮食制品馅料，饼干，调味糖浆，熟肉制品	可使用	按生产需要适量使用
		焙烤食品馅料及表面用挂浆	可使用	≤1.0g/kg
		糕点	可使用	≤0.9g/kg
19	ε-聚赖氨酸	熟肉制品	可使用	≤0.25g/kg
		果蔬汁类及其饮料	可使用	≤0.2g/L
		焙烤食品（面包、糕点、饼干等）	可使用	≤0.15g/kg
20	植酸（又名肌醇六磷酸）、植酸钠	加工蔬菜（腌渍的蔬菜等）、加工水果、熟肉制品类	可使用	≤0.2g/kg
		鲜水产（只限虾类）	可使用	≤20mg/kg
21	碳酸钾	小麦粉制品	可使用	按生产需要适量使用
		生湿面制品（如面条、饺子皮、馄饨皮、烧卖皮）	可使用	≤60.0g/kg
22	没食子酸丙酯	油炸面制品，饼干，腌腊肉制品类（如咸肉、腊肉、板鸭、腊肠等）	可使用	≤0.2g/kg
23	丁基羟基茴香醚（BHA）	油炸面制品，熟制坚果与籽类（仅限油炸坚果与籽类），方便米面制品	可使用	≤0.2g/kg
24	二丁基羟基甲苯（BHT）	油炸面制品，膨化食品，饼干，腌腊肉制品类（如咸肉、板鸭、中式火腿、腊肠等），熟制坚果与籽类（仅限油炸坚果与籽类）	可使用	≤0.2g/kg
25	姜黄	腌渍的蔬菜、装饰性果蔬、熟制坚果与籽类（仅限油炸坚果与籽类）、方便米面制品	可使用	按生产需要适量使用
		粉圆	可使用	≤1.2g/kg
26	竹叶抗氧化物	熟制坚果与籽类（仅限油炸坚果与籽类），油炸面制品，焙烤食品（面包、月饼、饼干的彩装、馅料及表面用挂浆等）；熟肉制品类；果蔬汁（浆）类饮料	可使用	≤0.5g/kg
27	罗望子多糖胶	果糕类	可使用	≤20.0g/kg
		果酱	可使用	≤5.0g/kg
		肉汤、骨汤、果蔬汁	可使用	≤3.0g/kg
28	甜菊糖苷	熟制坚果与籽类	可使用	≤1g/kg
		糕点	可使用	≤0.33g/kg
29	茶多酚（又名维多酚）	糕点、烘焙食品及表面挂浆（仅限油脂馅料）	可使用	≤0.5g/kg
				≤0.4g/kg
		酱卤肉类、熏烤烧肉类、肉灌肠类、发酵肉制品类、油炸肉类、西式火腿、可直接食用的熟制水产品	可使用	≤0.3g/kg
		油炸面制品、即食谷物、方便米面制品、肉制品类	可使用	≤0.2g/kg
30	二氧化硫、焦亚硫酸钠（钾）、亚硫酸钠、亚硫酸氢钠、低压硫酸钠	腌制的蔬菜	可使用	≤0.1g/kg
		经表面处理的鲜水果，果蔬汁（浆）类饮料	可使用	≤0.05g/kg

续表

序号	添加剂名称	易超范围超剂量的食品	能否使用	限值
31	甘草酸铵、甘草酸一钾及三钾	饼干（夹心饼干、装饰类饼干、威化饼干、蛋卷、其他饼干），蛋黄酱、沙拉酱、以动物性原料为基料的调味酱、以蔬菜为基料的调味酱、肉汤骨汤、果蔬汁、风味饮料	可使用	按生产需要适量使用
32	聚葡萄糖	焙烤食品，冷冻饮品（冰淇淋、雪糕类、风味冰、冰棍类，其他冷冻饮品），肉灌肠类、蛋黄酱、沙拉酱	可使用	按生产需要适量使用
33	异麦芽酮糖	面包、月饼、饼干、其他粮食制品	可使用	按生产需要适量使用
34	密蒙黄	面包、糕点、果蔬汁（浆）类饮料	可使用	按生产需要适量使用
35	海藻酸钠（（又名褐藻酸钠）	生湿面制品（如面条、饺子皮、馄饨皮、烧卖皮）、生干面制品，果蔬汁（浆）	可使用	按生产需要适量使用
36	酒石酸氢钾	小麦粉制品[发酵面制品，面糊、裹粉、煎炸粉，油炸面制品；焙烤食品及糕点（面包、月饼、饼干的彩装、馅料及表面挂浆等）]	可使用	按生产需要适量使用
37	柠檬黄	糕点的彩装、烘焙食品馅料及表面挂浆（仅限风味派馅料、饼干夹心和蛋糕夹心）	可使用	≤0.05g/kg
		烤焙食品馅料及表面挂浆（仅限布丁和糕点）	可使用	≤0.3g/kg
		糕点的彩装、饮料类（除包装饮用水）	可使用	≤0.1g/kg
		蛋卷	可使用	≤0.04g/kg
		大黄鱼、小黄鱼	禁止使用	禁止
38	日落黄	糕点的彩装、烤焙食品馅料及表面挂浆（饼干夹心）	可使用	≤0.1g/kg
		烤焙食品馅料及表面挂浆（仅限布丁和糕点）	可使用	≤0.3g/kg
		糕点的彩装	可使用	≤0.1g/kg
		果蔬汁（浆）类饮料	可使用	≤0.1g/kg
		大黄鱼、小黄鱼	禁止使用	禁止
39	黄原胶	生制湿面制品（如面条、馄饨皮、饺子皮等）	可使用	≤10.0g/kg

注：1. 包括但不限于上述名单，以上未列出的食品分类能否使用该食品添加剂，请参考GB 2760—2014和最新通告。
2. 本表依据是GB 2760—2014和国家卫生健康委员会通知，上述名单收集卫生健康委员会官网，截止时间为2022年3月28日。

食品添加剂的使用必须严格遵守相关的法律法规和标准，确保其在安全范围内。同时，消费者也应增强食品安全意识，学会正确选择和使用含有食品添加剂的食品。

以下介绍2种常见的滥用食品添加剂安赛蜜和山梨酸钾的快速检测方法。

（1）食品中安赛蜜的快速检测

安赛蜜学名为乙酰磺胺酸钾，也被称为AK糖，是一种常用的食品添加剂，为第四代合成甜味剂。安赛蜜是一种白色结晶性粉末，具有与甘蔗相似的甜味，且甜度较高。安赛蜜易溶于水，微溶于酒精，其化学性质稳定，不易分解失效，并且在人体内不参与代谢，不提供能量。由于安赛蜜在人体内不代谢、不吸收，因此它是中老年人、肥胖患者以及糖尿病患者理想的甜味剂选择。此外，安赛蜜对热和酸具有良好的稳定性，可以用于焙烤食品和酸性饮料中，而且与阿斯巴甜和环己基氨基磺酸盐合用时有增效作用。联合国粮食及农业组织（FAO）/WHO 联合食品添加剂专家委员会同意安赛蜜用作 A 级食品添加剂，并推荐日均摄入量（ADI）为 0～15mg/kg。国家卫生行政部门于 1992 年正式批准安赛蜜用于食品、饮料领域，但不得超标使用。

方法原理

安赛蜜经过提取与试剂作用产生沉淀，从而判断食品中安赛蜜是否超标。

适用范围

本法适用于饮料、蜜饯等食品中安赛蜜的快速检测。

样品处理

取 1g（1mL）均匀样品于样品杯中，加水至 5mL，振荡 5min，过滤，滤液备用。

检测步骤

取待测样品液 0.5mL 于试管中，加入 2 滴检测液 A，加入 5 滴检测液 B 和 5 滴检测液 C，摇匀。

结果判定

① 若样品溶液比原滤液（加试剂前的滤液）更混浊或出现沉淀，说明样品中安赛蜜超出 GB 2760—2014《食品安全国家标准 食品添加剂使用标准》中对食品中安赛蜜的限量规定（≤300mg/L）。

② 沉淀越多，表明安赛蜜含量越大。

（2）山梨酸钾的快速检测

山梨酸钾是一种常见的食品防腐剂，它以其较低的毒性和良好的防腐效果而被广泛应用于食品工业中。山梨酸是一种不饱和脂肪酸，参与体内正常代谢，并被人体消化和吸收，产生二氧化碳和水。联合国粮食及农业组织、世界卫生组织、美国 FDA 都对其安全性给予了肯定，山梨酸不会对人体产生致癌和致畸作用。虽然安全性较高，但如果消费者长期服用山梨酸或山梨酸钾超标的食物，在一定程度上会抑制骨骼生长，危害肾、肝脏的健康。因此，我国《食品安全国家标准 食品添加剂使用标准》（GB 2760—2014）对山梨酸及其钾盐在食品中的使用范围和最大使用量做出严格规定。

方法原理

利用山梨酸钾能够与检测试剂在一定条件下发生特异性反应，生成红色产物，且在一定范围内，颜色的深浅与山梨酸钾的含量成正比，颜色越深，表示山梨酸钾的含量越高。

适用范围

本法适用于酱油、醋、果酒、蜜饯、凉果、饮料等食品中山梨酸钾的现场快速检测。

样品前处理

取 1g（液体取 1mL）样品，加蒸馏水 14mL，混匀，浸泡 10～15min，如有浑浊，需过滤或离心。再从上述浸泡液中取 1mL，加 19mL 蒸馏水，混匀，作为样品处理液。

检测步骤

① 样品管：取 2mL 样品处理液到检测管中。

② 标准品管：取 2mL 蒸馏水到检测管中，再根据 GB 2760—2014 中不同食品山梨酸钾的限量要求滴加相应量的检测 C 液。每滴检测 C 液相当于 0.1g/kg 山梨酸钾。

③ 向两根检测管中，分别加入 3 滴检测 A 液和 6 滴检测 B 液，沸水浴 5min。

④ 取出，冷却后观察颜色变化。

结果判断

若样品管呈现黄色或者无明显的颜色变化，则说明山梨酸钾含量未超标；若呈现明显红色且比标准品管颜色深，说明山梨酸钾含量超标。

注意事项

① 本方法可用于现场的快速测定，对测定结果不符合国家标准规定值或标签标示值的样品，建议送至有资质的检测机构复检。

② 样品处理时，浸泡样品必须使用纯净水或蒸馏水。

7.3.4 餐饮食品原料贮存的食品安全控制

餐饮食品原料的贮存是确保食品安全和品质的关键步骤。不同的餐饮原料，应选择适当的贮存场所、设施和环境进行贮存和保藏，保持食物的新鲜和卫生，满足消费者营养和安全的需求。以下是一些详细的食品安全控制方法。

（1）温度控制

食材的贮存温度直接影响其新鲜度和安全性。冷藏食材如肉类、水产、乳制品和部分蔬菜应存放在冰箱中，并确保冷藏温度保持在 0～5℃之间，以防止细菌孳生。冷冻食材如冷冻肉类、冷冻水产等应存放在冰柜中，并确保冷冻温度保持在 -18℃以下，以防止食材变质。对于需要恒温贮存的食材，如巧克力、红酒等，应确保贮存环境的温度稳定。

（2）湿度控制

干货仓库应保持干燥，防止食材受潮发霉。可以通过放置除湿剂或使用除湿设备来控制湿度。同时，应定期检查食材的包装是否密封良好，避免空气和水分进入。

（3）防虫害

仓库应有防鼠、防蟑螂等设施，如安装纱窗、纱门等，定期进行清洁和消毒。对于易受虫害的食材，如米面、豆类等，可以使用密封罐或真空包装来存放。

（4）避免交叉污染

不同种类的食材应分开存放，尤其是生食和熟食要严格分开。生食区和熟食区应设有明确的标识,并采取物理隔离措施,如使用不同的冰箱或在不同的区域存放。同时,应避免使用同一容器或工具处理不同种类的食材,以防交叉污染。

(5)先进先出原则

食材使用应遵循先进先出的原则,确保食材新鲜。可以在食材的包装上标明进货日期或使用期限,以便于管理。对于保质期较短的食材,如鲜奶、海鲜等,应特别注意合理控制进货量和存储时间。

(6)标签管理

食材的包装上应有明确的标签,标明食材的名称、进货日期、保质期等信息。这有助于员工快速识别食材并及时处理过期或即将过期的食材。对于散装食材,可以使用标签打印机或手写标签来管理。

(7)定期检查

定期对仓库进行清理和检查,及时丢弃过期或变质的食材。对于有异味、变色或发霉的食材应立即处理,避免影响其他食材的质量。同时,应定期检查仓库设备如冰箱、冰柜的运行状况,确保其正常工作。

(8)合理摆放

食材应分类摆放,重物放下面,轻物放上面,确保安全。同时,应避免将易碎或易变形的食材放置在重物下面或受到挤压的位置。对于需要避光保存的食材,如酱油、醋等,应放置在阴凉处或使用不透光的容器存放。

(9)环境卫生

保持仓库环境整洁,定期进行清洁和消毒。对于地面、墙面、货架等部位应定期清洗和擦拭,以减少污垢和微生物的积累。同时,应保持仓库通风良好,避免潮湿和霉变。

7.4 餐饮加工与就餐环境的检测

《食品安全法》第三十三条第一款第一项和第二项对餐饮加工与就餐环境具有相关要求。餐饮加工环境指的是餐饮企业进行食品加工、准备和储存的所有区域和条件。这包括但不限于厨房、储存室、洗涤区、食品准备区以及相关的设备和工具。餐饮加工环境的卫生状况直接影响到食品安全和消费者健康。

《食品安全国家标准 餐饮服务通用卫生规范》(GB 31654—2021)中对餐饮服务场所的选址、设计和布局、建筑内部结构与材料,如天花板、门窗、墙壁、地面等都做了具体要

求,以下为几条建议:

(1) 选址卫生要求

餐饮服务场所选择与经营的餐食相适应的地点,保持该场所环境清洁。不得选择易受到污染的区域。应与污水池、粪坑、暴露垃圾场所和旱厕等污染源保持25米以上的距离,并位于放射性物质、有害气体、粉尘和其他扩散性污染源的影响范围之外,确保餐厅周围的空气和水源清洁,无生物性和化学性污染物。餐饮服务场所周围不应有可致虫害大量孳生的场所,难以避开时应采取合理必要的防范措施。地势干燥并且高于排污管道,以利排污。同时符合规划、环保和消防的有关要求。

(2) 设计与布局

餐饮加工场所可根据各场所功能分为食品处理区(通常称为后厨、后场加工操作区)、非食品处理区和就餐场所。

食品处理区是指贮存、整理、加工(包括烹饪)、分装和餐用具清洗、消毒与保洁等的场所区域,是餐饮加工处理最集中的区域,根据其对清洁程度的要求不同,分为清洁操作区、准清洁操作区和一般操作区(图7-6)。

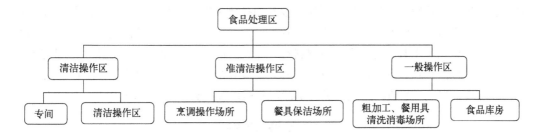

图7-6 餐饮企业各处理区洁净度的区分

餐饮加工场所合理的布局是有效防止食品污染的基础。食品处理区的布局可根据餐饮加工的工艺流程来进行设计,对于小型餐饮场所,可以采用"一"字型或"L"型布局,将各功能区按照操作流程依次排列,节省空间的同时保证工作效率;对于中型餐饮场所,可以采用"U"型或"口"字型布局,将各功能区围绕中心岛台布置,便于员工之间的协作和沟通;对于大型餐饮场所或中央厨房,应按照专业分工和工作流程进行布局设计,确保各功能区的协同高效运作。同时,应设置专门的物流通道和进货区、出货区,便于食材的进出管理和食品安全追溯。

(3) "三防"设施卫生要求

餐饮企业中的"三防"主要指防尘、防鼠、防虫害。餐饮加工经营场所购有丰富的食物,既要防止灰尘沉降到食物上带来的污染,同时也要控制苍蝇、老鼠、蚊蝇污染食物带来的食源性疾患。

餐饮服务场所的墙壁、地板无缝隙，天花板修葺完整。所有的管道（包括供水、供热、燃气和空调等）与外界连接处应封闭，所有管和线穿越的孔洞，都可选用水泥、钢丝封堵材料和防火泥等封堵，孔洞需填充牢固，无缝隙。使用水封式地漏。所有线槽、配电箱（柜）封闭良好。

人员、货物进出通道应设有防鼠板，门的缝隙应小于6mm。餐饮服务场所内应使用捕鼠笼、粘鼠板或机械式捕鼠器等装置，但不得使用杀鼠剂。餐饮服务场所外还可以使用抗干预型鼠饵站，且鼠饵站和鼠饵需要固定安装。排水管道出水口安装的箅子应使用金属材料制成，箅子网眼应小于10mm。餐饮加工经营场所的门窗使用防蝇胶帘的，防蝇胶帘需覆盖整个门框，底部离地距离需小于2cm，相邻胶帘条的重叠部分不得少于2cm。使用风幕机的，风幕应完整覆盖出入通道。食品处理区、就餐区宜安装粘捕式灭蝇灯。使用电击式灭蝇灯装置，灭蝇灯不得悬挂在食品加工制作和贮存位置的上方，防止虫害碎屑污染食品。根据餐饮服务场所的布局、面积和灭蝇灯使用要求，确定灭蝇灯的安装位置和数量。一般悬挂于距地面2m左右高度，且应与食品加工操作保持一定距离，除与外界直接相通的通风口、换气窗外，应加装不小于16目的防虫筛网。

（4）废弃物暂存设施卫生要求

食品处理区内可能产生废弃物的区域，均应设置废弃物存放容器。废弃物存放容器与食品加工制作容器应有明显的区分标识。废弃物存放装置需配有盖子，防止有害生物孳生和侵入、不良气味和污水溢出，防止污染食品、水源、地面以及食品接触表面（包括接触食品的工作台面、工具、容器和包装材料等）。废弃物存放容器的内壁应光滑，易于清洁。在餐饮服务场所外适宜地点，应设置结构密闭的废弃物临时集中存放装置，防止害虫孳生和污染环境。鼠虫害检查清洁记录见表7-22，餐厨垃圾废弃物记录见表7-23。

表7-22 鼠虫害检查清洁记录

检查时间：

检查地点	鼠虫害设备	鼠虫害情况	是否清洁	检查人	备注
烹饪间	灭蚊灯				
	苍蝇纸				
	老鼠笼				
	粘鼠纸				
	纱窗				
	其他设备				
仓库	灭蚊灯				
	苍蝇纸				
	老鼠笼				
	粘鼠纸				
	纱窗				
	其他设备				

注：1. 检查对应设备上的鼠虫害状态，记录在表格内。如较多蚊虫，有老鼠粪便等。
2. 是否清洁，清洁打"√"，不清洁打"×"。
3. 填写频率，一周一次。

表 7-23 餐厨垃圾废弃物记录

年份：

日期	加工废料名称	数量	剩饭剩菜名称	数量	废弃食用油脂	数量	销毁说明	其他垃圾	数量	销毁说明	备注

记录人：　　　　　　　　　　审核人：餐厅主管或厨师长

第五篇

餐饮食品安全事故应急处理与舆情管控

第 8 章 餐饮食品安全事故应急处理

餐饮服务业位于从"农田到餐桌"食品链的末端,食品最终都要上餐桌。餐饮服务业是与消费者关系最为密切的食品行业,相对其他食品行业而言,餐饮服务业是食品安全风险最高、发生食物中毒最为集中的食品行业。餐饮服务业是保证食品安全的最后一关,加强餐饮环节食品安全应急管理具有重要意义。

8.1 食品安全事故概述

按照《食品安全法》第一百五十条规定,食品安全事故指食源性疾病、食品污染等源于食品,对人体健康有危害或者可能有危害的事故。其中食源性疾病包括食物中毒,以及食物中毒以外由食品引起的感染性疾病(如食源性传染病)。食品安全事故可能在食物(食品)种植、养殖、生产加工、包装、仓储、运输、流通、消费等环节中发生,造成社会公众大量病亡或者可能对人体健康构成潜在的危害。食品污染是指在各种条件下,导致有毒有害物质进入到食物,造成食品安全性、营养性和(或)感官性状发生该改变的过程。食物中毒是指食用了被有毒有害物质污染的食品或者食用了含有毒有害物质的食品后出现的急性、亚急性食源性疾病。食源性疾病是指食品中致病因素进入人体引起的感染性、中毒性等疾病。包括常见的生物性致病因子或化学性有毒有害物质所引起的疾病。

食品安全事故特点如下:

① 危害性:餐饮食品与人们健康息息相关,餐饮食品安全事故直接危害着人们的健康甚至生命。

② 不确定性:餐饮食品安全事故的不确定性表现在突然发现或难以预测性,甚至无法预测。

③ 群体性和散发性:食品安全事故往往同时罹及多人,甚至波及整个工作或生活的群体,特别是可导致其跨省、跨地区发生。

④ 严重性：食品安全事故发生突然，罹及数众，具有公共危险性，严重影响社会经济秩序，因此其造成的社会危害相当严重。

8.2 餐饮食品安全事故应急管理

食品安全事故应急管理是指政府、企业和社会组织在食品安全事件发生时，采取的一系列紧急应对措施，以保障公众健康和安全。随着食品安全事件的频繁发生，食品安全应急管理已成为社会关注。事故应急管理的内涵，包括预防、准备、响应和恢复四个阶段。

8.2.1 食品安全事故应急响应

根据国家食品安全事故应急预案，按食品安全事故的性质、危害程度和涉及范围，食品安全事故分为四级：Ⅰ级（特别重大）、Ⅱ级（重大）、Ⅲ级（较大）和Ⅳ级（一般）食品安全事故。按照食品安全突发事件分级标准，突发事件应急响应由低到高依次设定为Ⅳ级、Ⅲ级、Ⅱ级和Ⅰ级四个响应等级。依据《突发公共卫生事件分级标准（试行）》，食品安全突发事件的预警级别按照其紧急程度、发展势态或可能造成的危害程度，从高到低划分为一级、二级、三级和四级，依次用红色、橙色、黄色和蓝色予以标示，见表8-1。

① 初判为一般级别（Ⅳ级）食品安全突发事件时，由事发地县级人民政府启动Ⅳ级的响应，在本行政区域内开展食品安全突发事件应急处理工作，并适时向上级人民政府和有关部门报告情况。

② 初判为较大级别（Ⅲ级）食品安全突发事件时，由事发地市（州）人民政府启动Ⅲ级的响应，在本行政区域内开展食品安全突发事件应急处理工作，并适时向省人民政府和有关部门报告情况。

③ 判为重大级别（Ⅱ级）食品安全突发事件时，由省市场监督管理局向省人民政府提出启动Ⅱ级响应的建议，经省人民政府批准后，由省应急指挥部启动Ⅱ级响应，负责统一领导和指挥食品安全突发事件应急处置工作，并向国务院和有关部门报告情况。

④ 初判为特别重大级别（Ⅰ级）食品安全突发事件时，由省指挥部向国家提出启动Ⅰ级响应的建议，经省人民政府同意后报请国务院有关部门批准启动。

必要时，上级人民政府和相关部门根据应急处置需要，可派出工作组现场指导、协助食品安全突发事件应急处置工作。食源性疾病中涉及传染病疫情的，按照《中华人民共和国传染病防治法》《突发公共卫生事件应急条例》和《国家突发公共卫生事件应急预案》等相关规定开展疫情防控和应急处置。

表 8-1 食品安全事故分级

食品安全事故分级		危害程度	响应级别	预警信息发布及响应启动
Ⅰ级（特别重大）	受污染食品流入 2 个以上省份或国（境）外（含港澳台地区），造成特别严重健康损害后果的，或经评估认为事故危害特别严重的	一级（红色）	Ⅰ级响应	党中央、国务院
	1 起食品安全事故出现 30 人以上死亡的			
	党中央、国务院认定的其他特别重大级别食品安全事故			
Ⅱ级（重大）	受污染食品流入 2 个以上区，造成或经评估认为可能造成对社会公众健康产生严重损害的	二级（橙色）	Ⅱ级响应	省人民政府或其委托的部门
	在我国首次出现的新的污染物引起的食品安全事故，造成严重健康损害后果，并有扩散趋势的			
	1 起食品安全事故涉及人数在 100 人以上并出现死亡病例的，或出现 10 人以上、29 人以下死亡的			
	市委、市政府认定的其他重大级别食品安全事故			
Ⅲ级（较大）	受污染食品流入 2 个以上区，可能造成健康损害后果的	三级（黄色）	Ⅲ级响应	市、州及直管市或其委托的部门
	1 起食品安全事故涉及人数在 100 人以上，或出现死亡病例的			
	市委、市政府认定的其他较大级别食品安全事故			
Ⅳ级（一般）	存在健康损害的污染食品，造成健康损害后果的	四级（蓝色）	Ⅳ级响应	县级人民政府或其委托的部门
	1 起食品安全事故涉及人数在 30 人（含）以上、99 人（含）以下，且未出现死亡病例的			
	县级政府认定的其他一般级别食品安全事故			

8.2.2 食品安全事故应急处置原则

食品安全事故处置应遵循下列原则：

① 以人为本，减少危害。保障公众健康和生命安全是应急处置的首要任务，最大限度减少食品安全事故造成的人员伤亡和健康损害。

② 统一领导，分级负责。按照"统一领导、综合协调、分类管理、分级负责、属地管理为主"的应急管理体制，建立快速反应、协同应对的食品安全事故应急机制。

③ 科学评估，依法处置。有效使用食品安全风险监测、评估和预警等科学手段；充分发挥专业队伍的作用，提高应对食品安全事故的水平和能力。

④ 居安思危，预防为主。坚持预防与应急相结合，常态与非常态相结合，做好应急准备，落实各项防范措施，防患于未然。建立健全日常管理制度，加强食品安全风险监测、评估和预警；加强宣教培训，提高公众自我防范和应对食品安全事故的意识和能力。

8.2.3 食品安全事故应急处置的职责与义务

食品安全事故应急处置关系到身体健康和生命安全，需要政府多部门联动并协调合作。职责划分须把握以下基本原则：

① 统一领导，分级负责的原则。坚持统一领导，建立强有力的组织指挥机构是做好食品安全事故应急处置工作的关键。因此，整个应急处置工作必须只有一个决策机构，确保政令统一、畅通。同时，也要强化下级政府的责任，明确分级负责的基本原则。

② 快速反应，协同应对的原则。食品安全事故应急处置中特别强调要快速反应，与时间赛跑。职责划分中，一定要建立反应灵敏、运转高效的应急快速机制。同时，要强化协同合作的机制，要明确部门之间、上下级之间协作职责的无缝衔接。

③ 社会动员，全民参与的原则。食品安全事故应急处置的职责划分时，既要明确各级党委政府及其相关部门的职责，也要建立全民参与的相关机制。不仅发挥政府的主导作用，还要发挥企事业单位、社区和志愿者队伍的作用，动员全社会的人力、物力和财力，依靠公众力量，形成应对突发事故的合力。同时，增强公众的公共安全和风险防范意识，提高全社会的避险救助能力。满足社会公众的知情权，做到信息透明、信息公开，对社会公众的舆情进行监控，了解社会公众的所思、所想、所愿，对舆情进行正确和合理的引导。

职责划分具体要求要覆盖全部任务，不能遗漏，牵头部门与配合部门的职责界定清楚，且应急职责与日常任务相结合。各部门及有关单位职责见表 8-2。

表 8-2 各部门及其有关单位职责

单位/部门		职责
事故发生企业	事中	协助卫生行政部门抢救病人或疑似病人，需要住院救治的及时送往医院。关注已食用可能导致食品安全事故食品的人员，出现不适症状，立即送至医院救治；采取措施立即停止可能导致食品安全事故的食品及其原料的食用和使用启动食品安全事故应急处置方案；保护食品安全事故现场控制和保存导致或者可能导致食品安全事故的食品及其原料、工具、设备和现场，并按要求提供有关食品及其原料等样品
	事后	按要求报告食品安全事故等；立即召回导致或者可能导致食品安全事故的问题食品；对被污染的食品、相关产品及其工具用具、设施设备进行清洗消毒
医疗救治单位	事前	做好食品安全事故病人特效药品的储备
	事中	对食品安全事故中的病人提供医疗救护；详细询问病史，登记发病时间，制作完整的病历记录；保存病人的血清、呕吐物、排泄物等临床样品
	事后	收治食品安全事故病人或疑似病人后，应及时向市场监督管理等部门报告；协助专业技术机构对食品安全事故进行调查，必要时，根据当地市场监督管理等部门的要求，协助开展流行病学调查和参加食品安全事故相关的分析及诊断等
市场监督管理部门	事前	建立由流行病学、病原微生物学、分析化学、卫生毒理学、卫生统计学、食品安全监督、检验检测、审评认证和临床医学等不同专业技术领域专家组成的常设专家库；做好应急准备或者储备工作。开展经常性的食品安全事故应急演练等
	事中	开展应急救援工作，组织救治因食品安全事故导致人身伤害的人员；封存可能导致食品安全事故的食品及其原料以及封存被污染的食品相关产品，责令食品生产经营者依照《食品安全法》的规定召回或者停止经营；组织对重大、复杂食品安全事故的专家评定，依法对食品安全事故进行分析评估，核定事故级别
	事后	做好信息发布工作，依法发布食品安全事故及其处理情况，并对可能产生的危害加以解释、说明；做好食品安全事故有关情况报告和通报

续表

单位/部门		职责
卫生部门	事前	组织开展食品安全风险监测和风险评估
	事中	组织开展应急救援；协助市场监督管理等部门开展食品安全事故调查处理，做好相应的物资准备；督促、指导相关机构及时开展流行病学调查，对事故现场进行卫生处理
有关专业技术机构	事前	负责食品安全风险监测、信息收集与食品安全事故报告
	事中	相关技术机构，应按照其主管部门的要求协助开展应急检验检测、流行病学调查、卫生学调查、事故责任调查和违法违规行为调查等应急处置相关工作
	事后	负责对事故现场进行卫生处理，按照食品安全事故处理的有关规定和工作流程，对食品安全事故现场进行清洗消毒，对有关物品进行无害化处置等；负责开展现场流行病学调查，提出食品安全事故预防控制措施及对策，提交流行病学调查报告；参与食品安全事故相关资料的整理、讨论分析以及食品安全事故的确定和调查报告的起草
人民政府	事前	依据有关法律法规和上级人民政府的食品安全事故应急预案的要求，结合本行政区域的实际情况，制订本行政区域内的食品安全事故应急预案，并须报上一级人民政府备案。一旦发生食品安全事故，应当按照预案要求，立即成立事故处置指挥机构
	事后	针对食品安全事故性质、特点和危害程度，统一领导、组织、协调本行政区域的食品安全事故应对工作，立即组织有关部门，调动应急救援队伍和社会力量，依照有关法律法规的规定采取应急处置措施组织应急处置指挥机构和专家组对食品安全事故发展态势进行研判，并按要求进行报告和通报等
有关部门	事前	相关部门按照职责分工开展食品安全日常检查、监督抽检、风险监测等工作，收集、评估、预警和交流可能导致食品安全事故的风险信息，必要时向相关部门和地区通报； 发现进口食品不符合我国食品安全国家标准或者能证明可能危害人体健康的，海关应监督进口商立即停止进口，并按照有关规定予以召回； 境外发生的食品安全事件可能对我国境内造成影响，海关应当及时采取风险预警或者控制措施，并向市场监督管理、卫生、农业部门通报；已经注册的境外食品生产企业因其自身的原因而进口食品发生重大食品安全事故的，海关应当撤销其注册并公告等
	事后	农业、海关等部门须配合市场监督管理和卫生行政部门对食品安全事故进行调查处理

餐饮服务企业获悉发生食品安全事故或者疑似食品安全事故时，应立即采取措施，停止生产经营可疑存在危害的食品，防止事故扩大。配合调查处置义务如下：

① 事故调查部门有权向生产经营可疑造成食品安全事故食品的餐饮服务企业了解与事故有关情况，并要求提供相关资料和样品。餐饮服务企业及其从业人员应当配合相关部门的调查，按照要求提供相关资料和样品，不得拒绝。

② 餐饮服务企业不得干涉和阻挠食品安全事故的调查处理，不得对食品安全事故隐瞒、谎报、缓报，不得隐匿、伪造、毁灭有关证据。

8.2.4 食品安全事故的总结评估

食品安全突发事件善后处置工作结束后，事发地指挥部办公室应当组织有关部门和机构及时对应急处置工作进行评估，总结经验教训，分析事件的起因、性质、影响、责任等，提出对类似事件的防范和应对工作的意见和建议，应急结束10天内以书面形式报同级人民政府，并抄送同级有关部门和上级主管部门。

8.3 餐饮食品安全事故应急处置预案编制

预案是指事件发生之前，根据事件发生发展的规律和特点，分析预测事件可能发生的概率，做好事件发生前的准备和事件发生后的应对计划。应急预案指面对突发事件如自然灾害、重特大事故、环境公害及人为破坏的应急管理、指挥、救援计划等。食品安全事故应急预案是针对可能发生的食品安全事故，为保证迅速、有序、有效地开展应急处置、降低损失而预先制订的有关计划或方案。根据《食品安全法》第一百零二条规定，县级以上地方人民政府应当制定本行政区域的食品安全事故应急预案，食品生产经营企业应当制定食品安全事故处置方案，定期检查本企业各项食品安全预防措施的落实情况，及时消除事故隐患。食品安全事故应急预案是我国应急管理体系建设工作的重要内容，是食品安全事故应急准备工作的基础，也是食品安全应急管理法治建设的重要组成部分。

8.3.1 预案的结构框架和文件体系

食品安全事故应急预案应当对食品安全事故分级、事故处置组织指挥体系与职责、预防预警机制、处置程序、应急保障措施等作出规定，其内容应当包括预防事故发生的措施、事故发生后的处置措施和开展事故处置演练。不同部门、组织可以针对自身的实际应急需要和管理模式，采取不同的应急预案结构框架。目前，应急预案的结构框架通常是"1+4"结构，见图8-1和图8-2。应急预案各部分相互联系、相互作用、相互补充，构成一个有机整体。

① 基本预案：阐明应急整体框架结构体系、原则、应急预案的总体描述，明确各应急组织在应急准备和应急行动中的职责以及应急预案的演练和管理等规定，是应急反应组织结构和政策方针的综述。

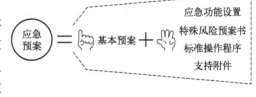

图8-1 应急预案的结构

② 应急功能设置：分预案中要明确从应急准备到应急恢复全过程每一个应急活动中各相关部门应承担的责任和目标。

③ 特殊风险预案：基于潜在重大事件风险辨识、评价和分析，针对每一种类型的可能重大事件风险，明确其相应的主要负责部门、有关支持部门及其相应的职责，并为该类专项预案的制订提出特殊要求和指导。

④ 标准操作程序：扩充基本预案，说明各项应急功能的实施细节。有关应急部门须制订相应的标准操作程序，为组织或个人提供履行应急预案中规定的职责和任务时所需的详细指导。标准操作程序应保证与应急预案的协调和一致性，为应急组织或个人履行应急任务功能设置中规定的职责和任务提供详细指导，应通过简洁的语言说明标准操作程序的目的、执行主体、时间、地点、任务、步骤和方式，并提供所需的检查表和附图表。应急预案启动后，相关人员可按操作指南检查表，逐项落实行动。

⑤ 支持附件：各类应急有关的技术资料、数据和信息等主要包括应急处置的有关保障

系统的描述及有关的附图表。其包括：危险分析附件、法律法规附件、应急资源附件、教育、培训、演练附件和技术支持附件等其他支持附件。

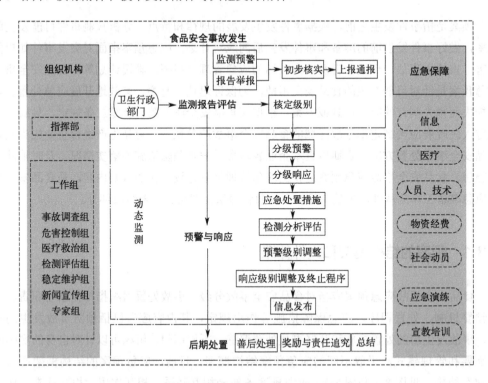

图 8-2　食品安全事故应急体系架构图

应急预案的文件体系见图 8-3，一般可包括四类预案文件。

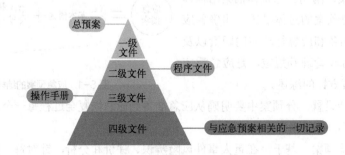

图 8-3　应急预案文件体系

① 一级文件（总预案）：紧急情况的管理政策、预案的目标、应急组织的责任等内容。

② 二级文件（程序文件）：对应急行动的目的和范围进行说明，目的是为应急行动提供指南，但同时要求程序和格式简洁明了，以确保应急人员在执行应急步骤时不产生误解。

③ 三级文件（操作手册）：对程序中的特定任务及某些行动细节进行说明，供应急组织内部人员或其他人员使用。

④ 四级文件（与应急预案相关的一切记录）：制订预案和执行预案的记录，如培训记录、文件记录、资源配置记录、设备设施相关记录和应急演练的相关记录等。

从总预案到行动记录，层层递进，组成了一个完善的应急预案文件体系。根据这四类预案文件等级分别进行归类管理，既确保了预案文件的完整性，又便于查阅和调用，保证应急预案能得到有效运用。

8.3.2　食品安全事故应急预案编制

编制应急预案是应急准备工作的核心内容，是及时、有序、有效地开展应急工作的重要保障。编制原则包括以下几方面。

① 科学性原则：编制预案应以科学的态度，在全面调查研究的基础上，开展严密的分析和论证，权衡应急处置措施的利弊，慎重设计应急处置流程，使应急预案科学、严谨，为应急处置提供统一、完整的行动程序。

② 系统性原则：应急预案要涵盖整个食品安全事故的方方面面，形成完整体系。各级各类预案要规范统一、相互衔接，专项预案、部门预案和基层预案要与总体预案有机结合。

③ 针对性原则：应急预案应结合危险分析和危害评估的结果，针对重大危险源、可能发生的各类事件、薄弱环节等进行编制，确保其有效性。

④ 完整性原则：完整的应急预案应当充分体现对突发事件管理各环节的工作，明确事故事前、事中、事后的全部进程。应急预案应包含实施应急响应行动所需的所有基本信息。

⑤ 可操作性原则：每个预案应明确体现突发事件应对处置的各环节工作。分类分级标准尽可能量化，职能职责定位尽可能具体，应急处置尽可能简化，语言表述尽可能通俗等。

应急预案的编制过程可分为 5 个步骤，见表 8-3。

表 8-3　应急预案编制过程

过程		内容
成立编制小组		明确编制任务、职责分工和计划安排
危险分析和应急能力评估	危险分析	危险识别：对潜在的所有危险、有害因素和事件类型进行系统分析。应强调危险、有害因素识别的全面性，对客观存在的、尚未发生的潜在风险加以罗列，并进行周密、系统的调查分析，综合归类，揭示潜在的风险及其性质等
		脆弱性分析：发生危险事件，最易受到冲击破坏的地区或单位以及最可能出现波动或激变的环节
		风险评价：采用系统科学的方法确认系统存在的危险性，评估事件发生的可能性及可能导致的破坏或伤害程度，根据风险大小，采取相应的安全措施以达到系统安全的过程。通常选择对最坏的情况进行分析，考虑二次事件的发生
	应急能力评估	检验各组织或部门在应对突发危机时所拥有的人力、组织、机构、手段和资源等应急要素的完备性、协调性以及最大程度减轻灾害损失的综合能力
预案编制		预案编制工作组要合理组织预案的结构体系，预案编制时应充分收集和参阅已有的应急预案，以最大可能减少工作量，避免重复和交叉，确保与其他相关应急预案的协调和一致
应急预案的评审与发布		预案编制单位或管理部门应依据有关应急的方针、政策、法律、法规、规章、标准和其他有关应急预案编制的指南性文件与审评检查表，组织开展预案评审工作。应急预案经评审通过和批准后，按有关程序进行正式发布和备案

续表

过程		内容
应急预案的实施	预案衔接	根据《国务院关于全面加强应急管理工作的意见》要求，各地区、各部门、各基层单位要编制修订本地区、本行业和领域的各类预案，并加强对预案编制工作的领导和督促检查。尽快构建覆盖各地区、各行业、各单位的预案体系，并做好各级、各类相关预案的衔接工作
	宣教培训	提高应急预案有关的职能部门及其人员的危机意识和责任意识，明确应急工作程序，提升应急处理和协调能力；提高公众的安全意识和基本的应急处理技能
	预案演练	检验应急预案的可行性和应急反应的准备情况；发现应急预案中存在的问题，完善应急工作机制，提高应急反应能力和应急队伍的作战能力，锻炼演练队伍，熟悉操作技能，提升危机意识和责任意识，加强防范突发事件的综合能力
	应急预案的评估与更新	应急预案编制单位应定期或根据实际需要对应急预案进行评估、检验、修订和完善，以便及时更新信息，并解决演练、实施中反映的问题

8.4 餐饮食品安全事故应急预案内容

餐饮食品安全事故应急预案内容应该主要包括总则、组织体系及职责、管理流程、保障措施、附则和附录，这六个方面共同构成了应急预案的要素，它们之间相互联系、互为支撑，共同构成了一个完整的应急预案框架。

① 总则：规定应急预案的指导思想、编制目的、工作原则、编制依据、适用范围。

② 组织体系及职责：具体规定应急管理的组织机构与职责、组织体系框架。

③ 管理流程：应急管理可划分为预警预防、应急响应和善后处置三个阶段。

④ 保障措施：应急预案得以有效实施和更新的基本保障措施。

⑤ 附则：专业术语、预案管理与更新、跨区域沟通与协作、奖励与责任、制订与解释权、实施或生效时间等。

⑥ 附录：主要包括各种规范化格式文本、相关机构和人员通讯录等。

8.4.1 组织体系及职责

应急指挥机构的职责是统一领导、组织、协调、指挥食品安全事故的防控工作和应急处置工作，主要包括应急准备、启动预案以及应急处置。国家食品安全突发事件应急处置指挥组织机构图见图8-4。

① 应急准备：贯彻落实相关法律、法规和规范性文件以及上级领导部门的决策、部署，研究制定食品安全事故应急处理工作的方针、政策，组织建立食品安全事故应急处理机制和应急保障体系，检查和督促下属各有关部门及下级政府的应急准备工作。

② 启动预案：根据分级响应原则，启动相应的应急预案。分级响应原则是指依照食品安全事故的不同情况和严重程度，将其划分为若干等级，由不同层级的应急指挥机构启动。

③ 应急处置：对医疗救援、事故调查、信息发布、善后处理、安全保卫等重大问题做

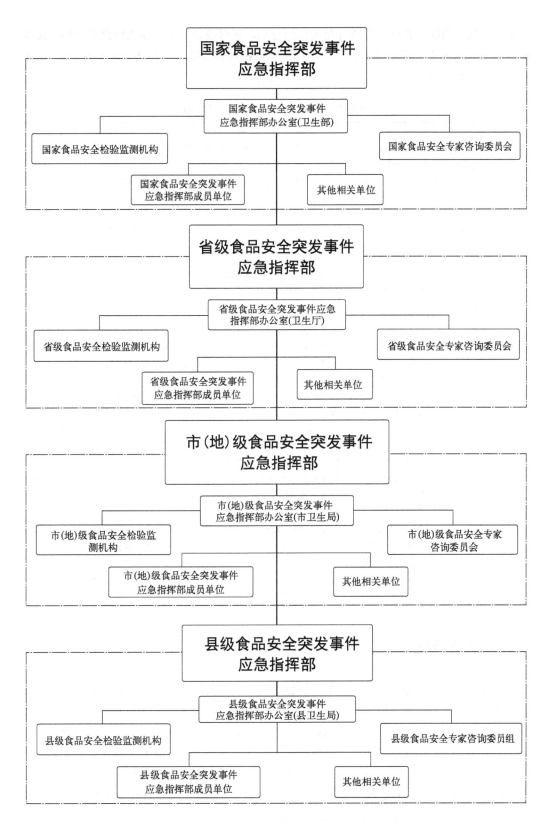

图 8-4 国家食品安全突发事件应急处置指挥组织机构

出决策，统一组织、协调、指挥各相关部门行动，确保应急处理工作快速有效开展，最大限度减少人员伤亡、避免事态扩大。指挥部和指挥部办公室及其职责见表8-4，各应急工作组及其职责见表8-5。

表8-4 指挥部和指挥部办公室及其职责

部门	职责
指挥部	指挥部负责统一领导事故应急处置工作；研究重大应急决策和部署；组织发布食品安全事故的重要信息；审议批准指挥部办公室提交的应急处置工作报告等
指挥部办公室	承担指挥部的日常工作，主要负责贯彻落实指挥部的各项部署，组织实施事故应急处置工作；检查督促相关地区和部门做好各项应急处置工作，及时有效地控制事故，防止事态蔓延扩大；研究协调解决事故应急处理工作中的具体问题；向本级政府指挥部及其成员单位报告、通报食品安全事故应急处置的工作情况；组织信息发布。指挥部办公室建立会商、发文、信息发布和督查等制度，确保快速反应、高效处置

表8-5 各应急工作组及其职责

工作组	职责
事故调查组	由卫生行政部门牵头，会同市场监管部门和公安部门等相关部门调查事故发生原因，评估事故影响，尽快查明致病原因，作出调查结论，提出事故防范意见；对涉嫌犯罪的，由公安部门负责，督促、指导涉案地公安机关立案侦办，查清事实，依法追究刑事责任；对监管部门及其他机关工作人员的失职、渎职等行为进行调查。根据实际需要，事故调查组可以设置在事故发生地或派出部分人员赴现场开展事故调查（简称前方工作组）
危害控制组	由事故发生环节的具体监管职能部门牵头，会同相关监管部门监督、指导事故发生地政府职能部门召回、下架、封存有关食品、原料、食品添加剂及食品相关产品，严格控制流通渠道，防止危害蔓延扩大
医疗救治组	由卫生行政部门负责，结合事故调查组的调查情况，制订最佳救治方案，指导事故发生地人民政府卫生行政部门对健康受到危害的人员进行医疗救治
检测评估组	由卫生行政部门牵头，提出检测方案和要求，组织实施相关检测，综合分析各方检测数据，查找事故原因和评估事故发展趋势，预测事故后果，为制订现场抢救方案和采取控制措施提供参考。检测评估结果要及时报告指挥部办公室
维护稳定组	由公安部牵头，指导事故发生地人民政府公安机关加强治安管理，维护社会稳定
新闻宣传组	由中央宣传部牵头，会同新闻办、卫生行政部门等部门组织事故处置宣传报道和舆论引导，并配合相关部门做好信息发布工作
专家组	指挥部成立由有关方面专家组成的专家组，负责对事故进行分析评估，为应急响应的调整和解除以及应急处置工作提供决策建议，必要时参与应急处置

8.4.2 管理流程

突发事件通常遵循一个特定的生命周期。每一个级别的突发事件，都有发生、发展和减缓的阶段，需要采取不同的应急措施。因此，需要按照社会危害的发生过程将每一个等级的突发事件进行阶段性分期，作为政府采取应急措施的重要依据。应急管理流程设计是基于突发事件的生命周期对突发事件进行分期管理的，旨在建立一个全面整合的政府应急管理模式。根据突发事件可能造成危害和威胁、实际危害已经发生、危害逐步减弱和恢复三个阶段，可将突发事件总体上划分为预防预警、应急响应和后期处置三个阶段。

8.4.3 应急保障

随着突发事件的综合性、跨地域属性日趋明显，应急管理涉及交通、通信、消防、信息、医疗卫生、救援、安全、环境等各部门。要求相关部门协同运作，快速有序采取措施，尽快控制事态发展，对经济支持、物资保障、人力资源保障、法治保障、科研保障和社会动员与舆论支持方面提出了要求。

① 信息保障：食品安全综合监管部门建立重大食品安全事故的专项信息报告系统。重大食品安全事故发生后，应急指挥部应当及时向社会发布食品安全事故信息。

② 医疗保障：卫生行政部门建立功能完善、反应灵敏、运转协调、持续发展的医疗救治体系，在食品安全事故造成人员伤害时迅速开展医疗救治。

③ 人员及技术保障：应急处置专业技术机构要结合本机构职责开展专业技术人员食品安全事故应急处置能力培训，加强应急处置力量建设，提高快速应对能力和技术水平。健全专家队伍，为事故核实、级别核定、事故隐患预警及应急响应等相关技术工作提供人才保障。国务院有关部门加强食品安全事故监测、预警、预防和应急处置等技术研发，促进国内外交流与合作，为食品安全事故应急处置提供技术保障。

④ 物资与经费保障：食品安全事故应急处置所需设施、设备和物资的储备与调用应当得到保障；使用储备物资后须及时补充；食品安全事故应急处置、产品抽样及检验等所需经费应当列入年度财政预算，保障应急资金。

⑤ 社会动员保障：根据食品安全事故应急处置的需要，动员和组织社会力量协助参与应急处置，必要时依法调用企业及个人物资。动用社会力量或企业、个人物资进行应急处置后，应当及时归还或给予补偿。

⑥ 宣教培训：国务院有关部门应当加强对食品安全专业人员、食品生产经营者及广大消费者的食品安全知识宣传、教育与培训，促进专业人员掌握食品安全相关工作技能，增强食品生产经营者的责任意识，提高消费者的风险意识和防范能力。

⑦ 应急演练：国务院有关部门要开展食品安全事故应急演练，以检验和强化应急准备和应急响应能力，并通过对演习演练的总结评估，完善应急预案。

8.5 餐饮食品安全风险监测与预警

8.5.1 食品安全风险监测与监督抽检

食品安全风险监测是通过系统和持续地收集食源性疾病、食品污染以及食品中的有害因素的监测数据及相关信息，进行综合分析和及时通报的活动，其监测结果可用于食品安全风险评估与风险交流、食品安全标准制定或修订以及指导食品安全监督管理等工作。食品安全风险监测是食品安全工作的基础，尽早发现食品安全隐患，最大限度减少食品安全风险给国家和人民群众造成的伤害。

食品安全风险监测应坚持以代表性、客观性、准确性和及时性的原则进行。食品安全事故监测机构是按照属地化管理原则，当地疾病预防控制机构负责对行政辖区内的食品安全事故进行监测、信息报告与管理；负责收集、核实辖区内食品安全事故信息资料；设置专门的举报、咨询热线电话，接受食品安全事故的报告、咨询和监督；设置专门工作人员搜集各种来源的食品安全事故信息；建立监测信息数据库，开展技术指导。国家、省、市、县各级卫生行政部门建立统一的食品污染物和食源性疾病的监测、预警和报告网络体系，包括监测报告网络和实验室监测网络。食品安全风险监测的范围包括食品生产、流通和餐饮服务各环节，监测的产品包括食品和食品原料、辅料。餐饮服务领域的监测内容包括各类食品及原料、高危风险食品（如散装熟肉、乳及乳制品和水发产品等）的微生物、理化等污染指标，饮用水及涉及饮用水卫生安全产品的卫生监测，餐饮具消毒情况的监测，食品从业人员卫生的监测。

食品质量监督抽查是国家为加强食品质量监督管理，了解食品质量状况，由县以上市场监督行政管理部门制定相关产品的监督抽查计划/方案，并依据《食品安全监督抽检实施细则》对从生产、流通领域抽取的样品进行检验、处置的一种活动。食品安全监督抽检方案是保障人民健康的重要手段。它能及时发现和防止食品中的安全隐患，并确保食品的质量和安全达到标准。食品安全监督抽检方案的目标是保障人民的食品安全和健康，应当遵循科学、公平、透明和全面的原则，确保食品监督抽检的公正性和准确性。同时，方案应当充分考虑食品生产和供应环节，防止食品污染和安全隐患的发生。

食品安全抽样检验工作计划和工作方案应当包括下列内容：抽样检验的食品品种；抽样环节、抽样方法、抽样数量等抽样工作要求；检验项目、检验方法、判定依据等检验工作要求；抽检结果及汇总分析的报送方式和时限；法律、法规、规章和食品安全标准规定的其他内容。

食品安全抽样检验工作计划的重点食品如下：风险程度高以及污染水平呈上升趋势的食品；流通范围广、消费量大、消费者投诉举报多的食品；风险监测、监督检查、专项整治、案件稽查、事故调查、应急处置等工作表明存在较大隐患食品；专供婴幼儿和其他特定人群的主辅食品；学校和托幼机构食堂以及旅游景区餐饮服务单位、中央厨房、集体用餐配送单位经营的食品；有关部门公布的可能违法添加非食用物质的食品；已在境外造成健康危害并有证据表明可能在国内产生危害的食品；其他应当作为抽样检验工作重点的食品。

8.5.2 食品安全风险预警

食品安全预警是指通过对食品安全隐患的监测、追踪、量化分析、信息通报预报等，对潜在的食品安全问题及时发出警报，从而达到早期预防和控制食品安全事件，最大限度地降低损失，变事后处理为事先预警的目的。建立食品安全事故风险预警机制将监管工作向前延伸，将事后处理的被动监管转变为预防为主的主动监管，强化源头控制。根据食品安全风险监测和评估结果，当食品安全突发事件即将发生或者发生的可能性增大时，县级以上地方各级人民政府应当根据有关法律、行政法规和国务院规定的权限和程序，发布相应级别的警报，决定并宣布有关地区进入预警期，同时向上一级人民政府报告。通常预警信息的发布、调整和解除可通过广播、电视、报刊、通信、信息网络、宣传车或组织人员逐户通知等方式进行。预警信息的内容包括突发事件的类别、预警级别、起始时间、可能影响范围、警示事项、应采取的措施和发布机关等。

发布Ⅲ级和Ⅳ级食品安全预警，并宣布进入预警期后，县级以上地方各级人民政府应当根据即将发生的食品安全突发事件的特点和可能造成的危害程度，采取下列措施：

① 启动食品安全事故应急预案。

② 责令有关部门、专业机构、监测网点和负有特定职责的人员及时收集、报告有关信息，向社会公布反映食品安全突发事件信息的渠道，加强对食品安全突发事件发生、发展情况的监测、预报和预警工作。

③ 组织有关部门和机构、专业技术人员、有关专家学者，随时对食品安全突发事件信息进行分析评估，预测发生突发事件可能性的大小、影响范围和强度以及可能发生的突发事件的级别。

④ 定时向社会发布与公众有关的食品安全突发事件预测信息和分析评估结果，并对相关信息的报道工作进行管理。

⑤ 及时按照有关规定向社会发布可能受到食品安全突发事件危害的警告，宣传避免、减轻危害的常识，公布咨询电话。

发布Ⅰ级和Ⅱ级食品安全预警，并宣布进入预警期后，县级以上地方各级人民政府除了采取Ⅲ级和Ⅳ级预警规定的措施以外，还应当根据可能发生的食品安全突发事件的特点和可能造成的危害程度，可选择采取下列措施：

① 责令应急医疗救援队伍、负有特定职责的人员进入待命状态，并动员后备人员做好参加应急救援和处置工作的准备。

② 调集应急救援所需物资、设备、工具，准备应急设施和场所，并确保其处于良好状态、随时可以投入正常使用。

③ 加强安全保卫，维护社会治安秩序。

④ 及时向社会发布有关采取特定措施避免或者减轻食品安全突发事件危害的建议、劝告。

⑤ 法律、法规、规章规定的其他必要的防范性、保护性措施。

8.6 餐饮食品安全事故信息报告

食品安全事故的信息报告包括事故单位的报告、相关部门的报告和通报、新闻媒体的宣传报道等信息报告。食品安全事故发生后，影响到事故病人或者疑似病人等特定人员以及公众的身体健康和生命安全，社会关注度比较大。一旦发生食品安全事故，如果信息不真实、不畅通，容易引起公众质疑和社会恐慌。因此，政府及相关部门一定要做好信息发布工作，及时、统一、真实、全面公布食品安全事故情况和调查处理工作的进展，同时普及食品安全知识，对可能产生的危害加以解释、说明，以缓解公众的不安情绪。

8.6.1 报告主体和时限

① 食品生产经营者发现其生产经营的食品造成或者可能造成公众健康损害的情况和信息，应当在 2 小时内向所在地市场监督管理局报告。

② 事发单位和接收病人进行治疗的单位应当在 2 小时内分别向事发地县级市场监管、卫生计生等部门报告。接到报告的卫生计生部门，应当在 2 小时内通报同级市场监管部门。

③ 食品安全相关技术机构、有关社会团体及个人发现食品安全突发事件相关情况，应当及时向所在地市场监管部门报告或举报。

④ 农业行政（含海洋与渔业、畜牧、林业）质量监督等部门在日常监督管理中发现食品安全突发事件，或者接到有关食品安全突发事件的举报，应当及时向食品监管部门通报。

⑤ 接到报告的市场监管部门应当按照应急预案的规定向同级人民政府和上级市场监管部门逐级报告，必要时可直接向省监管局报告。

⑥ 涉及港澳台侨、外籍人员，影响到境外的食品安全突发事件，或境外涉我国食品安全突发事件，应当及时向上级人民政府及其外事侨务、对台工作等相关部门报告，按有关规定办理。法律、法规和规章对食品安全突发事件报告的时限、程序和内容另有规定的，遵从其规定。

8.6.2 报告内容

食品生产经营者，医疗、技术机构和社会团体、个人报告食品安全突发事件信息时，应当包括事件发生时间、地点和危害人数等基本情况。

有关部门报告或通报食品安全突发事件信息时，应包括食品安全突发事件发生单位、时间、地点、事件简要经过、危害程度、伤亡人数、救治单位、检测结果、事件报告或通报单位信息（报告或通报时间、单位、联系人及联系方式）、初步判断的事件原因、已采取的措施及食品安全突发事件控制情况等内容。根据食品安全突发事件发展情况和应急处置工作进程，应报告或通报事件修正信息（包括事件的发展及变化、处置进程、事件原因及影响因素）、事件鉴定结论、处置工作总结、类似事件防范和处置建议等内容。食品安全事故报告见表 8-6。

表 8-6　食品安全事故报告

报告	内容
初次报告	应尽可能报告事故发生的时间、地点、单位、危害程度、死亡人数、事故报告单位及报告时间、报告单位联系人员及联系方式、事故发生原因的初步判断、事故发生后采取的措施及事故控制情况等，如有可能应当报告事故的简要经过
阶段报告	报告新发生的情况，对初次报告的情况进行补充和修正，包括事故的发展与变化、处置进程、事故原因等
总结报告	重大食品安全事故鉴定结论，对事故的处理工作进行总结，分析事故原因和影响因素，提出之后对类似事故的防范和处置建议

8.6.3 报告撰写

食品安全突发事件现场处置报告提纲如下：

（1）背景

处置任务来源（何时接报或接到上级行政部门调查指示）、突发事件简单描述（突发事件发生的时间、地点、波及范围、基本经过等）、参与突发事件处置的机构与人员、处置目的简述。

（2）基本情况

突发事件发生地的基本情况，如气候、风俗习惯、人口数、社区的社会经济状况、学校／工厂／企业规模、住宿／非住宿、食品企业的日常活动和操作等。

（3）处置过程

描述要简明扼要、有逻辑性。

（4）处置结果

食品卫生学调查：可疑食品及其原料的来源、剩余数量及流向；可疑食品的制作时间、配方、加工方法和加工环境卫生状况；成品及半成品的保存、运输、销售条件；食品制作人员的卫生和健康状况；分析造成食品污染的环节。

（5）处置结论

概括突发事件处置中的主要突发事件范围、污染食品及污染原因。不能作出处置结论的事项应当说明原因。

（6）建议

提出防控建议，如发布食品消费预警，召回相关食品，对污染食品的无害化处理，清洗消毒加工场所，改进加工工艺，维修或更换生产设备，调离受感染的从业人员，加强从业人员培训，开展公众宣传教育等。

8.7 餐饮食品安全事故信息发布

经政府授权，相关部门通过新闻发布会、接受采访和组织专家解读、解释和说明等多种形式，借助广播、电视、报刊、通信、信息网络等多种途径，运用微博、微信、手机应用程序等多个平台，主动、及时、准确、客观地向社会发布相关信息，回应公众关切的问题，澄清谣言传言，正确引导社会舆论。做好舆情监测和舆情预判，根据事件性质组织专家开展食品安全专项咨询服务及宣传教育活动，消除不必要恐慌，确保社会稳定。

8.8 餐饮食品安全事故现场处置

食品安全事件现场调查工作流程见图 8-5，食品安全事故发生后，事故发生地相应级别的人民政府应当立即成立食品安全事故应急处置指挥机构，根据事故的性质、特点和危害程度，统一组织开展本行政区域的食品安全事故应急处置工作，按照有关规定采取下列应急处置措施，以最大限度减轻事故的危害：

① 有效利用医疗资源，为医疗机构最大限度救助食品安全事故病人提供帮助。

② 疾病预防控制机构及时对事故现场进行卫生处理，并开展流行病学调查，相关部门及时组织检验机构开展抽样检验，尽快查明食品安全事故发生的原因。

③ 市场监督管理、农业行政、海关等有关部门应依法强制性就地或异地封存事故相关食品及原料和被污染的食品用工具及用具，待查明食品安全事故的原因后，责令食品生产经营者彻底清洗消毒被污染的食品用工具及用具，消除污染。

④ 对确认受到有毒有害物质污染的相关食品及原料，市场监督管理、农业行政、海关等有关部门应依法责令生产经营者召回、停止经营、停止进出口并销毁。检验后确认未被污染的应当予以解封。

⑤ 市场监督管理等部门依法开展现场卫生学调查，为查明事故发生原因、采取预防控制措施提供依据。

⑥ 及时组织研判事故发展态势，并向事故可能蔓延到的地方人民政府通报信息，提醒做好应对准备。事故可能影响到国（境）外时，及时协调有关涉外部门做好相关通报工作。

8.8.1 现场调查的程序和步骤

食品安全事故现场调查处理须遵循统一领导、分级负责、依法处置、协调配合，效率优先、预防为主的原则。食品安全事故现场调查涉及的范围广、部门多，社会广泛关注，它须经多项工作程序、相互衔接和协调配合才能完成。及时、真实、全面的调查结果为拟订食品安全事故处理意见与预防控制措施提供客观的科学依据，在任何一个程序或环节中出现疏漏或工作失误，都可能导致食品安全事故调查失败，无法获得正确结论。

食品安全事故现场调查处理的目的如下：

① 及时、准确查明食品安全事故发生经过、性质和原因。确定是否是食品安全事故；确定食品安全事故的人数；确定引发食品安全事故的食品；确定引发食品安全事故的致病

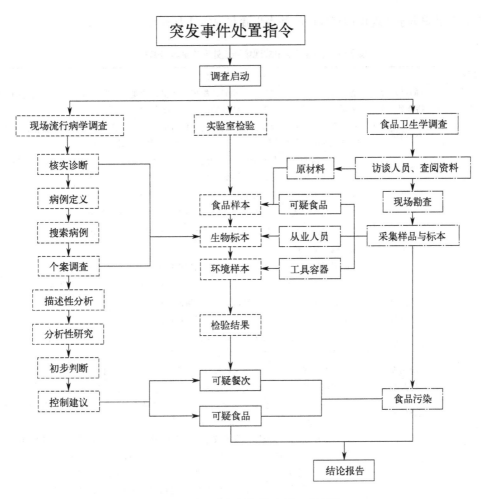

图 8-5 食品安全事件现场调查工作流程

因子；确定致病因子来源及其污染途径等。

② 针对食品安全事故原因及相关因素，采取有效的控制措施，尽力缩小事故范围和减少损失，及时防止事态进一步扩大。

③ 为临床救治食品安全事故病人提供病因方面的科学依据，有利于及时纠正或完善救治方案和措施。

④ 认定食品安全事故责任，查明造成食品安全事故的责任单位和责任人，收集事故发生单位的违法证据。

⑤ 收集、整理食品安全事故资料，分析食品安全事故发生的原因、特点、规律，提出整改措施，制订相应的预防控制措施，防止类似事故的发生，并为制订食品安全预防措施和政策提供科学依据。

市场监管部门应按依法依规、实事求是、尊重科学、分工协作的原则，统一组织协调食品安全突发事件调查，提高事件调查处理的工作效率，及时、准确查清事件性质和原因，分析评估事件风险和发展趋势，认定事件责任，研究提出防范措施和整改意见，及时向同级人民政府和上级市场监管部门提交调查报告。对涉嫌犯罪的，公安机关要及时介入调查。食品安全事故现场调查处理的基本步骤和程序见表8-7。

表8-7 食品安全事故现场调查处理的基本步骤和程序

步骤		内容
组建事故调查组		立即组建食品安全事故调查组,指定调查组组长,根据事故报告的实际情况组成5～7人现场调查组(包括食品安全执法人员和流行病学、卫生学、统计学、食品检验等有关专业人员)
核实事故情况	核实情况	联系事故报告单位或发生事故的单位,核对情况,告知保护好现场以及留存食品安全事故病人或疑似病人的呕吐物、粪便和剩余食品、食品容器用具等
	了解细节	事故发生时间、病人或疑似病人的地域分布、就诊情况、病情程度和症状、进餐情况和人数、可疑食物加工方式与来源、事态发展趋势、病人及其家属情绪等
	调整准备	安排调查组成员工作、调整人数和成员结构、准备所需物资等
物资准备	文件资料	参考资料:相关法律法规、标准及其他有关专业技术参考资料等
		执法文书:现场检查与调查笔录、已登记保存证据通知书、封条、抽样记录等
	取证工具	照相机、摄像机、录音笔等
	采样用品	食品采样用品:无菌袋、棉拭子、无菌生理盐水、无菌容器、吸管、剪刀、镊子等
		其他必备物品:酒精灯、记号笔、标签、防护服、防护帽、口罩、手套等
	现场快检设备	保存容器及运输样品的器材、食品快速检测设备、温度计、pH计试纸等
	其他设备	电脑、打印机、手机、对讲机、无线网络连接设备、电话会议设备等
赶赴现场开展调查	抵达现场	调查组应尽快到达食品安全事故现场。若出现特殊情况,调查组组长应向市场监督管理部门报告,并应在之后的书面总结报告中说明原因
	情况调查	认真听取情况介绍,提问知情人员,了解有关情况,同时做好记录
积极组织救治病人	送往医院	及时组织人员把病人送医院治疗,对出现特殊症状的病人提出救治建议
	信息传递	与救治单位及时互通信息,告知调查情况;到达救治医院后,简单介绍病人的主要临床表现、有无死亡病人以及主要的救治措施等情况
	协助救助	现场调查中发现还未就医的食品安全事故病人或疑似病人时,应根据病人的实际情况,指导其到具备救治条件的医疗机构就诊,或告知医疗机构派员派车接诊
		病人出现特征性中毒症状时,应医疗机构的请求,参与治疗方案的讨论
		若医生在现场需对食品安全事故病人实施紧急的救护措施时做好辅助工作
有效控制现场		责令停止可疑食品销售,禁止事故单位擅自处理剩余食品、对加工用具或设备进行消毒,应封存可能导致食品安全事故的食品及其原料和食品相关产品,安排检验人员进行抽样检验
		告知相关人员已掌握的食品安全事故情况以及法律义务,配合食品安全事故调查处理
现场调查	流行病学调查	调查食品安全事故病人、疑似病人、共同进餐者
	卫生学调查(危害因素调查)	对可疑食品及其生产、加工、运输、储藏、销售等场所和有关人员的调查
		食品安全执法人员调查取证食品安全违法行为,客观记录其检查情况,并对发现的问题进行记录,必要时可以拍摄现场情况
		食品安全事故流行病学调查由县级以上疾病预防控制机构实施
	实验室检验	通过病因诊断,提供造成食品安全事故食品与病例之间关联程度的证据

食品安全事故现场调查处理工作由现场调查组(简称调查组)承担。调查组由各级市场监督管理部门负责组织协调,按照《食品安全法》及其实施条例、《国家食品安全事故应急预案》以及各级人民政府制定的本行政区域食品安全事故应急预案的要求,进行应急处理,包括从接到报告后进入食品安全事故现场,协助救治或者指导救治中毒病人,开展流行病学调查,可疑样品采集、保存及检验,食品安全事故场所及物品消毒或无害化处理,临时行政控制措施,到食品安全事故综合分析判断,认定食品安全事故原因和事故责任等全过程,并提出处理意见等。

8.8.2 现场卫生学调查与现场控制

食品安全事故卫生学调查主要是针对可疑食品污染来源、途径及其影响因素，对可疑食品生产（含种植、养殖）、加工、储存、运输、销售各环节及其加工制作过程、经营场所和有关人员的调查，验证流行病学调查结果，为查明事故食品、致病因子、致病原因、采取预防控制措施提供依据。现场卫生学调查内容见表8-8。

表8-8 现场卫生学调查内容

流程			调查内容
一般情况调查			被调查单位名称、法人或主要负责人姓名、单位地址、生产经营食品种类与规模、有无食品生产经营许可证、许可范围及许可证编号和发证机关、联系电话等
			家庭聚餐发生的食品安全事故，应记录家长姓名、性别、年龄、职业、文化程度、家庭成员情况、家庭地址联系方式等
可疑食品调查（个案调查对象发病前72小时内进食的每一种食品）	剩余食品		查看剩余的每种食品，注意其感官性状、形态以及盛装食品的容器有无异常现象
	原料、配料、调料、添加剂		调查食品原料、配料、调料、添加剂的来源；感官性状有无异常现象，运输过程卫生状况，存放容器，贮存场所的卫生情况、温湿度和储存时间
	食品生产经营人员		调查有关从业人员，提出询问的问题，如近几天内是否有新进人员或岗位分工变动；食品生产制作工艺有无改变；烹调方法及加热的温度和时间；成品暂存的时间、温湿度；某些食品添加剂（如亚硝酸盐等）使用的范围和使用量等
	调查可疑食品加工销售过程	确定调查的重点食品	根据就餐食谱、流行病学资料、病人临床表现特点、病人就餐情况、食品的加工方法，确定重点食品优先进行调查
		可疑食品加工制作流程	有关食物的来源、加工方法和过程（使用的原料和配料、调料、食品容器）、存放条件和食用方法、进食人员及食用量等
			绘制可疑食品各加工操作环节操作流程图，注明各环节加工操作人员的姓名，分析存在或产生危害的环节
			加工制作人员回忆可疑食品的加工制作方法，必要时观察其实际加工制作的情况或时间和温度的实际测定结果
			检查可疑食品加工方法是否存在致病因素，是否存在交叉污染，是否有不适当的储存、剩余食品是否重新加热后食用等
			可疑食品加工的数量、销售数量及流向
		调查人员的调查方法和工作态度	调查时应对加工人员叙述的每一句话、每一个环节进行分析，根据现场情况和所提供的证据判断其真伪，必要时要求加工人员现场重复模拟操作。对加工人员应单独进行调查，以相互印证提供的情况
食品生产加工经营场所卫生调查	场所卫生状况	基本设施	场所建筑物墙体和顶棚是否完整、洁净，外界污染物能否直接进入室内；地面污物、污水及排水设施；"三防"设施设置与使用，有无苍蝇、老鼠、蟑螂及其数量情况；通风、采光是否影响场所卫生及工作人员操作
		平面布局	粗加工和蔬菜、畜禽肉、淡水产品、海产品洗涤的区域设置及其配套设施，库房、专用间（凉菜、水果拼盘、裱花及生食海制作）的位置与内部设施，成品暂存场地及其环境条件，平面布局与相关设施是否符合生产、制作工艺流程的卫生要求
		周围环境	食品生产、加工、经营场所周围25m内有无家畜、家禽饲养场，生活垃圾或工业废渣堆放场地，开放式粪坑（池），露天厕所、生活污水及工业废水沟渠，家禽、家畜、宠物集散市场和屠宰场等严重污染源
		食品安全与卫生管理	有无食品安全与卫生管理组织及成员分工、工作情况。有无管理制度、管理制度的内容及落实情况，重点调查采购验收、食品加工制作、餐饮具消毒与保洁、留样、从业人员健康检查等

续表

流程		调查内容
食品生产加工经营场所卫生调查	生产、冷冻冷藏设备	事故发生前的短期内有没有添置或更换设备、工具、用具或容器；设备、用具、容器的清洗、消毒情况和卫生状况
		冷藏冷冻设备容量与生产、经营规模能否适应，冷藏、冷冻温度、运转、停电情况；冷藏设备中放置的物品及其状态，生、熟物品的摆放位置
	有毒有害物质管理和杀虫灭鼠活动	是否有管理制度与专人负责管理、保存有毒有害物质；食品、食品原料及辅料库房、加工制作间、经营场所（餐厅）内是否有杀虫剂、灭鼠剂，地面、墙裙或卫生洁具清洗剂，火锅燃料，建筑、装饰涂料，未经相应国家机关批准的消毒剂、洗涤剂及其他有毒化学物品
		近期有无在食品生产区域开展灭鼠、杀虫活动；灭鼠剂及杀虫剂名称、用量、地点和杀虫剂喷洒的区域
从业人员卫生健康状况	个人卫生健康	查验所有从业人员的健康体检证及其有效期；向从业人员本人及其同事了解所有调查对象的近期健康状况；有无急性或慢性肠道疾患、化脓性或渗出性皮肤病、手部外伤感染、上呼吸道感染等；个人不良卫生习惯及可能污染食品的行为
	专业知识	食品安全法规、专业知识以及预防食品安全事故的知识掌握情况
生活饮用水卫生调查	城市公共供水	水源受污染、净化消毒设备故障、夏天供水量猛增、供水系统超负荷运转、净化消毒时间缩短等多种因素都可能使饮用水污染。调查城市公共供水污染，应依据生活饮用水卫生标准的要求，重点调查水源污染状况，开展对地面水污染的监测
	自备水源	查看水的来源和蓄水面的环境情况，有无水处理、消毒设施及其运转情况，输水管道、蓄水池、供水管网，以及水井、水塘等的卫生状况
	二次供水	重点检查是否符合二次供水卫生规范的要求，开展水质监测等

采集的食品安全事故样品主要送具备条件的实验室进行全面检验分析。为快速查明食品安全事故致病物质和事故食品，以便及时采取针对性控制措施和指导救治病人，可在现场进行快速检验，也可进行简易动物实验。卫生学调查或食品安全事故现场调查的过程中，发现有人为投毒、严重食品安全事故或严重食品安全违法行为等可能触犯刑法的证据，则应依法移送当地公安机关查处。

接到食品安全事故报告后，县级以上人民政府市场监督管理部门，应当立即会同同级相关部门进行调查处理，并采取相应的现场控制措施。采取现场控制措施须遵从及时果断、依法进行、科学实用的原则。调查现场应采取以下控制措施：

① 责令停止销售、食用并封存食品安全事故食品或可疑问题食品及其原料。对食品安全事故食品和可疑问题食品的控制范围应根据现场流行病学调查结果等情况综合判定，应有足够的依据。

② 责令召回已售出的食品。安全事故食品或有证据证明可能导致食品安全事故的食品，当事故（可疑）食品在异地流通时，应及时通知来源地或流出地市场监督管理等部门采取控制措施，并向共同的上级市场监督管理部门报告。必要时需要通过媒体向社会告知，停止销售、食用中毒食品。

③ 封存被污染的食品用工具及用具，并责令进行清洗消毒。必要时调查人员应指导食品加工经营人员进行清洗消毒。根据食品安全事故原因和致病因素，对食品安全事故场所及有关食品加工环境、其他物品进行清洗消毒。

④ 消除造成食品安全事故的隐患。对经过调查已经查明的导致致病物质污染、致病菌残留、致病菌繁殖的因素进行纠正，并避免今后再次发生类似问题。

采取现场控制措施应注意：

① 采取临时控制措施时应使用封条，封条应加盖市场监督管理部门印章，并制作食品安全行政控制决定书。当事人对被控制食品及其原料、食品用工具及用具应承担保全责任，不得私自转移。当事人拒绝承担的，市场监管部门可以要求有条件的单位予以保全，保全所需全部费用由当事人承担。特别强调不能封存食品安全生产和经营场所，查封和行政控制必须要依法进行，对行政执法部门来说，法无授权不可为，如果擅自封存食品生产经营有关场所，应承担其不良后果带来的损失。

② 调查人员在执行公务时，遇到紧急情况或特殊情况，可当场对已经造成食品安全事故的食品以及有证据证明可能导致食品安全事故的食品予以封存，并制作笔录，但在采取封存措施之后，应立即报所属市场监督管理部门负责人批准，并送达行政控制决定书。

③ 封存期限应符合法律法规的要求，市场监督管理应在规定的期限内完成食品安全检验检测评价工作。发现被污染的食品，应做出销毁的行政处罚决定，未被污染的或者食品安全事故隐患已经消除的应予解封。做出解封决定时，应送达解除食品安全行政控制决定书，并开启封条。因特殊事由，需要延长封存期限的，应做出延长控制期限的决定。

④ 当调查发现食品安全事故范围已经扩大，食品安全事故级别上升时，应立即向当地政府和上级市场监督管理部门报告。

8.8.3 现场流行病学调查与卫生处理

食品安全事故流行病学调查主要是运用流行病学调查方法调查食品安全事故有关因素，即对食品安全事故范围、发病人数、致病因素、污染食品及污染原因做出技术调查结论，现场流行病学调查流程及调查内容如表 8-9 所示。流行病学调查的主要步骤为：确定发生或可能发生食品安全事故、核实诊断、病例定义、病例搜索、个案调查等。核实诊断是为了迅速对食品安全事故做出研判，确定是否发生或可能发生食品安全事故，需要核实病例的诊断，对已经获得的食品安全事故信息进行初步调查和评估。病例定义是判断每个调查对象是否为所调查疾病病例，简洁、具有可操作性、可随调查进展进行调整。病例定义通常包括流行病学（时间、地区和人群）、临床（症状、体征和临床实验室检测结果）和实验室情况三项指标。病例搜索是为了查明食品安全事故波及的地区范围和受影响人群范围，调查时应开展病例搜索，包括主动搜索和被动搜索。食品安全事故中的个案调查主要是指对食品安全事故病人或疑似病人个体的调查，为进一步的深入调查提供线索，其结果也是分析判断食品安全事故以及事故中的可疑食品、事故原因、事故发生过程等的基本资料。

表 8-9 现场流行病学调查流程及调查内容

调查流程			调查内容	
核实诊断	调查医疗救治单位及病人	主要内容	病例的主要临床症状和体征、共同特点；辅助检查，如血、尿、粪便检验，心电图、脑电图等检查发现的异常现象及其临床意义；初步诊断意见与诊断依据；治疗原则、措施及治疗效果等；意见和建议	
		调查方法	听取诊疗情况介绍	医疗机构负责食品安全事故相关科室主任、负责食品安全事故病人诊疗负责人、有关主治医生等介绍调查病例的基本情况
			查阅病历资料	查阅体温记录表、病人主诉、阳性体征、检验和其他辅助检查报告、医嘱与治疗措施、病情变化记录及会诊记录等病历资料
			询问病人	询问病人其一般情况、主要临床表现和治疗效果等，可与个案调查一并进行，避免重复
	其他调查		根据食品安全事故发生的场所，可分别向事故病人或疑似病人、共同进餐者及有关知情人员了解食品安全事故发病尤其是最先发病者的情况，听取他们对可疑食品、可能原因方面的分析。初步得到或复核食品安全事故病人或疑似病人名册	
病例定义	流行病学指标		限定事故时间、地区、人群范围	
	临床指标		症状和体征：通常采用多数病例具有的或事故相关病例特有的症状和体征	
			临床辅助检查阳性结果：临床实验室检验、影像学检查、功能学检查等	
			特异性药物治疗有效：该药物仅对特定的致病因子效果明显	
	实验室指标		致病因子检验阳性结果：病例的生物标本或病例食用过的剩余食物样品检验致病因子有阳性结果。调查初期，可采用灵敏度高的疑似病例定义开展病例搜索，将搜索到的所有病例（包括疑似、可能、确诊病例）进行描述性流行病学分析	
病例搜索	明确可疑餐次，如因聚餐引起的食品安全事故，可通过收集参加聚餐人员的名单来搜索全部病例			
	事故发生在工厂、学校、托幼机构等集体用餐单位，可要求集体单位负责人或校医（厂医）等通过收集缺勤记录、晨检和校医（厂医）记录，收集可能发病的人员			
	食品安全事故涉及范围较小或病例居住地相对集中，有死亡或重症病例发生时，可采用入户搜索的方式			
	食品安全事故涉及范围较大，或病例人数较多，建议卫生行政部门组织医疗机构查阅门诊就诊日志、出入院登记、检验报告登记等，搜索并报告符合病例定义者			
	涉及食品流通环节，销售范围较广、流向不确定、事故影响较大，应通过官方媒体发布相关信息，设立专门的咨询报告热线，引导或鼓励类似病人就诊来搜索病例			
个案调查	调查内容	基本情况	被调查者的姓名、性别、年龄、民族、文化程度、职业、住址、联系方式及工作单位、单位地址与电话号码等	
		发病时间	写明具体时间（如不能确定，可注明上午、下午、上半夜、下半夜等），便于推算最短（长）潜伏期和平均潜伏期	
		发病情况	一般情况	体温、畏寒、头痛、头晕、乏力、肌肉酸痛等
			疾病表现	消化系统异常表现：恶心：咽部烧灼感或刺激感。呕吐：频次、呕吐物数量及性状。腹痛：疼痛部位、疼痛性质、频次。腹泻：频次，腹泻伴随症状和体征
				其他表现：抽搐，发作时形态、意识状况；儋妄、失语、幻觉、行动障碍、走路蹒跚等；发绀，表现部位、程度，伴随表现；休克；昏迷；呼吸困难等，以上症状须写明症状出现的时间和持续时间
		诊疗情况	已接受治疗	治疗单位名称，门诊或住院诊断结果，临床实验室检验、影像学检查、功能学检查结果等
				用药情况：药物名称、剂量及治疗效果等。如自行服药，须记录药物名称、剂量、使用方法、已用天数及效果等
			未进行治疗	未治疗的原因

续表

调查流程	调查内容		
个案调查	调查内容	发病前72小时内进食情况	调查对象在发病前72小时内三餐进食食品的品种、进食量、进食时间、进食地点、共同进餐的人数（姓名及其联系电话、住址等）
			调查进食正常餐次之外的所有其他食品，高风险食品处置和烹调方式等
		其他个人高危因素	外出史、与类似病例的接触史、动物接触史、基础疾病史及过敏史等
	调查方法	个案调查表或调查问卷	设计个案调查表	包括个人信息、临床信息、危险因素暴露史、报告信息等。可参考病例发病前仅有一个餐次或一种食物、多个餐次或多种食物的共同暴露、病例之间无明显的流行病学联系等特点设计
		个案调查方式	被调查者自己填写的调查问卷，采取邮寄、微信等或直接交给被调查者，适合被调查对象人数较多、配合度较好、文化程度较高等情形，调查可在短时间内完成，常采用匿名方式，敏感问题也能获得较为准确的答案
			调查者自己填写的调查问卷，采用当面访谈、电话、微信等调查方式填写

8.8.4 样品采集

实验室检验水平与食品安全事故致病物质查明率密切相关，检验结果在提供疾病临床诊断依据、事故食品和病原因子污染来源等方面具有重要意义。实验室检验工作技术性较强，检验结果的正确性取决于实验室的条件和水平、检验样品的采集与保存、送样方法及时效和检验检测方法等。开展食品安全事故流行病学调查及处置时，要高度重视样品采集和实验室检验的重要作用，不断提高实验室的检验能力和水平。采样应本着及时性、针对性、适量性和不被污染的原则进行，以尽可能采集到含有致病因子或其特异性检验指标的样品。食品安全突发事件现场样品采集、保存和运送要求，常用采样物品见表8-10，常见的食品安全突发事件标本和样品采集类型见表8-11。

① 及时性原则：考虑到事故发生后现场有意义的样品有可能不被保留或被人为处置，应尽早采样，提高实验室检出致病因子的机会。

② 针对性原则：根据病人的临床表现和现场流行病学初步调查结果，采集最可能检出致病因子的样品。

③ 适量性原则：样品采集的份数应尽可能满足事故调查的需要；采样量应尽可能满足实验室检验和留样需求。当可疑食品及致病因子范围无法判断时，应尽可能多地采集样品。

④ 防止交叉污染原则：样品采集和保存过程应避免微生物、化学毒物或其他干扰检验物质的污染，防止样品的交叉污染。同时也要防止样品污染环境。

表8-10 常用采样物品

类别	物品
食品等样品采样器皿	无菌袋、无菌器皿（100～1000mL）、采水样的瓶、箔纸密盖的金属罐
消毒剂	75%乙醇、酒精灯
制冷剂	袋装制冷剂、可盛装水或冻结物的厚实塑料袋或瓶子、装冰用的厚实塑料袋
食品温度计	探针式温度计（-20～110℃），长13～20cm球式温度计（-20～110℃）
其他常用物品	防水记号笔、胶带、棉球、灭菌蛋白胨或缓冲液（5mL置于带螺盖的试管中）、电钻（用于冷冻食物采样）、蒸馏水、隔热箱或聚苯乙烯盒、标本运输箱

表 8-11　常见的食品安全突发事件标本和样品采集类型

样本来源	可采集的标本和样品类型
可疑食品	可疑食品剩余部分及同批次产品、半成品、原料；加工单位剩余的同批次食品，使用相同加工工具、同期制作的其他食品；使用相同原料制作的其他食品
加工设备	加工设备、工用具、容器、餐饮具上的残留物
食品制作环境	物体表面涂抹样品或冲洗液样品；食品加工用水
其他	由毒蕈、河鲀等有毒动植物造成的中毒，需搜索废弃食品进行形态鉴别

食品安全事故流行病学调查中采集的样品是指与事故病人或疑似病人有关的样品，如病人或从业人员的粪便、尿液、血液、呕吐物及皮肤化脓性病灶标本等生物样品、食品和环境样品等。突发事件调查时应尽量采集可疑剩余食品、可疑食品的同批次未开封的食品。不同类型样品采集方法见表 8-12。

表 8-12　不同类型样品采集方法

样本类型		采样方法
生物样品	粪便	优先采集新鲜粪便 15～20g。若病人不能自然排出粪便，可采集肛拭子（采样拭子应先用无菌生理盐水浸湿后插入肛门内 3～5cm 处旋转一周拿出，肛拭子上有肉眼可见的粪便残渣或粪便的颜色）。当致病原因不明时，每个病例的粪便或肛拭子应采集 3 份，分别按照细菌、病毒和寄生虫检验要求进行保存
	尿	一次性采样品 300～500mL，置于用洁净聚乙烯塑料瓶采样，（应加适量酸性保存剂，防止尿中金属或半金属类化学物质丢失），须冷藏，若长时间保存或运输应冷冻。若为了解排出毒物量或观察疗效，则收集 24 小时尿量。用于检验化学毒物含量，协助诊断、计算每日毒物排出量、评价排毒药物治疗效果。若怀疑为化学性食品安全事故（如砷、氟、铅、汞化物等）时，应采尿样
	血液及血清	一般情况下采集 5～10mL。急性期血清标本应尽早采集，通常在发病后 1 周内（变形杆菌、副溶血性弧菌，急性期血清应在发病 3 天之内采集）。恢复期血清标本应在发病后 3 周采集（变形杆菌感染的恢复期血清应在发病 12～15 天）。全血标本通常用于病原的培养及基因检验、毒物检验，血清标本用于特异抗体、抗原或毒物检验，病人双份血清标本（急性期和恢复期各一份），可用于测定特异抗体水平的变化，还可检验化学毒物，如毒鼠强、砷等
	呕吐物、洗胃液	应采集新鲜的呕吐物、洗胃液，避免混入其他异物，采样 200mL 左右。呕吐物、洗胃液可用于病原体检验、化学毒物检验以及急性动物中毒试验
	皮肤病灶标本	采集标本前用生理盐水清洁皮肤，将灭菌纱布按压破损处，用灭菌拭子刮取病灶破损部位的脓血液或渗出液后，将灭菌拭子头分别置入目标致病菌的灭菌培养皿或试管内。如果破损处闭合，则消毒皮肤后用灭菌注射器抽吸标本。标本应冷藏，24 小时内送至实验室。食品从业人员的皮肤病灶，有可能是食品污染源。一般用于培养分离病原体，如金黄色葡萄球菌、溶血性链球菌、铜绿假单胞菌等致病菌检验
食物样品		采集标本需无菌操作，采集 250～500g/mL 样品放入无菌袋中，未打开的定型包装食品可直接送检；有毒动植物中毒时，除采集剩余的可疑食物外，应尽量采集未经烹调的原材料（如干鲜蘑菇、贝类、河鲀等），保持形态完整样。用于微生物检验的食品样品可参照 GB 4789.1—2016《食品安全国家标准 食品微生物学检验 总则》
环境样品	设备、器皿	通常采用多支灭菌棉签，蘸灭菌生理盐水在物品表面反复擦拭后，以消毒剪刀将棉签柄去除，棉签头置入盛有少量灭菌生理盐水的灭菌容器内。抹布可用消毒剪刀剪下一块；菜板（墩）可用消毒刀刮其表面；剪下的抹布、菜板（墩）刮下的木屑，分别用灭菌工具采取，置入不同的装有少量灭菌生理盐水的试管内。注意严格无菌采样，将标本放入无菌袋中，避免交叉污染
	水源	水样采集可参照 GB/T 5750.2—2023《生活饮用水标准检验方法》第 2 部分：水样的采集与保存。该标准包括生活饮用水及水源水的样品采集、保存、管理、运输和采样质量控制的基本原则、措施和要求

采样时不仅要快速、及时，还需根据样品类型和初判食品安全事故类型进行采样。样本的采集、登记和管理应符合有关采样程序的规定，仔细填写样品信息（时间、地点、数量及其他项目），保证样品与采样程序合法。所有样品必须用牢固的标签逐一编号，注明采样日期，必要时注明样品名称，样品编号应与被采样者姓名、性别、年龄等对应；每批样品应按批次制作目录，详细注明该批样品清单、状态、采样日期和注意事项等。食品安全事故采样量可根据食品安全事故调查处理工作需要进行采样，采取样品应注意样品的代表性和针对性。

样品的保存和运送采样、保存和运送应符合相关规定和标准要求。样品采集后应尽快送检验室进行检验，调查大规模食品安全事故时，样品应分批送实验室检验。冷冻食品应保持冷冻状态运送至实验室，用于微生物检验的食品样品一般应置4℃冷藏待检，若疑似弧菌属（霍乱弧菌、副溶血性弧菌等）感染，样品应常温运送，不可冷藏。用于理化检验的食品样品置4℃冷藏保存运送，如长时间运输须冷冻。运送样品应注意选择适合的运输工具和盛装样品的设备，防止样品容器破损、交叉污染及损坏样品标签。

8.8.5 实验室检验

事件调查中需要对食品样品进行检验检测或技术鉴定的，应委托有国家认证认可检验资质的单位或者专门技术机构进行检验检测，专家组对相关数据进行综合分析和评估，向市场监管部门提交科学的检验检测报告。对于暂无检验标准或方法的，监管部门可以组织相关专家研究建立新的检验方法。事发单位及有关食品生产经营单位应当无偿提供检验检测或技术鉴定所需样本。实验室检验结果有助于确认食品安全事故的致病因子、查找污染源和污染途径、及时救治病人，可见食品安全事故实验室检验责任重大。

实验室接到送检的食品安全事故标本/样品，根据食品安全事故病人临床特点和流行病学资料分析结果，与食品安全事故调查组人员共同商讨，推断可疑致病因素范围，确定检验项目。依照相关检验工作与技术的要求，立即进行检验。实验室应依照相关检验工作规范的规定，及时完成检验任务，出具检验报告，对检验结果负责；样本量有限的情况下，要优先考虑对最有可能导致疾病发生的致病因子进行检验；开始检验前可使用快速检验方法筛选致病因子；对致病因子的确认和报告应优先选用国家标准方法，在没有国家标准方法时，可参考行业标准方法、国际通用方法。如需采用非标准检测方法，应严格按照实验室质量控制管理要求实施检验；承担检验任务的实验室应当妥善保存样品，并按相关规定期限留存样品和其分离出的菌毒株。

8.9 餐饮食品安全事故的确定

8.9.1 食品安全事故原因初步分析

将现场流行病学和卫生学调查中获得的信息资料和实验室资料，即临床资料、流行病学资料、可疑食品加工过程调查资料、实验室检验资料分类进行整理与分析，找出其中的规律、特点及相互联系，以便确定事故食品、致病因子、事故原因等食品安全事故调查结论，为食品安全事故诊断提供依据。食品安全事故原因初步分析方法见表8-13。

表8-13　食品安全事故原因初步分析方法

方法			内容
临床资料整理与分析	确定病例		定义病人用于区别食品安全事故中的病人与非病人；核实现场的有关发病情况和进食情况分析，归纳提出事故病例的共同特征，以此为标准，对已发现或报告的可疑病例进行鉴别。对尚未报告或就诊的符合病例确定标准的病人应进一步登记调查
	临床表现分析	人员分布	统计病例中出现各种症状、体征等的人数和比例，并按比例的高低进行排序，为食品安全事故诊断提供临床数据依据
		地区分布	绘制病例发病场所或地点分布图，分析病例发病地区分布特点及其联系，确定可能的发病场所或地点。假如事故情况复杂、病例数量多、分布地域广，应绘制病例发病地域分布图
		人群分布	绘制病例人群分布统计图例，分析病例人群分布特点，有助于推断可能的病原和致病因素。按病例的性别、年龄、职业等人群特征进行分组，分析各组人群的罹患率是否存在统计学差异，以推断高危人群，并比较有统计学差异的各组人群在食物暴露方面的异同，寻找病因线索
确定可疑事故餐次			若有共同进餐史，一次性食用相同的可疑事故食品，可从发病直方图或流行曲线图所示发病高峰时间向前推算一个平均潜伏期，或者由首发病例向前推算一个最短潜伏期，最后发病的病例发病时间向前推算一个最长潜伏期。若共同进餐恰好在上述这段时间内，则共同进餐的那一餐可确定为可疑事故餐次
			比较不同餐次或不同日期之间的疾病罹患率，找出可疑事故食品餐次或日期的线索
			若进食情况不明，无法取得各病例的潜伏期资料，则将各个病例的发病时间数值由小到大依次排列；若有共同食物史，按该病的潜伏期估计中位数。设定进食时间相同，计算95%可信度范围，再看病例发病时间分布是不是在这个范围内。如在这个范围内，就可以在事先设定的进食时间前后寻找可疑事故餐次
确定可疑事故食品	比较进食不同食物的罹患率		分别计算摄入某食物者和未摄入该食物者的罹患率，并比较其差异。在摄入可疑事故食物中，罹患率应该是最高的。未摄入该食物者，则不发病；其他因素导致其中个别人或少数人发病，罹患率也较低。食品安全事故的发病特点是，发病与进食事故食品有关，未摄食事故食品者不发病
	计算结果的进一步分析		
现场调查资料结果描述	人群流行病学调查		总发病数、罹患率、疾病临床信息（症状体征、住院转归、临床检验结果）、疾病潜伏期（最短、最长、平均）、病例三间分布特征、危险因素暴露情况（发病前72小时或重点可疑餐次的饮食史、可疑食品进食时间与数量）、分析性流行病学研究（队列研究或病例对照研究）结果等
	卫生学调查		可疑食品及其原料的来源、剩余数量及流向；可疑食品的制作时间、配方、加工方法和加工环境卫生状况；成品（包括半成品）的保存、运输、销售条件；食品制作人员的卫生和健康状况；分析造成食品污染的环节
	实验室检验结果		采集的样本类型与数量、实验室检验项目与结果。根据访谈病例、临床特征和流行病学分布，提出描述性流行病学的结果分析，并由此对引起事故的致病因子范围、可疑餐次和可疑食品做出初步判断
分析性流行病学研究	病例对照研究	调查对象	选取病例组和对照组作为研究对象。病例组应尽可能选择确诊病例或可能病例。病例人数较少（小于50例）时可选择全部病例，人数较多时，可随机抽取50~100例。对照组应来自病例所在人群，通常选择同餐者、同班级、同家庭等未发病的健康人群作对照，人数应不少于病例组人数

现场调查完毕后，应对已经获得的信息进行讨论、分析，根据确定的病例标准和病例

流行病学分布的特点，对是否是食品安全事故和事故食品、致病物质、事故原因，包括发病事件的性质，传播类型，进食可疑食品的时间、地点等进行分析，形成病因假设。在分析时对以下问题或情况应注意鉴别，重点进行考虑。食品安全事件可能的原因见表 8-14。

表 8-14　食品安全事件可能的原因

类别	内容
刑事案件	最常发生的是投毒案件，如在调查过程中发现可疑投毒的线索，应及时通报公安机关。另外，根据《中华人民共和国刑法》和《食品安全法》的有关规定，对造成严重食品安全事故或者其他严重食源性疾患，对人体健康造成严重危害的，应依法追究刑事责任。经调查初步符合上述情形的，调查组应及时移交公安机关或者请公安机关及早介入
食物过敏	食物过敏一般表现为散发，可以引起过敏的食物有坚果类、海鲜类、鸡蛋、牛奶等，临床上一般有皮肤过敏的表现，怀疑食物过敏时可以请变态反应防治方面的专家帮助诊断
心理因素影响	涉及中小学生食品安全事故中，某些学生发病是受心理因素影响而非食品引起，其发病特点有：①常发生在儿童、青少年中，中小学校最常见；②病人有主诉症状，有时非常严重，但没有或少有客观症状、体征，临床化验各项指标正常；③当中小学校某些学生出现相似症状时，有共同进餐史，最常考虑的是食品安全事故，最常采取的措施是进一步到各班搜寻病人，并把病人送医院治疗，在这种气氛的渲染下，可能会出现学生因心理暗示而发病的现象
水污染事故	当出现以消化道为主要症状的病人，波及的人群较广，没有共同的食物暴露史时，应考虑水污染事故的可能
职业中毒	在有毒有害作业场所工作的人员集体发病，应考虑职业中毒的可能
肠道传染病暴发	痢疾、霍乱等肠道传染病应按《中华人民共和国传染病防治法》处理，经现场调查怀疑为肠道传染病暴发时，应邀请传染病防治专家共同参加调查处理，但在初始调查阶段往往不能明确是食品安全事故还是肠道传染病，也不能放弃按食品安全事故调查处理
其他因素	引起群体性发病的因素很多，在调查时应搜集各个方面的情况，如冬天同室就餐有无一氧化碳中毒的因素，居住地是否有引起群体发病的有毒有害气体等环境致病因素等。若是重大复杂的食品安全事故，经现场调查和讨论分析，对食品安全事故性质仍不能得出初步判断时，特别是新发病人继续出现，病人病情严重，发病规模有扩大趋势时，应及时请有关领域的专家讨论、会诊，尽快明确诊断，采取有效控制措施，防止对人民群众身体健康和生命安全继续造成危害

8.9.2　食品安全事故的认定

食品安全事故流行病学调查结论的内容应当包括是否定性为食品安全事故，事故涉及区域范围、确认病例数、致病因素、事故食品及事故原因。食品安全事故的认定，由调查机构负责。调查机构派出的调查组应当在综合分析人群流行病学调查、卫生学调查和实验室检验结果基础上，做出食品安全事故的调查结论。不能做出调查结论的，应当在调查终结报告中说明原因。上级部门认为需要开展补充调查时，调查机构应当根据上级部门要求开展补充调查，结合补充调查结果，再做出调查结论。

在确定致病因子、事故食品或事故原因等时，应当参照相关诊断标准或规范，并参考以下推论原则：

① 人群流行病学调查结果、食品卫生调查结果以及实验室检验结果能够相互支持的，调查组可做出食品安全事故的调查结论。

② 人群流行病学调查结果能得到食品卫生调查或实验室检验结果之一支持的，如结果具有合理性且能解释大部分病例，调查组可据此做出食品安全事故的调查结论。

③ 人群流行病学调查结果未得到食品卫生学调查和实验室检验结果支持，但人群流行病学调查结果可以判定致病因子范围、事故餐次或事故食品，经调查机构专家组3名以上具有高级职称的专家审定，可以做出食品安全事故的调查结论。

④ 人群流行病学调查、食品卫生学调查和实验室检验结果不能支持事故定性的，应当做出相应调查结论并说明原因。

食品安全事故的诊断，不能脱离食品安全事故的定义和特征。一般根据病人饮食史、流行病学调查、潜伏期、症状、体征和病程、特效疗法疗效和预后以及实验室检查等来进行。食品安全事故诊断的任务主要回答：是不是食品安全事故，是哪种类型食品安全事故，致病因子是什么。

食品安全事故的诊断依据：主要以流行病学调查资料及病人的潜伏期和中毒的特有表现为依据，实验室诊断是为了确定事故的病因而进行的。对食品安全事故调查资料进行整理，用流行病学方法进行分析，结合各类食品安全事故的特点做出综合判断。归纳起来可依据以下几个方面进行分析判断：

① 与进食的关系密切中毒病人在相同或相近的时间内均食用过某种共同的事故食品，未食用者不发病，发病者均是食用者，停止食用该种食品后，发病很快停止。

② 食品安全事故特征性的临床表现发病急剧，潜伏期短，病程较短。同一起食品安全事故的病人在很短的时间内同时发病，很快形成发病高峰，并且临床表现基本相同或相似。

③ 一般无人与人之间直接传染，其发病曲线没有尾峰。

④ 食品安全事故的确定应尽可能有实验室资料应尽可能从不同病人和可疑食品或食品用工具、用具、容器中检出相同的致病因子。

第 9 章

餐饮食品安全舆情管控

食品安全是餐饮行业重点关注的焦点。一旦引发舆情可能会对企业声誉和经营业绩造成巨大的负面影响。面对食品安全类舆情，餐饮行业需要采取积极有效的管控措施，加强食品安全和公共关系管理，以有效应对并化解潜在的危机。食品安全舆情事件的处理原则：公正、客观、科学、及时、有效。"时""度""效"的总体要求对各相关部门做好餐饮食品安全突发事件的舆情回应具有很强的指导性和针对性。

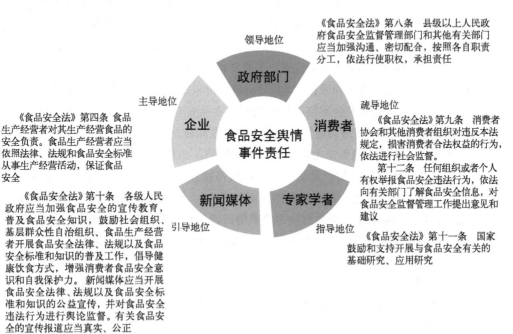

图 9-1　食品安全舆情责任

"时"就是时机、时效。首发信息显得尤为重要，公众后期的信息选择和价值判断受第一印象的影响；舆情应对宜早不宜迟。舆情引导的三个关键时间点：事件发生后 1 小时、

5小时和24小时,被称为舆情处置的黄金时点。发声越早,舆论引导越主动;发声越晚,舆论引导越被动。"度"即尺寸和分寸。舆情处置要掌握尺度,以事实为依据,既不夸大,也不缩小,避免失真、失范和失态。一旦回应的尺度失真、失范和失态,不仅不会缓解舆情,反而会推动舆情进一步扩大。"效"即效果和成效。突发事件舆情回应的根本目的是要化解负面的舆情,并促进事情处理和凝聚社会共识,最终消解舆情。舆情处置重在解决问题,以理服人。相关负责部门在舆情暴发后首先应该反省自身工作存在的不足,并勇于承担责任,态度明确,澄清事实且措施及时。事情解决后,舆情自然会逐渐回落,进入消弭期。

《中华人民共和国食品安全法》对政府部门、生产企业、新闻媒体、专家学者和消费者在食品安全舆情事件中责任进行了定位,如图9-1。

9.1 餐饮食品安全舆情特点与传播途径

食品安全网络舆情的演变过程可将其划分为不同的发展阶段。针对食品安全网络舆情发展历程进行分析,总结出了不同阶段所表现出来的特征和原因。以下详细探讨各个发展阶段所呈现出的主要特征。

"出生"阶段——食品安全网络舆情的萌芽。食品安全网络舆情初始阶段是网络舆情萌芽期,在此阶段网络舆情初露端倪。在此阶段,网络对食品安全事件已经产生些许言论,但仍然是零零碎碎地爆料或者议论,并未引起人们的广泛关注和讨论,网络舆情也并没有真正爆发。网络舆情在此阶段较为脆弱。但与此同时,该阶段易受外在条件的限制与影响。这为也为处理食品安全网络舆情问题带来机遇。若能及时发现网络舆情苗头并加以引导,把网络舆情处理在摇篮中,是最省时和最有效地处理网络舆情和规避网络舆情跟进的途径。

"成长"阶段——食品安全网络舆情的发酵。食品安全网络舆情第二阶段即为网络舆情发酵阶段。在此阶段,网络舆情发展迅速,关注量和转发量迅速增加,传播范围和影响程度也不断提升。此时网络舆情走向也变得难以把控,一旦被失之偏颇的言论鼓动起来,易走向失控,造成矛盾激化的严重后果。该阶段持续发展已经成为一种趋势,已无法直接"消灭"网络舆情。因此,在此阶段的应对策略上,"堵舆情"和"删评论"都是效果有限的处理方式,不能真正妥善地解决网络舆情问题。食品安全网络舆情处于发酵阶段这一"成长"时期,政府部门应该不避重就轻,主动跟进,引导舆论,防止舆论失控,从而走向极端。

"成熟"阶段——食品安全网络舆情的高潮。食品安全网络舆情第三阶段是网络舆情高潮阶段。食品安全网络舆情高潮期,网民对网络舆情关注度与讨论达到顶峰,同时群体意见也逐渐成形与稳定,理性在网民当中的呼声也开始高涨。此时,各个部门需要做的是尽快使舆情冷却下来。

"衰老"到"死亡"阶段——食品安全网络舆情的转向。食品安全网络舆情第四阶段为网络舆情转向平息期,随着时间的推移,网民关注热度逐渐降低,网络舆情热度渐退却至销声匿迹。关注度下降也是一个大趋势，在这个大趋势中，可能也会由于新刺激点的产生，偶尔发生波动，但总体趋势仍是下降，直到最终消失为止。网民易被新兴的网络热点所吸引。因此网络舆情的转向存在两种可能性：一是网络舆情顺利结束并趋于平静，热度消失；二是网民开始聚焦于其他热点话题。尽管该舆情的热度已经消退，但并不能确定已完全平息，只是少有人对其结果关注而已。

　　食品安全舆情产生主要有以下几方面原因：

　　① 食品质量安全性信息不对称。企业、媒体和公众三方所掌握信息之间存在着严重的不对称现象，往往由于公众无法获得及时且有权威性的信息，只能"宁信其有"，从而造成问题的放大以及严重的安全焦虑。

　　② 食品生产经营商突破道德底线，制造问题食品或有毒食品的行为引起众怒。在被揭露的食品安全事件当中，生产经营者对损害消费者利益的问题食品进行生产和经营的现象确实存在，此非法行为引起了如潮的非议在所难免。

　　③ 食品安全问题可能危害自身健康的忧虑。对食品安全问题担忧和焦虑，从而产生一种"代入感"，将微小的事件转化为重大事件，将局部事件则转化为全局事件。

　　④ 食品安全缺乏信心。公众对食品安全信心不足，媒体报道出现相关的负面新闻，难以进行理性思考和判断，反而助长社会舆论的推波助澜，使得舆情热度更高且更加严重。

　　⑤ 食品安全标准误解。人们对食品质量的要求明显高于社会生产力发展水平。随着社会经济的发展，人们对发达国家基于先进生产力所制订的食品质量标准有了更深刻的认识，并开始用发达国家的食品质量标准衡量国内食品的质量。而在对食品质量问题的报道中，媒体则更多地会以发达国家的标准作为对照，忽视本国国情，更强化了发达国家食品质量标准的合理化。

　　⑥ 媒体炒作。食品安全问题出现后，公众会对其产生关注和讨论。在食品质量安全方面也存在这样一种逻辑：将质量引起争议的食品定性为"问题食品"，接着将其升级为"有毒食品"或"致癌食品"，最后在互联网上将"致癌食品"作为噱头进行夸张宣传。当公众的敏感神经被激发时，热点舆情便会瞬间形成。媒体有吸引眼球和吸引流量的客观需求，起到了推波助澜的作用。

　　⑦ 食品安全问题成为大众宣泄负面情绪的渠道。受诸多社会因素的影响，一些民众产生了一定的不满情绪，在食品安全问题发生后，少部分民众会纷纷加入舆论大合唱中，借此宣泄个人的不满情绪。

　　⑧ 公众舆情传播机制存在漏洞。极少数不法分子会借助各种网络平台进行网络造谣、传谣、炒作舆论，导致社会出现了少量负面事件。互联网信息的传播呈现出实时化和大众化的特征。各种媒介平台，如微信、微博、论坛、抖音和小红书等，均可成为编发各类帖子、评论、短视频等的渠道，信息可在短时间内广泛传播，使得舆情得以快速扩散。由于缺乏严格的食品安全报道发布审核制度和完善的纠错机制，舆情信息的真实性难以辨别，部分网民易被盲目从众心理驱使诱导，多种因素共同促成了舆情的发酵。

　　⑨ 舆情处置滞后。食品安全监管不可避免地会因种种难以预料的因素而限制其实际效果。舆情发生时若没有及时且有效的防控措施，或多部门在协商合作环节存在脱节情况，或者在隐患发生初期处理不当都有可能造成舆情迅速扩散，舆论呈一边倒的态势。

9.2 餐饮食品安全舆情事件处理流程

涉事食品生产企业对食品安全舆情事件的处理承担主体责任,应在第一时间启动舆情应急预案,开展自查并积极配合相关部门调查。应对食品安全热点舆情,督促涉事食品生产企业停业整改,安抚社会公众心理,有效干预负面舆情以及监测预警衍生危机等方面是政府食品安全监管部门的主要职责。政府部门应当以事实为依据,以法律为准绳,注重人文关怀,构建完善的食品安全网络舆情应对体系,及时公布舆情演化过程及最终处理结果,提升信息透明度和公开度,对失职相关责任人进行问责处理,增强政府公信力。权威媒体有必要在食品安全事件暴发后第一时间积极主动地获取、核查事件正确信息、主动接触各方面平台、配合政府部门积极行动、客观公正地引导网络舆论方向,不使舆论陷入被动劣势,不编造不实新闻消息。食品安全话题始终对公众都是敏感话题,任何负面的食品安全案例都有可能引发广泛的网络舆论,主流媒体同样需要变被动为主动,用强烈的社会责任感来疏导民意,将正确的食品安全信息和食品安全知识告知公众,营造一个客观公正的舆论氛围。食品生产经营企业、政府部门和官方媒体对舆情处理流程见表9-1。

表 9-1 舆情处理流程

机构		处理流程
食品生产经营企业	成立食品安全舆情小组	成员由组长、科长(餐饮、生产、流通)、专家、法务、网络信息员、企业发言人、官方媒体记者等组成
	启动舆情应急响应	组长保护现场,第一时间与市场局联系
		科长到达现场,停业自查
		专家科学研判食品安全危害程度
		企业发言人第一时间与舆论发布者联系沟通
	6小时内发表公告,表达歉意,停业自查	组长负责收集证据,启动自查
		舆情小组负责判断事实与舆情爆料相符性
	12小时内公布自查结果	造谣诬陷:报警
		部分属实:自查
		基本属实:向大众表示歉意,处理相关责任人并停业整顿
	一周内公布整改效果	展现整改成效,表达决心,感谢消费者和新闻媒体对公司发展的帮助,启动新闻媒体正面宣传
政府部门	成立食品安全舆情小组	成员为局领导、科长、消费者协会、相关专家、网络技术员、相关部门(疾控、公安、农业等)、宣传部、官方媒体记者等
	启动舆情应急响应	局领导指令科长到现场、保护现场
		网络技术员负责密切关注舆情演化
		相关专家科学研判食品安全危害程度
		消费者协会负责第一时间与舆论发布者联系沟通
	6小时内应急公告	对涉事门店关停检查,收集证据,判断事实与舆情爆料相符性
	24小时内公布检查结果	造谣诬陷:相关部门立刻约谈肇事者
		部分属实:停业检查
		基本属实:对涉事企业处以相应罚款、停业整顿、扩大检查企业范围
	一周内公布辖区检查结果	安抚消费者,启动新闻媒体食品安全相关知识的科普与宣传

续表

机构	处理流程
媒体	积极向各大新闻渠道和公众评论收集线索
	派记者到现场进行深入调查采访，取得真实、可信的材料和线索，并对事件社会影响进行分析和评价后，及时通报地方政府部门，通力合作，协商处理意见
	积极配合当地政府对事件处理进行宣传和舆论引导，协助政府及时公布官方权威信息，促进事件处理过程
	报道食品安全事件，邀请有关行业专家解读、分析其成因、未来发展趋向及解决策略等，以科学、理性的心态引导人们反盲从、反浮躁
	继续跟踪调查事件后续处理结果，追查有关责任人员、有关部门是如何惩处的，以及由此产生的损失如何弥补

9.3 餐饮食品安全舆情管控 HACCP 体系建立

建立科学合理的餐饮食品安全舆情管控 HACCP 管理体系对餐饮食品安全舆情的管控具有重要的价值。根据 HACCP 管理体系的七大基本原理，结合食品安全舆情的形成和演化过程，从舆情萌芽到平息整个过程对相关危害进行分析，确定关键控制点和关键限值，确定记录保存程序和验证程序，从而制订出食品安全舆情管控的 HACCP 体系计划表。

9.3.1 危害分析及关键控制点确定

基于食品安全舆情演化过程中不同阶段需面临的主要危害分析，分别从食品生产经营企业、政府和媒体角度，对其所面临的潜在危害进行整理，评估其危险程度和发生的可能性，制订相应的危害分析表，见表 9-2、表 9-3 和表 9-4。

表 9-2 食品生产经营企业在食品安全舆情演化过程中危害分析表及关键控制点

演化流程	潜在危害	危害是否显著	依据	预防措施	是否为CCP
萌芽阶段	消费者缺乏举报渠道	是	消费者由于缺乏举报渠道，只能通过舆论维权	建立针对食品安全问题的消费者举报渠道	是
	企业员工隐瞒食品安全事件	是	员工害怕承担责任瞒不上报	定期走访门店记录食品安全情况	是
	无法在初期监测到舆情	是	网上刚开始出现某食品安全事件的言论，但还未引发大量关注和传播而未引起重视	建立预警与监督机制和常态化的舆情监测系统，线上监测食品安全舆情，对负面舆情信息进行发掘、过滤、追踪和监管	是
发酵阶段	当事人持续传播负面舆论	是	舆情初期及时与当事人取得联系，给予其适当的安抚和赔偿，引导其在互联网删除相关言论可避免舆情进一步发酵	尽快与当事人取得联系，给予相应的赔偿，表达歉意	是
	不实言论持续传播	是	第一时间停业自查可以防止因为无法判断相关负面舆论是否属实而错过最佳澄清时机	第一时间停业自查	是

续表

演化流程	潜在危害	危害是否显著	依据	预防措施	是否为CCP
发酵阶段	媒体炒作	是	媒体和营销号的介入使事件关注量和转发量快速增长,传播范围和影响程度显著加大	及时在互联网平台澄清不实信息并联合媒体和意见领袖发声	是
			不良媒体炒作,发表煽动性信息或不实信息博取流量		
高潮阶段	缺少与消费者在互联网平台上互动过程	是	舆情处置过程中,由于缺少与消费者在互联网平台上的互动,舆情负面影响未得到合理转化	及时通过互联网平台与制造舆情消费者互动	是
	企业未及时通过官方账号公布处理阶段、过程和结果	是	企业、媒体和公众之间信息不对称性,公众不能及时获得权威信息,造成舆论扩大,引发安全忧虑	企业应及时通过官方账号告知公众处理阶段、过程和结果	是
	缺少与媒体的良性互动	是	信息传播过程缺少当地媒体的引导,企业自查结果公告前,媒体未走访调查,仅通过网络信息挖掘、编辑和再创作,舆情真实性存疑	积极与媒体良性互动,主动联合媒体、引导意见领袖,并对官方公告客观转发	是
转向阶段	新的刺激点导致舆情反复	是	舆情逐渐平息阶段,监管疏忽可能出现"反转",导致舆情反复	持续监控舆情直到彻底平息	是

表9-3 政府在食品安全舆情演化过程中危害分析表及关键控制点

演化流程	潜在危害	危害是否显著	依据	预防措施	是否为CCP
萌芽阶段	消费者缺乏举报渠道	是	消费者由于缺乏举报渠道,只能通过舆论维权	建立针对食品安全问题的消费者举报渠道	是
	企业员工隐瞒食品安全事件	是	员工害怕承担责任瞒不上报	定期走访门店记录食品安全情况	是
	无法在初期监测到舆情	是	网上刚出现食品安全事件言论,由于还未引发大量关注和传播,并未引起重视	建立预警和监督机制以及常态化舆情监测系统,线上监测食品安全舆情,对负面、有害舆情信息进行发掘、过滤、追踪和监管	是
发酵阶段	媒体炒作	是	媒体介入使事件关注量快速增长,传播范围和影响程度继续扩大	信息传播错误或煽动性内容时,立即启用屏蔽和删除机制,以确保信息传递的广度和范围得到有效控制。使用此种方式需谨慎,以免陷入"塔西佗陷阱",即当政府失去公信力时,无论随后发表何种言论或采取何种行动,社会都会对其进行负面评价。为确保该机制的合法性、透明度和公开性,必须充分发挥民主精神,并通过立法来保障其运行	是
			不良媒体炒作,发表煽动性信息或不实信息博取流量		
	舆论缺乏正面引导	是	食品安全舆情,公众所表达的是对社会与民生的消极态度。食品安全问题舆情事件,甚至可能进一步升级为对政府部门缺乏监督的批判	确立有效的舆论引导机制,正确引导舆论内容。通过网络舆情监控系统,及时发现不良情绪、错误言论,并对其进行有效干预。在出现偏离社会主义核心价值观观点或其他错误观点的情况下,应该积极引导,提高正能量和积极信息的主导性,以推动社会进步发展。在网络舆论形成盲目跟风趋势之前,提前预警并及时引导网民,以维持网络空间积极正面的风气,从而确保群众不会受到负面信息的侵害	是

续表

演化流程	潜在危害	危害是否显著	依据	预防措施	是否为CCP
高潮阶段	缺少与消费者在互联网平台上互动过程	是	舆情处置过程中，由于缺少与消费者沟通互动，舆情负面效应未能合理转化	及时通过互联网平台与制造舆情消费者互动	是
高潮阶段	缺少与媒体的良性互动	是	信息传播过程缺少当地媒体的引导，企业自查结果公告前，媒体未走访调查，仅通过网络进行信息挖掘、编辑和再创作，舆情真实性存疑	积极与媒体良性互动，主动联合媒体、引导意见领袖对官方公告进行客观公正的转发	是
高潮阶段	政府未及时通过官方渠道公布处理阶段、过程和结果	是	企业、媒体和公众之间信息不对称，公众不能及时获取权威信息，造成舆论扩大，引发安全忧虑	政府应及时通过市场监管局官网或官方账号告知公众处理阶段、过程和结果	是
转向阶段	新的刺激点导致舆情反复	是	舆情逐渐平息阶段，监管疏忽可能出现"反转"，导致舆情反复	持续监控舆情直到彻底平息，做好舆情危机后修复工作，避免"舆情烂尾"	是

表9-4 媒体在食品安全舆情演化过程中危害分析表及关键控制点

演化流程	潜在危害	危害是否显著	依据	预防措施	是否为CCP
萌芽阶段	政府置于舆情事件的被动地位	是	新闻媒体食品和药品安全事件所引发的舆情危机在初始阶段就获得有效处理，防止其出现进一步恶化的情况	记者深入走访调查获取了真实可信的资料线索，将事件社会影响分析评估之后及时告知当地政府部门，协同合作共同商议处理方案	是
萌芽阶段	不实言论被传播	是	媒体未经证实就报道食品安全事故可能造成谣言得到传播	深入调查取证，确保新闻的真实性	是
发酵阶段	意见领袖恶意引导舆论	是	社交媒体平台上的意见恶意编造，加入更多具有情绪化的言论对民众进行引导，引发社会恐慌和官民对立	对恶意引导舆论的账号进行封号处理，追究其法律责任，社交媒体平台完善信息发布审核机制和内容筛选机制	是
发酵阶段	媒体炒作	是	不良媒体利用食品安全事件炒作，发表煽动性言论或不实信息博取流量，媒体和营销号的介入使事件关注量和转发量增长快速，传播范围和影响程度越来越大	各媒体平台完善信息发布审核机制和内容筛选机制	是
高潮阶段	舆论失焦	是	当社交媒体中舆论没有一个稳定的中心焦点，衍生话题越来越多，事件讨论中心模糊就会产生"舆论失焦"，公众在社交媒体上的探讨向着发泄负面情绪的方向发展，舆情变得更加扑朔迷离难以管控	主流媒体把握好话语权，围绕舆论中心焦点在保证真实性的前提下进行正向引导，主动在网络平台设置议题	是
高潮阶段	媒体未及时告知公众事件处理阶段、过程和结果	是	企业、媒体和公众之间信息不对称性，公众偏向"宁信其有"，无法及时获取权威信息，造成舆情扩大，并引发了安全忧虑	媒体密切关注事件进展，第一时间告知公众处理阶段、过程和结果	是

续表

演化流程	潜在危害	危害是否显著	依据	预防措施	是否为CCP
高潮阶段	缺乏与公众的双向互动	是	缺乏与公众的双向互动会官方舆论场与民间舆论场割裂,甚至产生对立,不利于舆情管控	打通"两个舆论场",积极与公众进行双向互动,广泛收集群众的意见并回应群众的疑问,降低该舆情事件的负面影响	是
转向阶段	爆发次生舆情危机	是	次生舆情是对于原生舆情缺陷的体现与爆发,产生的主要原因是在事件爆发后对涉事方的不当言行与政府反应行为的不满与愤慨,事件相关者任意一方的动态都可能促发意想不到的次生舆情事件	在舆情演化的各个阶段都进行预案与把控,预防次生舆情危机的产生或由于引导不当造成的不良影响,危害社会秩序	是

9.3.2 关键限值的确定

(1) 举报渠道

一般投诉举报受理后,各级食品药品投诉举报机构应当遵循属地管理原则和监管职责的划分,在受理之日起的三日内将其转交相关部门以便进一步处理。在受理重要的食品药品投诉举报后,各级食品投诉举报机构有责任在 2 日内将其转交同级食品监督管理部门。自受理投诉举报之日算起,承办部门须在 60 日内向举报人反馈投诉办理的结果,以确保投诉问题能得到妥善处理;需要变更事项或其他情形时,应当依法申请重新立案。在期限届满前的 60 天内,如果情况复杂,可以批准适当延长办理期限。接到投诉举报时,应当向投诉举报人说明案件基本事实和查处经过。一旦投诉举报人办理完毕,应当及时告知其处理结果。

(2) 舆情监测小组

建立"1+4"小组值班预警报送模式。以 1 位人员主负责信息审核与报送,4 名不固定人员负责对日常舆情监测信息进行初筛,实现人工逐条审核并编辑成预警,从而有效应对舆情的监测。预警所包含的信息内容包括了涉及的城市、主要标题、链接、内容、地址、信息来源和可供转发的数量。

(3) 食品召回计划

按照危害的严重性和紧迫性,将食品召回划分为三个等级。

一级召回是指在食品被食用后,如果发生了或者有可能会造成严重的健康损害或者死亡,则应当在 24 小时之内启动召回程序,并向县级以上地方市场监督管理部门进行报告;若发现食品安全风险后的 48 小时内,食品生产企业应当在其发生 48 小时之内,立即采取第二级召回措施,并及时报告有关部门;当发现食品中有不实的标签和标记时,食品生产商有义务在 72 小时内启动召回程序,并向县级以上地方市场监督管理部门报告召回计划。若食品标签或标识存在缺陷,但其食用后不会对人体健康造成任何损害,食品生产者有责任进行改正，并有权自愿召回。

（4）不安全食品召回

在实施一级召回的情况下，食品生产者有义务在公告发布后的 10 个工作日内完成召回工作，以确保产品质量和安全；未开展召回工作或已停止进行召回工作的，食品生产者可以自行召回。在实施二级召回时，食品生产经营者有责任在公告发布后的 20 个工作日内完成召回任务。在实施三级召回时，食品生产经营者有义务在公告发布之日起的 30 个工作日内完成召回任务。在情况复杂时，经过县级以上地方市场监督管理部门的批准，食品生产者有权对召回时间进行适当的延长，并对其进行公示。

（5）书面报告

食品生产经营者对不安全食品终止生产、召回、处理有重大风险的，自不安全食品终止之日起五个工作日内将情况书面通报县级以上地方市场监督管理部门。

（6）舆情响应

市场监督管理局 4 小时内应将涉事门店关停检查并发布公告，24 小时内发布公告公布检查结果。

9.3.3　HACCP 体系的记录保存程序和验证程序

① 记录保存程序，是 HACCP 管理体系的一个重要组成部分，记录需把监控程序及监控中获得的真实数据展现出来，记录必须满足全面性、及时性、完整性、系统性及真实性，不允许提前记录或者延后记录，不允许出现缺内容、缺项、缺页等情况。记录内容包括举报材料、投诉受理记录、舆情监测数据记录、食品安全网络舆情监测记录、食品安全事故报告记录、食品召回计划、食品召回记录、纠正措施记录等。

② 验证程序的目的是对 HACCP 计划的有效性和合理性进行评估，达到与食品安全舆情管控和相关法律、法规的要求相一致的目的，从而让食品安全舆情管控体系可以高效运转，并能够适应各种条件的变化。验证程序是对 HACCP 计划表进行验证，并由企业设立的食品安全小组对其进行确认，如果发生变化则需要进行验证，因此，公司的食品安全舆情管理小组组长应该定期检查 HACPP 计划的执行情况。

9.3.4　建立 HACCP 计划表

结合以上分析，HACCP 小组建立 HACCP 计划，分别从食品生产经营企业和政府两个方面建立 HACCP 计划表（表 9-5、表 9-6）。通过监督小组对日常 HACCP 运行数据进行记录和验证，之后再不断完善此 HACCP 体系。

表 9-5 政府关于食品安全舆情管控的 HACCP 计划表

CCP	显著危害	关键限值	监控对象	监控方法	监控频率	监控人员	纠偏措施	记录	验证
官方举报渠道	消费者举报未果，只能通过舆论进行维权	接到普通投诉举报后，各级食品投诉举报机构要按照属地管理以及监督责任分工等原则，在 3 天内，将有关投诉、举报等事项转送有关部门进行进一步处理	食品投诉举报机构	定期检查	每周	市场监督管理部门	未及时受理或反馈办理结果时立刻加急办理	投诉举报材料及证据；投诉受理纪录	定期检查投诉办理记录
		接到重大食品投诉后，各级食品投诉举报机构须在 2 日内向同级市场监督管理部门报送相关情况							
		自受理投诉举报之日起，承办部门应在 60 日内向举报人反馈办理的结果，以确保投诉举报得到妥善处理；需要变更事项或其他情形时，应当依法申请重新立案。在期限届满前的 60 日内，如因情况复杂，可批准适当延长办理期限，并告知投诉举报人正在积极办理相关手续							
舆情监测	无法在初期监测到舆情	建立"1+4"小组值班预警报送模式。以 1 位人员主要负责信息审核与报送，4 名不固定人员负责对日常舆情监测信息进行初筛，实现人工逐条审核并编辑成预警，从而有效应对舆情的监测。预警所包含的信息内容包括了涉及的城市、主要标题、链接、内容、地址、信息来源和可供转发的数量	食品生产经营企业	定期检查	每天	市场监督管理部门	优化预警报送模式	舆情监测数据记录	定期收集舆情监测数据
食品企业危机预警系统	无法监测舆情	组建危机管理小组、对食品企业运营危机与风险进行定期分析、推行风险分级管理制度、不定期举行不同范围的危机模拟演练、疏通企业内部沟通的渠道	食品生产经营企业	不定期抽查	每周	企业风险管理团队	根据危机模拟演练结果对危机处理流程各环节修改	企业运营危机与风险进行定期分析记录；危机模拟演练记录	不定期抽查危机模拟演练结果
舆情预警	无法监测舆情	网络舆情的数量呈现出指数级增长的趋势	食品生产经营企业	定期检查	每天	食品企业风险管理团队	第一时间启动舆情应急响应	食品安全网络舆情监测记录	审核记录
		舆情出现了大量的负面情感，呈现出爆发式增长的趋势							
		舆情的来源和传播渠道广，涉及到多个社交媒体平台和网站							
		网络舆情关键词或话题出现大量的搜索和讨论，这些关键词或话题可能与政府或企业的形象或利益相关							
食品安全网络舆情分级	舆情处理效率降低	按照有关市场监管机关公布的舆情管理通知规定，按照出现舆情的性质以及可能产生的危害程度，一般舆情是公众关注度比较低或者传播范围与传播速度受到限制，而可能给人们生产生活与市场监管工作带来较少负面影响的一类舆论	食品生产经营企业	定期检查	每周	市场监督管理部门	重新进行食品安全网络舆情分级	食品安全网络舆情分级记录	审核记录

续表

CCP	显著危害	关键限值	监控 对象	监控 方法	监控 频率	监控 人员	纠偏措施	记录	验证
食品安全网络舆情分级	舆情处理效率降低	影响范围和强度，从低到高划分为4个级别	敏感舆情是指具有一定公众关注度且传播范围广、传播速度快并可能给人民群众生产生活及市场监管工作带来一定不利影响的舆论	食品生产经营企业	定期检查	每周	市场监督管理部门	重新进行食品安全网络舆情分级	食品安全网络舆情分级记录	审核记录
			重大舆情是指受公众关注较多，传播范围广，传播迅速，对人民群众生产生活及市场监管工作可能产生重大不利影响的事件							
			特别重大舆情是公众关注度极为高，并很快蔓延至整个社会的，涉及特别重大事项或者重大突发事件，已经给人民群众生产生活以及市场监管工作带来或者可能带来严重负面影响而必须立即采取应对措施的舆论							
食品召回计划	不安全食品导致健康损害，加速舆情发酵	根据食品安全风险的严重性和紧迫性，将食品召回分为3个等级	一级召回：食品生产者食用后引起或者有潜在的严重健康损害乃至死亡的，应当在发现食品安全风险后24小时之内实施召回，并将召回方案上报县以上市场监督管理部门	食品生产经营企业	定期检查	每天	县级以上地方市场监督管理部门	监督召回	食品召回计划；食品召回公告	审核记录
			二级召回：对食用后已造成或可能造成一般健康损害的食品，食品生产者应在明知存在食品安全风险的情况下，在48小时之内启动召回程序，并报县以上地市市场监督管理部门备案							
			三级召回：对标签和标识有虚假标注食品的，食品生产者应自知晓食品安全风险之日起72小时内开始召回，同时将召回计划报县以上地方市场监督管理部门备案。标签和标识有缺陷且食用后对健康无危害的，由食品生产者予以纠正并可主动召回							
不安全食品召回	不安全食品导致健康损害，加速舆情发酵	进行一级召回时，应当在发布公告之日起10个工作日之内完成所有的召回	食品生产经营企业	持续跟进	事发后无间断监测	县级以上地方市场监督管理部门	监督召回	食品召回记录	审核记录
		进行二级召回时，则该产品的召回应当于发出公告之日起20个工作日之内完成							
		实行三级召回时，应在公告发布后30个工作日内召回							
		情况复杂的，经县级以上地方市场监督管理部门批准后，可以适当延长召回时间							

续表

CCP	显著危害	关键限值	监控 对象	监控 方法	监控 频率	监控 人员	纠偏措施	记录	验证
书面报告	舆情发酵	食品生产经营者停止生产经营、召回和处置的不安全食品存在较大风险的，应当在停止生产经营、召回和处置不安全食品结束后的5个工作日，内向县级以上地方市场监督管理部门书面报告情况	食品生产经营企业	持续跟进	事发后无间断监测	市场监督管理部门	加急办理	书面报告	定期检查办理进度
舆情应急响应	舆情发酵	4小时内将涉事门店关停检查并发布公告	涉事门店	持续跟进	事发后无间断监测	市场监督管理部门	加急办理	检查任务书；检查记录	定期检查办理进度
结果公布	舆情发酵	24小时内发布公告，公布检查结果	涉事门店	持续跟进	事发后无间断监测	市场监督管理部门	加急办理	检查任务书；检查记录	定期检查办理进度

表9-6　食品生产经营企业关于食品安全舆情与管控的HACCP计划表

CCP	显著危害	关键限值	监控 对象	监控 方法	监控 频率	监控 人员	纠偏措施	记录	验证
企业内部举报渠道	消费者举报未果，只能通过舆论进行维权	接到一般投诉举报后，各级食品投诉举报机构要按照属地管理、监督责任分工等原则，3天内，将有关投诉、举报等事项转送有关部门进一步处理；接到重大食品、药品投诉后，各级食品投诉举报机构须于2日内向同级市场监督管理部门报送有关情况 自受理投诉举报之日起，承办部门应在60日内向举报人反馈办理结果，以确保投诉举报得到妥善处理；需要变更事项或其他情形时，应当依法申请重新立案。在期限届满前的60天内，如果情况复杂，可以批准适当延长办理期限，并告知投诉举报人正在积极办理相关手续	企业舆情管理部门	定期检查	每周	企业负责人	未及时受理或反馈办理结果时立刻加急办理	投诉举报材料及证据；投诉受理纪录	定期检查投诉办理记录
舆情监测	无法在初期监测到舆情	建立"1+4"小组值班预警报送模式。以1个主要负责信息审核与报送，4名不固定人员负责日常监测信息初筛的方式，实现人工逐条审核并编辑成预警，从而有效应对舆情监测小组的工作需求。预警所包含信息范围涵盖了所涉及的城市、标题、链接、内容、地址、信息来源以及转发数量	企业舆情管理部门	定期检查	每周	企业负责人	优化预警报送模式	舆情监测数据记录	定期收集舆情监测数据
食品企业危机预警系统	无法监测舆情	组建危机管理小组，对企业运营危机与风险进行定期分析，推行风险分级管理、不定期举行不同范围的危机模拟演练、疏通企业内部对话渠道	企业员工	不定期抽查	每周	企业风险管理团队	根据危机模拟演练结果对危机处理流程各环节修改	企业运营危机与风险进行定期分析记录；危机模拟演练记录	不定期抽查危机模拟演练结果

续表

CCP	显著危害	关键限值	监控 对象	监控 方法	监控 频率	监控 人员	纠偏措施	记录	验证
舆情预警	无法监测舆情	网络舆情的数量呈现出指数级增长的趋势;舆情出现了大量的负面情感,且呈现出爆发式增长的趋势;舆情的来源和传播渠道广,涉及到多个社交媒体平台和网站;网络舆情的关键词和话题出现了大量的搜索和讨论,且与政府或企业的形象和利益有关	企业舆情管理部门	定期检查	每周	企业负责人	第一时间启动舆情应急响应	食品安全网络舆情监测记录	审核记录
事故报告	舆情处理效率低下	食品生产经营者对所生产、经营食品中导致或可能导致公众健康受到危害的情形及信息进行查找后,应于2小时内上报当地县级卫生行政部门及承担单位食品安全监管任务的相关部门,上报疑似食品安全事故的相关信息应包括事故发生的时间、场所、数量等基本信息	企业舆情管理部门	持续跟进	事发后无间断监测	企业负责人	第一时间报告事故	食品安全事故报告记录	审核记录
主动召回	食品安全事故处理滞后	确认该食品为应召回不安全食品时起,一级召回为1日内、二级召回为2日内、三级召回为3日内,并告知相关销售者终止销售和告知消费者终止消费	涉事门店	持续跟进	事发后无间断监测	企业负责人	第一时间召回不安全食品并上报	食品召回计划;食品召回公告	审核记录
主动召回	食品安全事故处理滞后	确认该食品为不安全食品应予以召回之日开始,一级召回时间为3日,二级召回时间为5日,三级召回时间为7日,食品生产者应当通过当地市级质监部门将食品召回方案报送省级质监部门	涉事门店	持续跟进	事发后无间断监测	企业负责人	第一时间召回不安全食品并上报	食品召回计划;食品召回公告	审核记录
主动召回	食品安全事故处理滞后	从实施召回之日起,一级召回每3日,二级召回每7日,三级召回每15日。随后,由所在地的市级质监部门向省级质监部门提交阶段性的食品召回进展报告	涉事门店	持续跟进	事发后无间断监测	企业负责人	第一时间召回不安全食品并上报	食品召回计划;食品召回公告	审核记录
主动召回	食品安全事故处理滞后	食品生产者应于食品召回时限届满后15日内,食品生产者有义务向所在地的省级质监部门提交一份全面的召回总结报告,以确保食品安全。在受到责令召回的情况下,有必要向当地市场监管部门进行汇报	涉事门店	持续跟进	事发后无间断监测	企业负责人	第一时间召回不安全食品并上报	食品召回计划;食品召回公告	审核记录
舆情应急响应	舆情发酵	4小时内将涉事门店关停检查并发布公告	涉事门店	持续跟进	事发后无间断监测	企业负责人	加急办理	检查任务书;检查记录	定期检查办理进度
结果公布	舆情发酵	24小时内发布公告,公布检查结果	涉事门店	持续跟进	事发后无间断监测	企业负责人	加急办理	检查任务书;检查记录	定期检查办理进度

9.3.5 HACCP 体系的运行

（1）宣传培训

把食品安全舆情处理系统搭建好之后，相关监督部门有必要对食品生产经营企业中相关部门的管理领导，卫生负责人和管理人员等进行系统化的培训，这样可以使他们清晰地认识到系统的内容和用途，然后由已经受训的人员对各员工进行训练，从而确保系统高效地运转。

（2）餐厅或门店的经营

有关部门有必要在餐厅或门店建立舆情管理部门或者设立工作人员，依据危害分析和控制点等实际需求对相关管理制度和考核奖罚制度进行更新和完善，从而确保 HACCP 在餐厅或门店日常舆情管理过程中能更好地发挥作用。

（3）舆情管理监测

在舆情管理监督中，各监督人员一定要明确自己所负责监控的环节，建立餐厅卫生管理组织并制订体系，逐步巡视 HACCP 的实际运行状况，针对关键点控制和纠偏措施方面一定要严格把关，全面考核餐厅或者店铺 HACCP 的经营状况。

9.3.6 HACCP 体系在食品安全舆情处理中的实施与评审

为了降低食品安全舆情风险，提高食品安全舆情管理水平，辅助 HACCP 系统的有效运行，确认需要检查的项目并建立相应的体系评分，见表 9-7 和表 9-8。

表 9-7 食品生产经营企业关于食品安全舆情管控系统的评分表

	检查项目	扣分标准	分值	得分
企业	食品安全责任制	未建立食品安全责任制的，扣 10 分	10	
		各级各部门未执行责任制的，扣 2～5 分	5	
	舆情监测机制	无自建或外包的常态化食品安全舆情监测机制的，扣 10 分	10	
		未配备专职或兼职的食品安全舆情监测专员的，扣 5 分	5	
	举报渠道	未建立针对食品安全问题的消费者举报渠道的，扣 10 分	10	
		举报渠道不畅通或受理效率低下的，扣 2～5 分	5	
	安全检查	无定期食品安全检查制度的，扣 5 分	5	
		食品安全检查无记录的，扣 5 分	5	
		检查出事故隐患整改做不到定人、定时间、定措施的，扣 2～5 分	5	
	安全教育	无食品安全教育制度的，扣 5 分	5	
		变换岗位时未进行相应食品安全教育的，扣 2～5 分	5	
	舆情处理机制	未在舆情产生 4 小时内与当事人取得联系的，扣 5 分	5	
		未在 6 小时内停业自查并发布公告的，扣 5 分	5	

续表

检查项目		扣分标准	分值	得分
企业	舆情处理机制	未在 12 小时内公布自查结果的，扣 5 分	5	
		未在一周内公布整改效果的，扣 5 分	5	
		未联合媒体或意见领袖发声降低负面影响的，扣 5 分	5	
		出现舆情反转或反复的，扣 5 分	5	
总计			100	

表 9-8 政府关于食品安全舆情管控系统的评分表

检查项目		扣分标准	分值	得分
政府	食品安全管理制度	未拟定食品安全管理制度的，扣 5 分	5	
		未拟定食品安全风险防控措施的，扣 10 分	10	
		未定期组织辖区内企业自查的，扣 5 分	5	
		未定期走访辖区内餐饮企业评估食品安全状况的，扣 5 分	5	
	舆情监测机制	无自建或外包的常态化食品安全舆情监测机制的，扣 10 分	10	
		未配备专职或兼职的食品安全舆情监测专员的，扣 5 分	5	
	举报渠道	未建立辖区内餐饮企业食品安全问题的消费者举报渠道的，扣 5 分	5	
		举报渠道不畅通或受理效率低下的，扣 2～5 分	5	
	舆情处理机制	未在 6 小时内关停涉事企业并发布公告的，扣 10 分	10	
		未在 12 小时内公布检查结果的，扣 10 分	10	
		未在一周内公布辖区调查结果的，扣 5 分	5	
		无网络舆情引导机制的，扣 5 分	5	
		未联合媒体或意见领袖发声降低负面影响的，扣 5 分	5	
		未与公众在网络上双向互动的，扣 5 分	5	
		出现舆情反转或反复的，扣 5 分	5	
		出现次生舆情危机的，扣 5 分	5	
总计			100	

第六篇

大型餐饮食品安全标准化评分细则

第10章

大型餐饮食品安全评分标准

大型餐饮食品安全评分标准包含安全管理制度、人员健康卫生与培训管理、设施设备管理、原料管理、加工方法管理、环境卫生管理、检测管理和应急管理8个方面的内容。评分的主要内容涉及食品安全管理的要求以及特种设备等方面的安全要求。本标准的要求主要参考《食品安全法》以及食品安全相关的标准。本评分标准的制订有以下几点情况说明：①本评定标准更适用于大型团餐（含医院、机关团体等）、学校食堂（1000人及以上）等；②本评定标准共8项考评类目、28项考评项目和123条考评内容；③本评定标准中累计扣分的，直到该考评内容分数扣完为止，不得出现负分，有需要追加扣分的，在该考评类目内进行扣分，也不得出现负分，带 * 项目为食品安全重要控制点，带 ** 项目设有食品安全否决项；④本评定标准共计1000分，最终评审评分换算成百分制，最后得分采用四舍五入，取小数点后一位数；⑤本评分细则旨在对现有大型团餐（含医院、机关团体等）、学校食堂（1000人及以上）等经营单位进行评估分级，为监管提供相关建议，同时指导企业建设食品安全管理标准化。

10.1 安全管理制度

被检查单位：_____ 检查组：_____ 时间：_____

考评类目	考评项目	考评内容	标准分值	考评办法	问题描述	实际得分
1 安全管理	1.1 组织机构和人员	1.1.1 餐饮服务企业、网络餐饮服务第三方平台提供者、学校（含托幼机构）、养老机构和医疗机构的食堂都应配备经过食品安全管理体系培训且具备食品安全管理能力的专职或者兼职食品安全管理人员	10	查阅企业食品安全质量手册，核实食堂现有员工情况。未配有具备食品安全管理能力的专职或者兼职的食品安全管理人员，不得分（否决项）		

续表

考评类目	考评项目	考评内容	标准分值	考评办法	问题描述	实际得分
1 安全管理	1.1 组织机构和人员	1.1.2 食品安全管理机构每个季度都应至少召开一次专题会来协调解决食品安全问题。会议纪要中应有工作要求并保存	4	未定期召开安全专题会的,不得分;未跟踪上次会议食品安全工作要求的落实情况的或未制订新的食品安全工作要求的,不得分;无会议记录的,扣2分;有未完成项且无整改措施的,每一项扣1分		
	1.2 职责	1.2.1 建立、健全安全生产工作责任制,并对落实情况进行考核	6	未建立安全生产责任制的,不得分;未以文件形式发布生效的,不得分;每缺一个纵向、横向安全生产责任制的,扣2分;责任制内容与岗位工作实际不相符的,每个扣1分;没有对安全生产责任制落实情况进行考核的,不得分		
		1.2.2 企业主要负责人应按照安全生产法律法规赋予的职责,全面负责安全生产工作,并履行安全生产义务	4	主要负责人安全生产职责不明确的,不得分;没有履行主要职责的,每缺一项,扣2分;本小项不得分时,追加扣除10分		
		1.2.3 各级人员应掌握本岗位的安全职责	4	查阅企业食品安全质量手册,人员分工是否明确		
	1.3 法规标准识别	1.3.1 食品标准与法规规定的其他要求应明确归口管理部门、识别、获取、评审、更新等内容	5	无该项制度的,不得分		
		1.3.2 职能部门和所属单位应及时识别、获取适用的食品标准与法规和其他要求,归口管理部门每年发布一次适用的清单,建立文本数据库		未定期识别和获取的,不得分;工作程序或结果不符合规定的,每次扣2分;无安全生产法律法规与其他要求清单的,不得分;每缺1个相关法律法规与其他要求文本或电子版的,扣2分		

续表

考评类目	考评项目	考评内容	标准分值	考评办法	问题描述	实际得分
1 安全管理	1.3 法规标准识别	1.3.3 及时向员工传达并配备适用的食品标准与法规以及其他要求	8	未培训考核的，不得分；无培训考核记录的，不得分；每缺少1项培训和考核的，扣2分		
	1.4 规则制度	1.4.1 按照相关规定建立和发布健全的食品安全的规章制度要求，至少包含下列内容：从业人员健康管理、从业人员培训、原料控制、餐用具清洗消毒、餐饮服务过程控制、食品安全自查、进货查验和记录、食品留样、工作场所及设施设备清洗消毒和维修保养、食品安全信息追溯、消费者投诉处理、餐厨废弃物处置制度、有害生物防治制度、食品添加剂使用制度、消防安全管理、应急管理、事故管理等	10	每缺1项，扣2分		
		1.4.2 将安全生产规章制度发放到相关工作岗位，员工应及时掌握相关内容	8	未发放到岗位，每处扣2分；员工未掌握相关内容，每人次扣2分		
	1.5 操作规程	1.5.1 基于岗位风险辨识，编制完善、适用的岗位安全操作规程和食品加工流程（SOP和SSOP文件）	6	未编制岗位安全操作规程和食品加工流程，不得分；内容不符合实际或未按要求执行，每处扣2分		
		1.5.2 向员工下发各岗位安全操作规程以及食品加工操作流程，员工应及时掌握相关内容	8	未见岗位操作规程和加工流程相关的培训记录，每人次扣2分		
		1.5.3 员工操作要严格按照操作规程执行	6	违反操作规程，每人次扣2分		
	1.6 文件和档案管理	1.6.1 应建立记录制度。鼓励采用信息化等技术手段进行记录和文件管理	5	未建立制度，不得分；采用信息化平台记录的，加5分		
		1.6.2 按照规定做好记录，记录内容包括从业人员培训考核、从业人员健康管理、进货查验、食品添加剂使用、食品安全自查、消费者投诉处置、变质或超过保质期，或者回收食品处置、定期环境消毒和除虫灭害等情况。对食品、加工环境开展检验的，还应记录检验结果	20	记录内容应完整、真实。法律法规标准没有明确规定的，记录保存时间不少于6个月。不符合要求的，每项扣2分		

续表

考评类目	考评项目	考评内容	标准分值	考评办法	问题描述	实际得分
1 安全管理	1.6 文件和档案管理	1.6.3 餐饮服务企业、中央厨房、集体用餐配送单位、集中供餐单位的食堂应如实记录采购的食品、食品添加剂和食品相关产品的名称，及其规格、数量、生产日期或者生产批号、保质期、进货日期和供货者单位名称、地址、联系方式等信息，并保存好相关凭证。实行统一配送方式经营的餐饮服务企业，由企业总部统一进行食品进货查验记录的，各门店也还应对收货情况进行详细记录	15	进货查验记录、收货记录和相关凭证的保存期限应不少于食品保质期满后6个月；没有明确保质期的，保存期限不应少于2年		
		1.6.4 对下列主要食品安全管理资料实行档案管理，主要包括安全会议记录、安全自查记录、培训记录、检查和整改记录、资格资质证书、法定检测记录、关键设备设施档案、相关方信息、应急演练信息、事故管理记录等	10	档案资料不全，每项扣2分		
		1.6.5 各岗位负责人应督促操作人员按要求如实填写记录表格，须定期检查记录内容。食品安全管理人员应每周检查所有记录表格，发现异常情况立即督促相关工作人员采取整改措施	8	记录不完善，每次扣2分		
		1.6.6 进货查验记录和相关凭证的保存期限不得少于产品保质期满后6个月；无明确保质期的，其保存期限不得少于2年。其他各项记录保存期限宜为2年。网络餐饮服务第三方平台提供者和自建网站餐饮服务提供者应如实记录网络订餐的订单信息，具体包括食品的名称、下单时间、送餐人员、送达时间以及收货地址，其信息保存时间也不得少于6个月	8	相关记录和凭证不全，每次扣1分		
		小计	150	得分小计		

10.2 人员健康卫生与培训管理

被检查单位：_____ 检查组：_____ 时间：_____

考评类目	考评项目	考评内容	标准分值	考评办法	问题描述	实际得分
2 从业人员管理	2.1 人员健康要求	2.1.1 从事接触直接入口食品工作（包括清洁操作区内的加工制作及切菜、配菜、烹饪、传菜、餐饮具清洗消毒）的从业人员（包括新参加和临时参加工作的从业人员，下同）应取得健康证明后方可上岗，并应每年进行健康检查取得健康证明，必要时应进行临时健康检查	8	该从业人员未取得安全健康证的，不得分（否决项）。健康证明逾期，并未及时进行健康检查更新的，每人次扣4分		
		2.1.2 食品安全管理人员应每天对工作人员上岗前的健康状况进行日常检查。患有发热、腹泻、咽部炎症等病症及皮肤有伤口或感染的工作人员，应暂停从事接触直接入口食品的工作，必要时还需进行临时健康检查，待查明具体原因并将有碍食品安全的疾病治愈后才能重新上岗	8	发现有发热、腹泻、伤口发炎化脓等症状的，每人次扣2分		
		2.1.3 患有霍乱、细菌性和阿米巴性痢疾、伤寒和副伤寒、病毒性肝炎（甲型、戊型）、活动性肺结核、化脓性或者渗出性皮肤病等国务院卫生行政部门规定的有碍食品安全疾病的人员，不得从事接触直接入口食品的工作	6	发现有上述情况，不得分		
		2.1.4 手部有伤口的工作人员，使用的创可贴应颜色鲜明，并须及时更换。佩戴一次性手套后可从事非接触直接入口食品的工作	4	一处不合格扣2分		
	2.2 培训考核	2.2.1 建立食品安全教育培训的管理制度	4	无该项制度的，不得分；制度中缺少一类培训规定的，扣2分；有与国家有关规定不一致的，不得分		
		2.2.2 建立食品安全培训体系，企业须确定安全教育培训主管部门，并定期识别安全教育培训需求，制订各类从业人员的培训计划	6	未明确主管部门的，不得分；未定期识别需求的，扣2分；识别不充分的，扣1分；无培训计划的，不得分；培训计划中每缺一类培训的，扣1分		
		2.2.3 按工作计划进行安全教育培训，对安全培训效果进行及时评估和改进。做好培训记录，并建立档案。定期对各类食品从业人员考核，根据考核的结果，考虑是否需要进行二次培训	8	未按计划进行培训的，每次扣2分；记录不完整齐全的，每缺一项扣2分；未进行效果评估的，每次扣2分；未根据评估作出改进的，每次扣2分；未进行档案管理的，不得分；档案资料不完整齐全的，每次扣2分		

续表

考评类目	考评项目	考评内容	标准分值	考评办法	问题描述	实际得分
2 从业人员管理	2.2 培训考核	2.2.4 主要负责人和食品安全生产管理人员需具备与本单位所从事的生产经营活动相应的食品安全生产知识和管理能力，须经考核合格后方可上岗，并应按规定进行再培训	8	主要负责人和食品安全生产管理人员未取得相关证书的，不得分；未按要求进行再培训，每人次扣 2 分		
		2.2.5 对操作岗位人员进行食品安全教育和生产技能培训与考核，考核不合格的工作人员，不得上岗。对从业人员健康要求、晨检和个人卫生行为、应急处置等进行教育和培训	6	未进行培训，每人次扣 1 分；培训记录不全，每次扣 1 分		
	2.3 人员卫生	2.3.1 从业人员不得留长指甲、涂指甲油。工作时，应穿着清洁工作服，不披散头发，佩戴的手表、手镯、手链、手串、戒指和耳环等饰物不得外露	4	指甲长度超过 1cm，每人次扣 1 分；其他每项不合格，扣 1 分		
		2.3.2 食品处理区内的从业人员不宜化妆，应佩戴清洁的工作帽，工作帽需能将头发全部遮盖	4	每一处不合格扣 0.5 分		
		2.3.3 专间的从业人员、专用操作区内从业人员须佩戴清洁的口罩	4	每一人未按要求佩戴，扣 1 分		
		2.3.4 从业人员在加工制作食品前，应洗净手部，手部清洗应符合《餐饮服务从业人员洗手消毒方法》	4	洗手池处未张贴《餐饮服务从业人员洗手消毒方法》的扣 2 分，检查发现 1 人手部洁净不符合要求扣 1 分		
		2.3.5 工作服宜为白色或浅色，应定点存放，定期清洗更换。从事接触直接入口食品工作的工作人员，其工作服应每天清洗更换	4	未按要求清洗更换，扣 1 分		
		小计	78	得分小计		

10.3 设施设备管理

被检查单位：_____ 检查组：_____ 时间：_____

考评类目	考评项目	考评内容	标准分值	考评办法	问题描述	实际得分
3 设备设施	3.1 设备设施建设	3.1.1 具有与经营的食品品种、数量相适应的场所、设施、设备，且布局合理。消防设施、场所通风、设施设备双重接地保护、照明、人员通行安全路线等应符合有关法律法规、标准规范的要求	4	不符合规定的，每项扣 2 分；构成重大隐患的，不得分，并追加扣除 10 分		*

续表

考评类目	考评项目	考评内容	标准分值	考评办法	问题描述	实际得分
3 设备设施	3.1 设备设施建设	3.1.2 基础设施 ①食品操作区内排水沟应设有可拆卸盖板且排水沟内不应有其他管道，并应定期对其进行清洗，防止微生物及有害生物产生 ②专用操作间内不应设有明沟，如地漏等，应带有防水设施，防止废弃物进入及浊气溢出 ③排水管道与外界接触处应有适当的防护措施，防止有害生物侵入 ④设立专间或专用设备存放完成清洗、消毒的餐具	4	下水道盖板排水孔大小（应小于6mm），灭蝇灯数目和高度（应在每个操作间入口配备灭蝇灯，高度不得超过2.1m，不得低于1.7m）。不符合规定的，每处扣1分		
	3.2 设备设施运行管理	3.2.1 建立设备、设施的运行、维护、保养和清洁的管理制度	4	未制订维护食品加工、贮存等设施、设备，或未定期清洗、校验保温设施及冷藏、冷冻设施管理制度的，每项扣2分，扣完为止		
		3.2.2 建立设备设施运行台账，制订维护保养和清洁计划，编制清洁保养和维护手册	4	未制订维护保养和清洁计划，扣1分；未按计划维护保养和清洗、消毒的，扣2分；未建立设备运行台账或检维修计划的，不得分；资料不齐全的，每次（项）扣1分		
		3.2.3 设备通用要求 ①设备必须保持清洁卫生，人员、货物进出通道应设有防鼠板，门的缝隙应小于6mm ②设备基础、支架等结构牢固，无腐蚀，运行平稳 ③安全附件完好，安全阀、压力表、温度表等齐全、灵敏、可靠、清晰，铅封完好，在检验周期内使用 ④按规定保持压力、温度稳定，符合要求，无超温、超压现象 ⑤操作控制柜与线路防护符合要求；控制台显示完好，功能指示清晰；按键动作灵敏可靠；接地电阻符合规定，连接牢固 ⑥各种阀门开启灵活，关闭严密 ⑦各种管道应安装合理、连接牢固、管路畅通、外表清洁干净、无泄漏；支撑牢固可靠，运行平稳无振动；各连接部件密封良好；保温层整，无严重脱落破损	40	餐具消毒未严格执行：未达到蒸汽消毒时温度不低于100℃，时间10分钟以上，红外消毒时红外消毒柜温度120℃，时间10～15分钟，浸泡消毒（不耐高温餐具）时消毒液浓度250mg/L，时间10～15分钟，消毒完成后冲洗浸泡3～5分钟的要求，落实记录的，一项不符合扣2分。其他不符合规定项，每处扣1分		

续表

考评类目	考评项目	考评内容	标准分值	考评办法	问题描述	实际得分
3 设备设施	3.2 设备设施运行管理	⑧各种安全防护装置安装牢固，间隙符合标准无摩擦 ⑨设备、设施和工器具用无毒、耐腐蚀、不生锈、易清洗消毒、坚固的材料制作，其构造易于清洗消毒 ⑩所有器具，清洗设备，存储设备须进行分色管理，防止交叉污染。应配备有餐饮具消毒记录，明确记录消毒餐具的数量、消毒时间和种类 ⑪餐用具清洗设备存放时应与食品原料和清洁工具的清洗设备分开存放并可明显区分（采用化学方法清洗的应设立单独专间） ⑫餐用具清洗和消毒设备应配有负责人，及时对其进行清洗和保养 ⑬清洁剂、消毒剂和杀虫剂等溶剂以及保洁用品的存放位置应具有醒目标识，并需与食品、食品添加剂和包装材料等分开存放 ⑭食品添加剂应当设置专柜存放，并显著标明"食品添加剂"的字样。在存放时应与食品、食品相关产品等分开存放 ⑮食品处理区应设置洗手设施，且洗手设施应采用不易积垢，不易渗水和易于清洗的材料制成。且应在洗手设施旁配有简明易懂的洗手步骤图和干手设施 ⑯食品处理区应有充足的自然采光或人工照明设施，工作面的光照强度不得低于220lux，光源不得改变食品的感官颜色。其他场所的光照强度不宜低于110lux ⑰燃气阀、燃气管、燃气瓶、温度控制器完好无缺陷，无气体泄漏。燃气存放或调压室内应安装防爆照明灯及报警装置，通风良好，使用完毕后由专人关闭阀门并做好记录 ⑱厨房灶台照明应使用防潮灯，厨房的烟道应至少每季度清洗一次，灶台附近应配备灭火毯和消防器材	40	餐具消毒未严格执行：未达到蒸汽消毒时温度不低于100℃，时间10分钟以上，红外消毒时红外消毒柜温度120℃，时间10～15分钟，浸泡消毒（不耐高温餐具）时消毒液浓度250mg/L，时间10～15分钟，消毒完成后冲洗浸泡3～5分钟的要求，落实记录的，一项不符合扣2分。其他不符合规定项，每处扣1分		
		3.2.4 专用设备（一）：食品加工 ①搅拌机：切刀应牢固、无松动、无损伤；开转转刀前必须将护盖盖到位；设备上应有明显的安全警示性标牌	40	不符合规定的，每处扣1分		

续表

考评类目	考评项目	考评内容	标准分值	考评办法	问题描述	实际得分
3 设备设施	3.2 设备设施运行管理	②纯净水设施：叶轮防护网应完好 ③切丁机：切削旋转部位要有防护；检修时必须由专人监护 ④燃气油炸锅：液化气管道安装合理，无泄漏现象；应设置燃气泄漏报警仪；排风装置应防爆；必须有安全警示标牌，现场应悬挂安全操作规程；液化气瓶放置稳定可靠，并在通风良好、干燥且不能有暴晒的地方单独储存，严禁烟火，专人管理 ⑤电油炸锅：应由专业技术人员操作，设备开机及工作时至少有两名技术人员在场，并保持在使用过程中人不离机；油槽内油加至工作位置，设备加热管严禁干烧；设置油烟浓度报警装置，配备消器材；电控箱及其他有电器元件的部位应保持干燥；每次给设备加油时，应仔细检查，确保将油槽内尤其是放油管内外水放净；炸锅下方应设有沸油回收装置；设备的维修保养应由专业人员进行，做好记录 ⑥燃气蒸饭柜：燃气管道安装合理，无泄漏现象；应设置燃气泄漏报警仪；排风装置应防爆；必须有安全警示标牌，现场应悬挂安全操作规程；定期检查并清理水垢和出气口 专用设备（二）：烘焙加工 ①输粉、搅拌设备：输粉设备及管道应符合国家规定的压力、温度、耐化学腐蚀要求；搅拌设备的温度监控设备应符合国家检测设备的要求；各类泵的电缆配线应穿管保护，钢管与输粉机之间应采用蛇皮管或挠性软管可靠连接；钢管或软管端头应连接可靠无脱落现象；泵类设备裸露旋转部件（如联轴器）应采取有效防护措施；搅拌设备内腔应使用高硬度的不锈钢 ②焙烤设备：应有完整的温度控制系统，并可以分别控制上、下火的温度；燃气报警设备灵敏度符合要求，保持状态良好；焙烤设备可随时调整焙烤时间；烤炉的隔热设施良好保证焙烤房间的温度不高于28℃；应装设符合国家规范的保温隔热设	40	不符合规定的，每处扣1分		

续表

考评类目	考评项目	考评内容	标准分值	考评办法	问题描述	实际得分
3 设备设施	3.2 设备设施运行管理	施，及防烫伤警示；设置必要的安全巡视、检查和检修通道；压力系统及压力管道应符合国家规范，燃气管道按 GB 50028—2020 的规定涂装 ③制冰设备：各连接处无漏水现象；水系统试运行时，应设置旁路，不应进入本设备管束内；设置必要的安全巡视、检查和检修通道，避免低温冻伤 ④成型设备：有控制湿度的系统；有完整的报警系统；制动、限位装置齐全、完整，灵敏可靠；有可能产生静电的设备金属外壳应进行接地	40	不符合规定的，每处扣1分		
		3.2.5 冰箱 ①原料、半成品和成品置于冰点以上较低温度下贮存的过程，冷藏环境温度的范围应在 0～8℃ ②建立冰箱储存温度与卫生记录表	4	不符合规定的，每处扣1分		
		3.2.6 冷库 ①内部照明必须有防爆防护系统 ②原料、半成品和成品置于冰点温度以下，以保持冰冻状态贮存的过程，冷冻温度的范围应低于 -12℃，须有完整的温控与湿度控制系统，并定期校准温度，保证温度湿度的实际数值相对于设定的偏差不大于3%；保存冷库储存温度与卫生记录表 ③内部距墙壁 15cm 处必须安装防撞护栏 ④所使用的保温材料必须符合国家对于保温设备的相关要求 ⑤内部墙壁设计须使用不易脱落物质且能防潮抗热的材料，须对温度与湿度有监控系统且有相关的记录管理 ⑥内部地面须使用环氧自流平	4	不符合规定的，每处扣1分		
		3.2.7 仓库 ①物品存放区与墙距、梁距和柱距，以及物品之间应符合安全距离的要求；库房内需要设置数量足够的存物架，且存放架的结构及设置的位置应能使贮存的物品离墙离地，距离地面和墙面都应在 10cm 以上 ②车行道、人行道宽度符合标准；路面平坦，无积油积水，无绊脚物 ③作业点和安全通道采光符合标准 ④库房内应设置通风、防潮设施，	4	未分区分类存放，扣1分；不符合安全间距扣1分；采光和照明不符合标准要求的扣1分		

续表

考评类目	考评项目	考评内容	标准分值	考评办法	问题描述	实际得分
3 设备设施	3.2 设备设施运行管理	保持其干燥，且应在库房内安放可正确显示其温度湿度的检查装置。应设置防止有害生物侵入的装置 ⑤消防设施标识及防火安全标志准确、齐全；物品占道率小于5%；消防通道畅通；按规定的数量和种类配备消防器材，且灵敏可靠 ⑥物品应分类储存，定置区域线清晰，数量和区域不超限 ⑦物品存放平稳，便于移动，不超高垛放 ⑧照明灯具完好率100%，且暴露食品正上方的照明灯应有防护装置，防止照明灯爆裂而污染食品 ⑨同一库房内存放不同类型的食品和食品相关产品（如食品包装材料等），应分设存放区域，且不同区域有明显的区分标识 ⑩设有单独存放清洗消毒工具和洗涤剂、消毒剂等物品的隔间或区域	4	未分区分类存放，扣1分；不符合安全间距扣1分；采光和照明不符合标准要求的扣1分		
		3.2.8 供排水设施 ①食品加工制作用水的管道系统须来自生活饮用水主管道，且与非饮用水（如冷却水、污水或废水等）的管道系统完全分离，不得有逆流或相互交接的现象 ②供水设施中使用的涉及饮用水应符合饮用水国家标准 ③排水设施应通畅，便于清洁、维护 ④需经常冲洗的场所和排水沟均要有一定的排水坡度。排水沟内不得设置有其他的管路，侧面和底面接合处应有弧度，并设有可拆卸的装置 ⑤排水的流向应从高清洁操作区流向低清洁操作区，并能防止污水逆流 ⑥排水管道出水口安装的篦子应使用金属材料制备，且篦子缝隙间距或网眼应小于10mm，防止有害生物侵入	4	不符合规定的，每处扣1分		
		3.2.9 清洗消毒保洁设施 ①清洗、消毒和保洁设施设备应放置在专门区域，容量和数量应能满足加工制作和供餐实际需求 ②食品工用具的清洗水池应与食品原料和清洁用具的清洗水池区	4	不符合规定的，每处扣1分		

续表

考评类目	考评项目	考评内容	标准分值	考评办法	问题描述	实际得分
3 设备设施	3.2 设备设施运行管理	开。采用化学消毒方法的，应设置接触直接入口食品的工用具的专用消毒水池 ③各类水池应使用不透水材料（如不锈钢、陶瓷等）制成，不易积垢，且易于清洁，并须明显标示其用途 ④应设置存放消毒后餐用具的专用保洁装置，且标识明显并易于清洁	4	不符合规定的，每处扣1分		
		3.2.10 个人卫生设施和卫生间 ①洗手设施：食品处理区应设置数量足够的洗手设施，就餐区宜设置洗手装置；洗手池应不透水，易清洁；水龙头宜采用脚踏式、肘动式、感应式等非手触动式开关。宜设置热水器，提供温水；洗手设施附近配备洗手液（皂）、消毒液、擦手纸、干手器等。从业人员专用洗手设施附近应有洗手方法标识；洗手设施的排水设有防止逆流和有害生物侵入及臭味产生的装置 ②卫生间：卫生间不得设置在食品处理区内。卫生间出入口不应直对食品处理区，不宜直对就餐区；卫生间与外界直接相通的门能自动关闭；设置独立的排风装置，有照明；与外界直接相通的窗户设有易拆洗、不易生锈的防蝇纱网；墙壁、地面等的材料不吸水、不易积垢、易清洁；应设置冲水式便池，配备便刷；应在出口附近设置洗手装置，洗手装置符合洗手设施条款要求；排污管道与食品处理区排水管道分设，且设置有防臭气水封。排污口位于餐饮服务场所外 ③更衣区：与食品处理区位于同一建筑物内，应处于食品处理区的入口处；设有足够大的更衣空间、足够数量的更衣设施（如更衣柜、挂钩和衣架等）	4	不符合规定的，每处扣1分		
		3.2.11 有害生物防治设施 ①有害生物防制应遵循物理防治（粘鼠板、灭蝇灯等）优先，而化学防治（滞留喷洒等）有条件才使用的原则 ②餐饮服务场所的墙壁、地板无缝隙，天花板修葺完整。所有管道（供水、排水、供热、燃气和空调等）	4	不符合规定的，每处扣1分		

续表

考评类目	考评项目	考评内容	标准分值	考评办法	问题描述	实际得分
3 设备设施	3.2 设备设施运行管理	与外界或天花板连接处应封闭，所有管、线穿越而产生的孔洞，应选用水泥、不锈钢隔板、钢丝封堵材料、防火泥等封堵，孔洞填充牢固，无缝隙。使用水封式地漏 ③所有线槽、配电箱（柜）封闭良好 ④灭蝇灯：食品处理区、就餐区宜安装黏捕式灭蝇灯。使用电击式灭蝇灯的，灭蝇灯不得悬挂在食品加工制作或贮存区域的上方，防止电击后的虫害碎屑污染食品；应根据餐饮服务场所的布局、面积及灭蝇灯使用技术要求，确定灭蝇灯的安装位置和数量 ⑤鼠类诱捕设施：餐饮服务场所内宜使用粘鼠板、捕鼠笼和机械式捕鼠器等装置，不得使用杀鼠剂；餐饮服务场所外可使用抗干预型鼠饵站，但鼠饵站和鼠饵需固定安装 ⑥排水管道出水口安装的篦子应为金属材料制成，并且其网眼或者缝隙间距应小于10mm ⑦与外界直接相通的通风口、换气窗外，需加装不小于16目的防虫筛网 ⑧防蝇帘及风幕机：使用防蝇胶帘的，防蝇胶帘应覆盖整个门框，底部离地距离小于2cm，相邻胶帘条的重叠部分不少于2cm；使用风幕机的，风幕应完整覆盖出入通道	4	不符合规定的，每处扣1分		
		3.2.12 通风排烟设施 ①食品处理区（冷冻库和冷藏库除外）和就餐区应保持空气流通。专间应设立独立的空调设施。应定期清洁消毒空调及通风设施 ②产生油烟设备的上方应配套有机械排风和油烟过滤的装置，并且过滤器应该便于清洁和更换 ③产生大量水蒸气设备的上方需安装机械排风排气装置，并应做好凝结水的引泄 ④排气口应设有易清洗和耐腐蚀并加装不小于16目的防虫筛网，以防止有害生物侵入	4	不符合规定的，每处扣1分		

续表

考评类目	考评项目	考评内容	标准分值	考评办法	问题描述	实际得分
3 设备设施	3.2 设备设施运行管理	3.2.13 照明设施 ①食品处理区应有充足的自然采光或人工照明设施，工作面的光照强度不得低于220lux，光源不得改变食品的感官颜色。其他场所的光照强度不宜低于110lux ②食品正上方的照明灯应配有防护装置 ③冷冻（藏）库应使用防爆灯	4	不符合规定的，每处扣1分		
		3.2.14 燃料管理 ①尽量采购使用乙醇作为菜品（如火锅等）加热燃料。使用甲醇、丙醇等作燃料，应加入颜色进行警示，并严格管理，防止作为白酒误饮 ②应严格选择燃料供货者。定期组织检查，定期检测设备，及时更换存在安全隐患的老旧设备。宜安装有效的通风及报警设备 ③应加强从业人员培训，使其能正确使用煤气、液化气、电等加热设备，防止漏气、漏电；安全进行燃料更换（木炭、醇基燃料等），防止烫伤	4	不符合规定的，每处扣1分		
		3.2.15 固定式低压电气线路 ①线路布线安装应符合电气线路安装规程 ②架空绝缘导线各种安全距离应符合要求 ③线路保护装置齐全可靠，装有能满足线路通、断能力的开关、短路保护、过负荷保护和接地故障保护等 ④线路穿墙、楼板或地埋设时，都应穿管或采取其他保护；穿金属管时管口应装绝缘护套；室外埋设，上面应有保护层；电缆沟应有防火、排水设施 ⑤地下线路应有清晰坐标或标志以及施工图	4	不符合规定的，每处扣0.5分		
		3.2.16 动力照明箱（柜、板） ①触电危险性大或作业环境差的生产车间、锅炉房等场所，应采用与环境相适应的防尘、防水和防爆等动力照明箱、柜 ②符合电气设计安装规范要求，并且各类电气元件、仪表、开关和线路排列整齐，安装牢固且操作方便，内外无积尘、积水和杂物	4	不符合规定的，每处扣1分		

续表

考评类目	考评项目	考评内容	标准分值	考评办法	问题描述	实际得分
3 设备设施	3.2 设备设施运行管理	③各种电气元件及线路接触良好，连接可靠，无严重发热、烧损或裸露带电体现象	4	不符合规定的，每处扣1分		
		3.2.17 电气设备的金属外壳、底座、传动装置、金属电线管、配电盘以及配电装置的金属构件、遮栏和电缆线的金属外包皮等，均应采用保护接地或接零。接零系统应有重复接地，对电气设备安全要求较高的场所，应在零线或设备接零处采用网络埋设的重复接地。低压电气设备非带电的金属外壳和电动工具的接地电阻，不应大于42Ω	4	不符合规定的，每处扣1分		
		3.2.18 临时用电线路 ①有完备的临时电气线路审批制度和手续，其中应明确架设地点、用电容量、用电负责人、审批部门意见、准用日期等内容 ②临时电气线路审批期限：一般场所使用不超过15天；建筑、安装工程按计划施工周期确定 ③不得在易燃、易爆等危险作业场所架设临时电气线路 ④必须按照电气线路安装规程进行布线 ⑤必须装有总开关控制和剩余电流保护装置，每一个分路应装设与负荷匹配的熔断器	4	不符合规定的，每处扣1分		
		3.2.19 作业场所应划出人员行走的安全路线，其宽度一般不小于1.5m 下列工作场所应设置应急照明：主要通道及主要出入口、通道楼梯、配电室	4	不符合规定的，每处扣1分		
		3.2.20 设备裸露的转动或快速移动部分，应设有结构可靠的安全防护罩、防护栏杆或防护挡板	4	不符合规定的，每处扣1分		
		小计	200	得分小计		

10.4 原料管理

被检查单位：_____ 检查组：_____ 时间：_____

考评类目	考评项目	考评内容	标准分值	考评办法	问题描述	实际得分
4 食材管理	4.1 食材采购	选择的供货者应具有相关合法资质 ①从食品生产者采购食品的，查验并留存其食品生产许可证和产品合格证明文件等记录；采购食品添加剂、食品相关产品的，查验其营业执照和产品合格证明文件等，并留存相关记录 ②从食品销售者（商场、超市、便利店等）采购食品的，查验其食品经营许可证；采购食品添加剂、食品相关产品的，查验其营业执照等 ③从食用农产品个体生产者直接采购食用农产品的，查验其有效身份证明 ④从集中交易市场采购食用农产品的，索取并留存市场管理部门或经营者加盖公章（或负责人签字）的购货凭证 ⑤采购畜禽肉类的，还应查验动物产品检疫合格证明；采购猪肉的，还应查验肉品品质检验合格证明 ⑥实行统一配送经营方式的，可由企业总部统一查验供货者的相关资质证明及产品合格证明文件，留存每笔购物或送货凭证。各门店能及时查询、获取相关证明文件复印件或凭证 ⑦采购食品、食品添加剂、食品相关产品的，应留存每笔购物或送货凭证	30	无相关采购凭证或产品合格证明文件等记录资料的，不得分。肉蛋类和主食类原料检测项目应包括但不限于无寄生虫、无致病菌，兽药残留、激素残留与重金属含量检测合格，符合国家标准。蔬菜类原料检测项目应包括但不限于无寄生虫、无致病菌，农药残留与重金属含量检测结果符合国家标准 每缺一项，扣3分，每一项不合格，扣10分		
	4.2 食材验收	4.2.1 食品在保质期内	6	采购的原料不新鲜、无毒、存在异味和发芽腐烂现象，不得分		
		4.2.2 预包装食品的包装完整、清洁、无破损，标识与内容物一致	6	一项不合格，扣3分		
		4.2.3 食品标签应符合 GB 7718—2011，完整、清洗、载明食品安全标准和要求	6	一项不合格，扣1分		
		4.2.4 冷冻食品无解冻后再次冷冻情形	6	解冻后再次冷冻，不得分。冷冻食品原料验收时温度不得超过8℃，不符合要求，不得分		
		4.2.5 冷藏食品表面温度需与标签所标识的温度要求不应超过 +3℃，而冷冻食品表面温度不应该高于 -9℃	6	温度达不到要求，不得分；日常巡查记录未落实或不完善，扣1分		

续表

考评类目	考评项目	考评内容	标准分值	考评办法	问题描述	实际得分
4 食材管理	4.3 食材储存	4.3.1 食品原料、半成品、成品应分开隔离或分离储存。储存过程中，离墙、离地距离不低于10cm。库房温湿度（0℃＜温度＜30℃，45%＜湿度＜75%）	6	蔬菜类、肉类、蛋类等混放，存在交叉污染的，不得分；食品原料未离墙、离地存放，有害生物等直接与食品原料接触的，扣1分；食用油存放室未避光处理，扣1分		
		4.3.2 散装食品（除食用农产品以外）的贮存地点，应标示食品的名称、生产日期或者生产批号、使用期限等信息，并且宜使用密闭容器贮存	8	一项不合格，扣1分		
		4.3.3 按照食品安全要求贮存原料。有明确的保存条件和保质期的，应按照保存条件和保质期贮存。保存条件、保质期不明确的及开封后的，应根据食品品种、加工制作方式、包装形式等针对性地确定适宜的保存条件和保存期限，并应建立严格的记录制度来保证不存放和使用超期食品或原料，防止食品腐败变质	12	发现超期食品，不得分；保存条件达不到相关要求，每项扣3分		
		4.3.4 及时冷冻（藏）贮存采购的冷冻（藏）食品，减少食品的温度变化；冷冻贮存食品前，宜分割食品，避免使用时反复解冻、冷冻；冷冻（藏）贮存食品时，不宜堆积、挤压食品	8	冻品、新鲜肉类等因冷冻不及时，冷藏温度不合格，变质腐坏的，不得分		
		4.3.5 食品添加剂按照"五专"要求进行存放，并配备食品添加剂领用表，如实详细标注食品添加剂负责人、领用人、用途、领用计量等	8	食品添加剂未按照"五专"要求进行与其他食品原料共同存放。		
		4.3.6 遵循先进、先出、先用的原则，使用食品原料、食品添加剂、食品相关产品。及时清理腐败变质等感官性状异常、超过保质期等的食品原料、食品添加剂、食品相关产品	12	一项不合格，扣2分。发现超过保质期的食品原料、食品添加剂、食品相关产品均不得分		
	4.4 食材废弃	变质、超过保质期或者回收的食品应显著标示或单独存放在有明确标志的场所，及时采取无害化处理、销毁等，并按规定记录	6	现场使用或售卖变质、过期或剩菜剩饭等食品，不得分；无废弃食材处理记录，每缺失一项，扣1分		
		小计	120	得分小计		

10.5 加工方法管理

被检查单位：_____ 检查组：_____ 时间：_____

考评类目	考评项目	考评内容	标准分值	考评办法	问题描述	实际得分
5 作业管理	5.1 现场管理和过程控制	5.1.1 应对食堂现场和加工过程、环境存在的食品安全隐患及时进行排查和评估分级，并制订相应的控制措施	4	未建立相关制度的，不得分；制度与法律法规、标准规范等有关规定不符的，扣2分		
		5.1.2 应禁止无关人员进入加工现场	6	有无关人员进入现场，每人次扣3分		
		5.1.3 加工制作基本要求 ①加工制作的食品品种、数量与场所、设施、设备等条件相匹配 ②加工制作食品过程中，应采取下列措施，避免食品受到交叉污染 ③不同类型的食品原料、不同存在形式的食品（原料、半成品、成品，下同）分开存放，其盛放容器和加工制作工具分类管理、分开使用，定位存放 ④接触食品的容器和工具不得直接放置在地面上或者接触不洁物 ⑤食品处理区内不得从事可能污染食品的活动 ⑥不得在辅助区（如卫生间、更衣区等）内加工制作食品、清洗消毒餐饮具 ⑦餐饮服务场所内不得饲养和宰杀禽、畜等动物	10	加工切配盛放设备应"分色管理"红-肉、绿-菜、白-熟食，不得混用，防止交叉污染，不符合规定的，每处扣1分；其他不符合规定的，每项扣2分		
		5.1.4 食品留样 ①供餐人数超过100人，每餐次的食品成品应留样。其他餐饮服务提供者宜根据供餐对象、供餐人数、食品品种、食品安全控制能力和有关规定，进行食品成品留样 ②应将留样食品按照品种分别盛放于清洗消毒后的专用密闭容器内，在专用冷藏设备中冷藏存放48小时以上。每个品种的留样量应能满足检验检测需要，且不少于125g ③在盛放留样食品的容器上应标注留样食品名称、留样时间（月、日、时） ④应由专人管理留样食品、记录留样情况，记录内容包括留样食品名称、留样时间（月、日、时）、留样人员等	18	不符合规定的，每处扣3分		

续表

考评类目	考评项目	考评内容	标准分值	考评办法	问题描述	实际得分
5 作业管理	5.1 现场管理和过程控制	5.1.5 加工制作食品过程中，不得存在下列行为： ①使用非食品原料加工制作食品 ②在食品中添加食品添加剂以外的化学物质和其他可能危害人体健康的物质 ③使用回收食品作为原料，再次加工制作食品 ④使用超过保质期的食品、食品添加剂 ⑤超范围、超限量使用食品添加剂 ⑥使用腐败变质、油脂酸败、霉变生虫、污秽不洁、混有异物、掺假掺杂或者感官性状异常的食品、食品添加剂 ⑦使用被包装材料、容器、运输工具等污染的食品、食品添加剂 ⑧使用无标签的预包装食品、食品添加剂 ⑨使用国家为防病等特殊需要明令禁止经营的食品（如织纹螺等） ⑩在食品中添加药品（按照传统既是食品又是中药材的物质除外） ⑪法律法规禁止的其他加工制作行为	8	不符合规定的，每处扣1分		
		5.1.6 加工制作区域的使用 ①中央厨房和集体用餐配送单位的食品冷却、分装等应在专间内进行 ②食品的加工制作应在专间内进行：生食类食品、裱花蛋糕、冷食类食品 ③下列加工制作既可在专间也可在专用操作区内进行：备餐；现榨果蔬汁、果蔬拼盘等的加工制作；仅加工制作植物性冷食类食品（不含非发酵豆制品）；对预包装食品进行拆封、装盘、调味等简单加工制作后即供应的；调制供消费者直接食用的调味料 ④食堂的备餐宜在专间内进行 ⑤各专间、专用操作区应有明显的标识，标明其用途	8	不符合规定的，每处扣1分		
		5.1.7 粗加工制作与切配 ①冷冻（藏）食品出库后，应及时加工制作。冷冻食品原料不宜反复解冻、冷冻 ②宜使用冷藏解冻或冷水解冻方法进行解冻，解冻时合理防护，避免受到污染。使用微波解冻方法的，解冻后的食品原料应被立即加工制作 ③应缩短解冻后的高危易腐食品原料在常温下的存放时间，食品原料的表面温度不宜超过8℃	20	不符合规定的，每处扣2分		

续表

考评类目	考评项目	考评内容	标准分值	考评办法	问题描述	实际得分
5 作业管理	5.1 现场管理和过程控制	④食品原料应洗净后使用。盛放或加工制作不同类型食品原料的工具和容器应分开使用。盛放或加工制作畜肉类原料、禽肉类原料及蛋类原料的工具和容器宜分开使用 ⑤使用禽蛋前,应清洗禽蛋的外壳,必要时消毒外壳。破蛋后应单独存放在暂存容器内,确认离蛋未变质后再合并存放 ⑥应及时使用或冷冻(藏)贮存切配好的半成品	20	不符合规定的,每处扣2分		
	5.2 成品加工制作	5.2.1 专间内加工制作 ①专间内温度不得高于25℃ ②每餐(或每次)使用专间前,应对专间空气进行消毒。消毒方法应遵循消毒设施使用说明书要求。使用紫外线灯消毒的,应在无人加工制作时开启紫外线灯30分钟以上并做好记录 ③由专人加工制作,非专间加工制作人员不得擅自进入专间。进入专间前,加工制作人员应更换专用的工作衣帽并佩戴口罩。加工制作人员在加工制作前应严格清洗消毒手部,加工制作过程中适时清洗消毒手部 ④应使用专用的工具、容器、设备,使用前使用专用清洗消毒设施进行清洗消毒并保持清洁 ⑤及时关闭专间的门和食品传递窗口 ⑥蔬菜、水果、生食的海产品等食品原料应清洗处理干净后,方可传递进专间。预包装食品和一次性餐饮具应去除外层包装并保持最小包装清洁后,方可传递进专间 ⑦在专用冷冻或冷藏设备中存放食品时,宜将食品放置在密闭容器内或使用保鲜膜等进行无污染覆盖 ⑧加工制作生食海产品,应在专间外剔除海产品的非食用部分,并将其洗净后,方可传递进专间。加工制作时,应避免海产品可食用部分受到污染。加工制作后,应将海产品放置在密闭容器内冷藏保存,或放置在食用冰中保存并用保鲜膜分隔。放置在食用冰中保存的,加工制作后至食用前的间隔时间不得超过1小时 ⑨加工制作裱花蛋糕,裱浆和经清洗消毒的新鲜水果应当天加工制作、当天使用	20	不符合规定的,每处扣2分		

续表

考评类目	考评项目	考评内容	标准分值	考评办法	问题描述	实际得分
5 作业管理	5.2 成品加工制作	蛋糕胚应存放在专用冷冻或冷藏设备中。打发好的奶油应尽快使用完毕 ⑩加工制作好的成品宜当餐供应 ⑪不得在专间内从事非清洁操作区的加工制作活动	20	不符合规定的，每处扣2分		
		5.2.2 专用操作区内加工制作 ①由专人加工制作。加工制作人员应穿戴专用的工作衣帽并佩戴口罩。加工制作人员在加工制作前应严格清洗消毒手部，加工制作过程中适时清洗消毒手部 ②应使用专用的工具、容器、设备，使用前进行消毒，使用后洗净并保持清洁 ③在专用冷冻或冷藏设备中存放食品时，宜将食品放置在密闭容器内或使用保鲜膜等进行无污染覆盖 ④加工制作的水果、蔬菜等，应清洗干净方可使用 ⑤加工制作好的成品应当餐供应 ⑥现调、冲泡、分装饮品可不在专用操作区内进行 ⑦不得在专用操作区内从事非专用操作区的加工制作活动	8	不符合规定的，每处扣1分		
		5.2.3 烹饪区内加工制作 （1）一般要求 ①烹饪食品的温度和时间应能保证食品安全 ②需要烧熟煮透的食品，加工制作时食品的中心温度应达到70℃以上，并持续30秒。对特殊加工制作工艺，中心温度低于70℃的食品，餐饮服务提供者应严格控制原料质量安全状态，确保经过特殊加工制作工艺制作成品的食品安全。鼓励餐饮服务提供者在售卖时按照本规范相关要求进行消费提示 ③盛放调味料的容器应保持清洁，使用后需加盖存放，宜标注预包装调味料标签上标注的生产日期、保质期等内容及开封日期 ④宜采用有效的设备或方法，避免或减少食品在烹饪过程中产生有害物质 （2）油炸类食品 ①选择热稳定性好、适合油炸的食用油脂 ②与炸油直接接触的设备以及工具内表面应为耐腐蚀和耐高温的材质（如不锈钢等），易清洁与维护	30	不符合规定的，每处扣3分；烹饪区，采用明厨亮灶的形式，加5分		

续表

考评类目	考评项目	考评内容	标准分值	考评办法	问题描述	实际得分
5 作业管理	5.2 成品加工制作	③油炸食品前，应尽可能减少食品表面的多余水分。油炸食品时，油温不宜超过190℃。油量不足时，应及时添加新油。定期过滤再用油，去除食物残渣 ④定期拆卸油炸设备，进行清洁维护 ⑤鼓励使用快速检测方法定时检测在用油的酸价和极性组分等指标 （3）烧烤类食品 ①烧烤场所应具有良好的排烟系统 ②烤制食品的温度和时间应能使食品被烤熟 ③烤制食品时，应避免食品直接接触火焰或烤制温度过高，减少有害物质产生 （4）火锅类食品 ①不得重复使用火锅底料 ②使用醇基燃料（如酒精等）时，应在没有明火的情况下添加燃料。使用炭火或煤气时，应通风良好，防止一氧化碳中毒 （5）糕点类食品 ①使用烘焙包装用纸时，应考虑颜色可能对产品的迁移，并控制有害物质的迁移量，不应使用有荧光增白剂的烘烤纸 ②使用自制蛋液的，应冷藏保存蛋液，防止蛋液变质 （6）自制饮品 ①加工制作现榨果蔬汁、食用冰等的用水，应为预包装饮用水、使用符合相关规定的水净化设备或设施处理后的直饮水、煮沸冷却后的生活饮用水 ②自制饮品所用的原料乳，宜为预包装乳制品 ③煮沸生豆浆时，应将上涌泡沫除净，煮沸后保持沸腾状态5分钟以上	30	不符合规定的，每处扣3分；烹饪区，采用明厨亮灶的形式，加5分		
		5.2.4 食品添加剂使用 ①使用食品添加剂的，应在技术上确有必要，并在能达到预期效果的前提下尽可能其减少使用量 ②按照《食品安全国家标准 食品添加剂使用标准》（GB 2760—2014）规定的食品添加剂品种、使用范围、使用量来使用食品添加剂。不得采购、贮存、使用亚硝酸盐（包括亚硝酸钠和亚硝酸钾） ③专柜（位）存放食品添加剂，并标注"食品添加剂"字样。使用容器盛放拆包后	8	不符合规定的，每处扣1分		

续表

考评类目	考评项目	考评内容	标准分值	考评办法	问题描述	实际得分
5 作业管理	5.2 成品加工制作	的食品添加剂的，应在盛放容器上标明食品添加剂名称，并保留原包装 ④应专册记录使用的食品添加剂名称、生产日期或批号、添加的食品品种、添加量、添加时间、操作人员等信息，《食品安全国家标准 食品添加剂使用标准》（GB 2760—2014）规定按生产需要适量使用的食品添加剂除外。使用有《食品安全国家标准 食品添加剂使用标准》（GB 2760—2014）"最大使用量"规定的食品添加剂，应精准称量使用	8	不符合规定的，每处扣1分		
		5.2.5 食品相关产品使用 ①各类工具和容器应有明显的区分标识，可使用颜色、材料、形状、文字等方式进行区分 ②工具、容器和设备，宜使用不锈钢材料，不宜使用木质材料。必须使用木质材料时，应避免对食品造成污染。盛放热食类食品的容器不宜使用塑料材料 ③添加邻苯二甲酸酯类物质制成的塑料制品不得盛装、接触油脂类食品和乙醇含量高于20%的食品 ④不得重复使用一次性用品	5	不符合规定的，每处扣1分		
		5.2.6 高危易腐食品冷却 ①需要冷冻（藏）的熟制半成品或成品，应在熟制后立即冷却 ②应在清洁操作区内进行熟制成品的冷却，并在盛放容器上标注加工制作时间等 ③冷却时，可采用将食品切成小块、搅拌、冷水浴等措施或者使用专用速冷设备，使食品的中心温度在2小时内从60℃降至21℃，再经2小时或更短时间降至8℃	4	不符合规定的，每处扣1分		
		5.2.7 食品再加热 ①熟制的高危易腐食品，在8～60℃条件下存放2小时以上且感官性状未变化，食用前需要进行再加热 ②再加热时，食品的中心温度应达到70℃以上	4	不符合规定的，每处扣1分		
	5.3 供餐、用餐与配餐	5.3.1 供餐 ①分派菜肴、整理造型的工具使用前应清洗消毒 ②加工制作围边、盘花等的材料应符合食品安全要求，使用前应清洗消毒 ③在烹饪后至食用前需要较长时间（超过2小时）存放的高危易腐食品，应在高于60℃或低于8℃的条件下存放。在8～60℃	20	不符合规定的，每处扣2分		

续表

考评类目	考评项目	考评内容	标准分值	考评办法	问题描述	实际得分
5 作业管理	5.3 供餐、用餐与配餐	条件下存放超过2小时，且未发生感官性状变化的，应按本规范要求再加热后方可供餐 ④宜按照标签标注的温度等条件，供应预包装食品。食品的温度不得超过标签标注的温度+3℃ ⑤供餐过程中，应对食品采取有效防护措施，避免食品受到污染。使用传递设施（如升降笼、食梯、滑道等）的，应保持传递设施清洁 ⑥供餐过程中，应使用清洁的托盘等工具，避免从业人员的手部直接接触食品（预包装食品除外）	20	不符合规定的，每处扣2分		
		5.3.2 用餐服务 ①垫纸、垫布、餐具托、口布等与餐饮具直接接触的物品应一客一换。撤换下的物品，应及时清洗消毒（一次性用品除外） ②消费者就餐时，就餐区应避免从事引起扬尘的活动（如扫地、施工等）	3	一处不合格，扣1分		
		5.3.3 食品配送 （1）一般要求 ①不得将食品与有毒有害物品混装配送 ②应使用专用的密闭容器以及车辆来配送食品，容器的内部结构应便于清洁和消毒 ③配送前应清洁运输车辆的车厢和配送容器，盛放成品的容器还应经过消毒 ④配送过程中，食品与非品以及不同存在形式的食品应使用容器或独立包装等分隔，盛放容器和包装应严密，防止食品受到污染 ⑤食品的温度和配送时间应符合食品安全要求 ⑥使用一次性容器、餐饮具的，应选用符合食品安全要求的材料制成的容器、餐饮具，宜采用可降解材料制成的容器、餐饮具 （2）中央厨房的食品配送 ①食品应有包装或使用密闭容器盛放。容器材料应符合食品安全国家标准或有关规定 ②包装或容器上应标注中央厨房的名称、地址、许可证号、联系方式，以及食品名称、加工制作时间、保存条件、保存期限、加工制作要求等	30	不符合规定的，每处扣3分		

续表

考评类目	考评项目	考评内容	标准分值	考评办法	问题描述	实际得分
5 作业管理	5.3 供餐、用餐与配餐	③高危易腐食品应采用冷冻（藏）方式配送 （3）集体用餐配送单位的食品配送 ①食品应使用密闭容器盛放。容器材料应符合食品安全国家标准或有关规定 ②容器上应标注食用时限和食用方法 ③从烧熟至食用的间隔时间（食用时限）应符合以下要求：烧熟后2小时，食品的中心温度应保持在60℃以上（热藏的），其食用时限为烧熟后4小时；烧熟后按照本规范高危易腐食品冷却要求，将食品的中心温度降至8℃并冷藏保存的，其食用时限为烧熟后24小时。供餐前应按本规范要求对食品进行再加热 （4）餐饮外卖 ①送餐人员应保持个人卫生。外卖箱（包）应保持清洁，并定期消毒 ②使用符合食品安全规定的容器、包装材料盛放食品，避免食品受到污染 ③配送高危易腐食品应冷藏配送，并与热食类食品分开存放 ④烧熟2小时后，食品中心温度保持在60℃以上，其食用时限为烧熟后4小时（即烧熟至食用的间隔时间） ⑤宜在食品盛放容器或者包装上，标注食品加工制作时间和食用时限，并提醒消费者收到后尽快食用 ⑥宜对食品盛放容器或者包装进行封签	30	不符合规定的，每处扣3分		
	5.4 警示标志和安全防护	5.4.1 建立警示标志和安全防护的管理制度	3	未建立管理制度的，不得分		
		5.4.2 在存在较大危险因素的作业场所或有关设备上，按照GB 2894—2008及企业内部规定，设置安全警示标志	6	不符合要求的，每处扣0.5分		
		5.4.3 在检维修、施工等作业现场设置警示区域，以及坑、沟、池、井、陡坡等设置安全盖板或护栏等	5	不符合要求的，每处扣1分		
		小计	220	得分小计		

10.6 环境卫生管理

被检查单位：_____ 检查组：_____ 时间：_____

考评类目	考评项目	考评内容	标准分值	考评办法	问题描述	实际得分
6 环境管理	6.1 选址	6.1.1 应选择与经营的餐食相适应的场地，应保持该场所环境清洁 6.1.2 不得选择易受到污染的区域。应与污染源[主要为粪坑、污水池、暴露垃圾场（站）或旱厕等]保持25m以上的距离，且应位于其他扩散性污染源（包括粉尘、有害气体、放射性物质等）的影响范围外	10	①选址是否在不易受到污染的区域 ②与污染源是否达到安全间距25m及其他扩散性污染源的影响范围外 不符合要求的，每处扣2分		
	6.2 布局	6.2.1 食品处理区应设置在室内，并采取有效措施，防止食品在存放和加工制作过程中受到污染 6.2.2 按照原料进入、原料加工制作和半成品加工制作、成品供应的流程合理布局 6.2.3 分开设置原料通道及入口、成品通道及出口、使用后餐饮具的回收通道及入口。无法分设时，应在不同时段分别运送原料、成品、使用后的餐饮具，或者使用无污染的方式覆盖运送成品 6.2.4 设置独立隔间、区域或设施，存放清洁工具。专用于清洗清洁工具的区域或设施，其位置不会污染食品，并有明显的区分标识 6.2.5 饲养和宰杀畜禽等动物的区域，应位于餐饮服务场所外，并与餐饮服务场所保持适当距离	20	①场所是否按照流程合理布局 ②食品处理区等各功能区域是否单独设立并设置相关安全防护措施和安全警示标识 ③原料通道、成品通道及出口、使用后餐饮具的回收通道及入口是否分开设置。若不能单独设立，是否使用无污染的方式覆盖运送 ④专用于清洗清洁工具的区域或设施，其位置不会污染食品，并有明显的区分标识 不符合要求的，每处扣2分		
	6.3 建筑结构	6.3.1 天花板的涂覆或装修材料无毒、无异味、不吸水、易清洁。天花板无裂缝、无破损、无霉斑、无灰尘积聚、无有害生物隐匿，天花板宜距离地面2.5m以上 6.3.2 食品处理区天花板的涂覆或装修材料耐高温、耐腐蚀。天花板与横梁或墙壁结合处宜有一定弧度。水蒸气较多区域的天花板有适当坡度。清洁操作区、准清洁操作区及其他半成品、成品暴露区域的天花板平整 6.3.3 食品处理区墙壁的涂覆或铺设材料无毒、无异味、不透水。墙壁平滑、无裂缝、无破损、无霉斑、无积垢	50	不符合要求的，每处扣3分		

续表

考评类目	考评项目	考评内容	标准分值	考评办法	问题描述	实际得分
6 环境管理	6.3 建筑结构	6.3.4 需经常冲洗的场所（包括粗加工制作、切配、烹饪和餐用具清洗消毒等场所），应铺设1.5m以上、浅色、不吸水、易清洗的墙裙。各类专间的墙裙应铺设到墙顶 6.3.5 食品处理区的门、窗闭合严密、无变形、无破损。与外界直接相通的门和可开启的窗，应设置易拆洗、不易生锈的防蝇纱网或空气幕。与外界直接相通的门能自动关闭 6.3.6 专间内外运送食品的窗口应专用、可闭合，大小以可通过运送食品的容器为准 6.3.7 食品处理区地面的铺设材料应无毒、无异味、不透水、耐腐蚀。地面平整、无裂缝、无破损、无积水积垢 6.3.8 清洁操作区不得设置明沟，地漏应能防止废弃物流入及浊气逸出 6.3.9 就餐区不宜铺设地毯。如铺设地毯，应定期清洁，保持卫生	50	不符合要求的，每处扣3分		
	6.4 员工通道	6.4.1 更衣空间与食品处理区处于同一建筑物内，宜为独立隔间且位于食品处理区入口处。更衣间设有足够数量的更衣设施（如更衣柜、衣架和挂钩等） 6.4.2 入口处应设置更衣室；必要时特定的作业区入口处可按需要设置更衣室。更衣室应保证工作服与个人服装及其他物品分开放置 6.4.3 应根据从业人员数量设置换鞋（穿戴鞋套）设施以及工作鞋靴消毒设施。如设置工作鞋靴消毒设施，其规格尺寸应能满足消毒需要 6.4.4 应在清洁作业区入口设置洗手、干手和消毒设施；如有需要，应在作业区内适当位置加设洗手和（或）消毒设施；与消毒设施配套的水龙头其开关应为非手动式	18	①更衣空间与食品处理区处于同一建筑物内，宜为独立隔间且位于食品处理区入口处 ②应设置换鞋（穿戴鞋套）设施或工作鞋、靴消毒设施。如设置工作鞋、靴消毒设施，其规格尺寸应能满足消毒需要 ③应在清洁作业区入口设置洗手、干手和消毒设施，与消毒设施配套的水龙头其开关应为非手动式 不符合要求的，每处扣3分		
		小计	100	得分小计		

10.7 检测管理

被检查单位：_____ 检查组：_____ 时间：_____

考评类目	考评项目	考评内容	标准分值	考评办法	问题描述	实际得分
7 检测管理	7.1 检测	7.1.1 餐饮单位应制订检验检测计划，定期对大宗食品原料、加工制作环境等自行或委托具有资质的第三方机构进行检验检测。其他的特定餐饮服务提供者宜定期开展食品检验检测，建立食品出厂检验记录制度	10	未建立检测记录制度，不得分。未见第三方机构检测报告或实验室检测记录的，每次扣5分		
		7.1.2 可根据自身的食品安全风险分析结果，确定检验检测项目，如农药残留、兽药残留、致病性微生物、餐用具清洗消毒效果等	10	未进行自身的食品安全风险分析的，不得分；检测项目不全，每项扣2分		
		7.1.3 检验检测人员应经过培训与考核	6	未见培训和考核记录的，每人次扣1分		
		7.1.4 自行检验应具备与所检项目适应的检验室和检验能力；由具有相应资质的检验人员按规定的检验方法检验；检验仪器设备应按期检定	6	不符合要求的，每项扣2分。建立有符合要求自检室的，加5分		
	7.2 管理	7.2.1 检验室应有完善的管理制度，妥善保存各项检验的原始记录和检验报告。应建立产品留样制度，及时保留样品	8	未建立检验室管理制度，不得分；未按要求保存相关记录，每缺少一次扣2分；未建立产品留样制度，扣4分		
		7.2.2 应综合考虑产品特性、工艺特点、原料控制情况等因素合理确定检验项目和检验频次以有效验证生产过程中的控制措施。净含量、感官要求以及其他容易受生产过程影响而变化的检验项目的检验频次应大于其他检验项目	10	未按相关要求检测的，每次扣2分		
小计			50	得分小计		

10.8 应急管理

被检查单位：_____ 检查组：_____ 时间：_____

考评类目	考评项目	考评内容	标准分值	考评办法	问题描述	实际得分
8 应急管理	8.1 应急机构和队伍	8.1.1 建立事故应急管理制度	8	未建立事故应急管理制度，不得分		

续表

考评类目	考评项目	考评内容	标准分值	考评办法	问题描述	实际得分
8 应急管理	8.1 应急机构和队伍	8.1.2 按相关规定建立应急管理机构或指定专人负责应急管理工作	6	未建立应急管理机构或指定专人负责应急管理工作，不得分		
		8.1.3 定期组织专兼职应急救援队伍和人员进行训练	10	无训练计划和记录的，不得分；未定期训练的，不得分；未按计划训练的，每次扣1分；救援人员不清楚职能或不熟悉救援装备使用的，每人次扣1分		
	8.2 应急预案	按规定制订食品安全突发事件应急处置方案；制订火灾防控制度和应急预案，明确防火职责	18	无应急预案的，不得分；应急预案的格式和内容不符合有关规定的，不得分；无重点作业岗位应急处置方案或措施的，不得分；未在重点作业岗位公布应急处置方案或措施的，每处扣1分；有关人员不熟悉应急预案和应急处置方案或措施的，每人次扣1分		
	8.3 应急管理	8.3.1 按应急预案的要求，建立应急设施，配备应急装备，储备应急物资；对应急设施、装备和物资进行经常性的检查、维护、保养，确保其完好可靠	12	应急设施和装备每缺少一类，扣1分；无检查、维护、保养记录的，不得分；每缺少一项记录的，扣1分；有一处不完好、可靠，扣1分		
		8.3.2 按规定组织事故应急演练	16	未进行演练的，不得分；无应急演练方案和记录的，不得分；演练方案简单或缺乏执行性的，扣1分；高层管理人员未参加演练的，每次扣1分		
	8.4 事故处置	8.4.1 发生食品安全事故的单位，应对导致或者可能导致食品安全事故的食品及原料、工具、设备、设施等，立即采取封存等控制措施，按规定报告事故发生地相关部门，配合做好调查处置工作，并采取防止事态扩大的相关措施	10	未及时启动预案的，不得分；未达到预案要求的，每项扣1分；未全面总结分析应急救援工作的，每缺一项，扣1分；无应急救援报告的，扣5分；事故未及时报告的，不得分；未有效保护现场及有关证据的，不得分；有瞒报、谎报、破坏现场的任何行为，不得分，并追加扣除10分		
		8.4.2 发现其经营的食品属于不安全食品的，应立即停止经营，采取公告或通知的方式告知消费者停止食用、相关供货者停止生产				